高级卫生专业技术资格考试用书

# 中医内科学习题集

## （副主任医师/主任医师）


**主　编**　王承明

**编　者**　（按姓氏笔画排序）：

于　涛　王　玉　王红微　王媛媛　邓丽丽　付那仁图雅
刘　悦　刘艳君　齐丽丽　齐丽娜　孙石春　孙丽娜
李　东　李　瑞　何　影　张　龙　张　彤　张　楠
张家翾　张黎黎　周胜楠　董　慧


U0951956

中国协和医科大学出版社

**图书在版编目（CIP）数据**

中医内科学习题集／王承明主编．—北京：中国协和医科大学出版社，2018.1
高级卫生专业技术资格考试用书
ISBN 978－7－5679－0918－2

Ⅰ.①中…　Ⅱ.①王…　Ⅲ.①中医内科学－资格考试－习题集　Ⅳ.①R25－44

中国版本图书馆CIP数据核字（2017）第234769号

高级卫生专业技术资格考试用书

**中医内科学习题集**

**主　　编**：王承明
**策划编辑**：吴桂梅
**责任编辑**：刘　婷　张秋艳
**出版发行**：**中国协和医科大学出版社**
（北京市东城区东单三条9号　邮编100730　电话010-65260431）
**网　　址**：www.pumcp.com
**经　　销**：新华书店总店北京发行所
**印　　刷**：三河市龙大印装有限公司
**开　　本**：787×1092　1/16
**印　　张**：28.5
**字　　数**：460千字
**版　　次**：2018年1月第1版
**印　　次**：2021年5月第7次印刷
**定　　价**：72.00元

ISBN 978－7－5679－0918－2

**（凡购本书，如有缺页、倒页、脱页及其他质量问题，由本社发行部调换）**

# 前言

为进一步深化卫生专业技术职称改革工作，不断完善卫生专业技术职务聘任制，根据中共中央组织部、人事部、卫生部《关于深化卫生事业单位人事制度改革的实施意见》（人发［2000］31号）文件精神和国家有关职称改革的规定，人事部下发《加强卫生专业技术职务评聘工作的通知》（人发［2000］114号），高级专业技术资格采取考试和评审结合的办法取得。为了更好地帮助广大考生复习备考，编者根据多年的临床实践，结合考试的实际情况，编写了这本《中医内科学习题集》。

本书包含高级卫生专业技术资格考试的所有相关内容及考试题型。全书共9章，包括A1型题、A2型题、A3/A4型题、B型题、X型题、案例分析题，每章习题的参考答案附在最后。

本书实用性强，可用于考前复习和自测，以便考生顺利通过考试。

因水平有限，书中难免存在疏漏和不足之处，敬请广大读者批评指正。

编　者

2017年10月

# 目录

# 第一章　中医内科基本理论

## 一、A1 型题

1. 触摸病人从肘部内侧至掌后横纹处之间的皮肤以诊察病情，称为（　　）。
   A. 诊肿胀　　B. 诊寒热
   C. 诊润燥　　D. 诊疼痛
   E. 诊尺肤
2. 腹痛喜按，按之痛减，腹壁柔软者，属（　　）。
   A. 饮食积滞　　B. 胃肠积热
   C. 脾胃气虚　　D. 寒凝胃肠
   E. 阳明腑实
3. 脘腹部胀满，按之手下虚软，缺乏弹性，无压痛，此为（　　）。
   A. 虚满　　B. 瘕聚
   C. 癥积　　D. 实满
   E. 胃中水饮
4. 头痛昏沉，腹泻身汗者，属（　　）头痛。
   A. 阳明经　　B. 少阳经
   C. 太阴脾经　　D. 厥阴经
   E. 太阳经
5. 大便先干后溏，多属（　　）。
   A. 命门火衰　　B. 肝郁乘脾
   C. 脾气虚弱　　D. 湿盛伤脾
   E. 食滞肠胃
6. 痢疾的特点是（　　）。
   A. 滑脱不禁，下利清谷　　B. 排便不爽，溏结不调
   C. 暴注下泄，色黄恶臭　　D. 里急后重，便下脓血
   E. 腹泻不爽，便溏如糜
7. 下列不会出现口渴多饮的是（　　）。
   A. 热盛伤津　　B. 汗出过多

C. 湿热内阻　　D. 泻下过度
E. 剧烈呕吐

8.《伤寒论》全书主要的辨证方法为（　　）。
A. 经络辨证　　B. 脏腑辨证
C. 六经辨证　　D. 八纲辨证
E. 卫气营血辨证

9. 阴胜则阳病所出现的病理表现为（　　）。
A. 虚寒　　B. 实寒
C. 实热　　D. 虚热
E. 寒热错杂

10. 决定中医临床病证虚实变化的是（　　）。
A. 气血的盛衰变化　　B. 气机升降出入的失常
C. 阴精与阳气的偏盛偏衰　　D. 正气与邪气的盛衰变化
E. 脏腑功能活动的盛衰变化

11. 阳偏衰的病机指的是（　　）。
A. 阴损及阳，机体阳气虚损　　B. 阳气虚损，热量不足，机能减退
C. 阴邪侵袭，伤及阳气，阴盛则阳病　　D. 阴寒直中脏腑，导致阳气受损
E. 脏腑阴阳失去平衡

12. 将喘证归为虚实二类，作为辨治纲领的是（　　）。
A.《丹溪心法》　　B.《临证指南医案》
C.《医学入门》　　D.《类证治裁》
E.《景岳全书》

13. 以下哪部著作指出："肺体属金，譬若钟然，钟非叩不鸣，风寒暑湿燥火，六淫之邪，自外击之则鸣；劳欲情志，饮食炙煿之火，自内攻之亦鸣。"（　　）。
A.《景岳全书》　　B.《医学心悟》
C.《内外伤辨惑论》　　D.《河间六书》
E.《医宗必读》

14. 海藻玉壶汤出自何书（　　）。
A.《卫生宝鉴》　　B.《济生方》
C.《脾胃论》　　D.《景岳全书》
E.《外科正宗》

15. 用麻子仁丸治疗的是（　　）。
A. 气秘　　B. 气虚秘
C. 冷秘　　D. 热秘
E. 血虚秘

16. 主治节是（　　）。
A. 肺的生理功能　　B. 心的生理功能
C. 脾的生理功能　　D. 肝的生理功能
E. 肾的生理功能

17. 明确将咳嗽分为外感、内伤两大类的是哪一部书（　　）。
A.《医学心悟》　　B.《诸病源候论》
C.《景岳全书》　　D.《金匮要略》
E.《千金要方》

18. 内火多由（　　）。
A. 寒邪入里化火　　B. 湿邪内蕴而化火
C. 郁热而化火　　D. 内燥伤津而化火
E. 五志化火

19. “实喘者有邪，邪气实也；虚喘者无邪，元气虚也”出自哪个医家（　　）。
A. 张仲景　　B. 朱丹溪
C. 李东垣　　D. 张景岳
E. 刘完素

20. “真心痛，手足青至节，心痛甚，旦发夕死，夕发旦死”。此语出自（　　）。
A.《难经》　　B.《素问》
C.《伤寒论》　　D.《金匮要略》
E.《灵枢》

21. 我国现存第一部治疗肺痨的专著是（　　）。
A.《理虚元鉴》　　B.《济生方》
C.《赤水玄珠》　　D.《十药神书》
E.《寿世保元》

22. 燥邪最易犯（　　）。
A. 心　　B. 脾
C. 肝　　D. 肺
E. 肾

23. 明确提出“其两侧自腋而下，至肋骨之尽处，统名曰胁”的古籍是（　　）。
A.《医宗金鉴》　　B.《类证治裁》
C.《景岳全书》　　D.《丹溪心法》
E.《证治汇补》

24. 开创癫病瘀血学说之先河的医家是（　　）。
A. 王肯堂　　B. 王清任

C. 朱丹溪　　D. 巢元方

E. 张锡纯

25.《理虚元鉴·治虚有三本》中指出“治虚之道毕矣”是指（　　）。

A. 治心、治脾、治肾　　B. 治心、治肝、治肾

C. 治肺、治肝、治肾　　D. 治肺、治脾、治肾

E. 治心、治脾、治肝

26. 下列不属于“吐血三要法”的内容的是（　　）。

A. 宜行血不宜止血　　B. 气降即火降，火降则气不上升

C. 宜降气不宜降火　　D. 伐之（肝）则肝虚不能藏血，血愈不止矣

E. 宜疏肝不宜伐肝

27. 下列不属于天麻钩藤饮的组成的是（　　）。

A. 天麻、钩藤　　B. 石决明、杜仲、牛膝

C. 半夏、夏枯草　　D. 夜交藤、益母草、朱茯神

E. 桑寄生、栀子、黄芩

28. 下列不属石苇散的组成的是（　　）。

A. 石苇　　B. 木通

C. 瞿麦　　D. 冬葵子

E. 滑石、车前子

29. 下列不属四海舒郁丸组成的是（　　）。

A. 海蛤粉、海带　　B. 昆布、陈皮

C. 海藻、海螵蛸　　D. 夏枯草、柴胡

E. 青木香

30. 治疗气阴两伤证，宜选用的药物为（　　）。

A. 西洋参　　B. 党参

C. 丹参　　D. 苦参

E. 玄参

31. 下列哪项不属于小蓟饮子的组成（　　）。

A. 滑石、通草　　B. 生地、小蓟

C. 当归、川芎　　D. 蒲黄、藕节

E. 当归、山栀子、甘草

32. “气血冲和，万病不生，一有怫郁，诸病生焉，故人身诸病，多生于郁。”出自下列哪本书（　　）。

A.《医经溯洄集·五郁论》　　B.《灵枢·口问》

C.《景岳全书·郁证》　　D.《丹溪心法·六郁》

E. 以上都不是

33. 以下观点哪个是巢元方提出的（　　）。

A. “诸呕吐酸……皆属于热”　B. “凡呕吐者，火性上炎也”

C. 生姜“是呕家圣药”　D. “胃受邪，气逆则呕”

E. 以上皆非

34. 以下不是出自《内经》的是（　　）。

A. “平治于权衡，去菀陈莝”　B. 肾风

C. 风水　D. 划分阳水、阴水

E. “三阴结谓之水”

35. 其性干涩，易伤津液的病邪是（　　）。

A. 湿邪　B. 燥邪

C. 暑邪　D. 火邪

E. 以上均不是

36. 下列不属于《金匮要略》所述的四饮范畴的是（　　）。

A. 痰饮　B. 悬饮

C. 溢饮　D. 伏饮

E. 支饮

37. 把昏厥分为尸厥、痰厥、酒厥、气厥等证的是（　　）。

A. 张仲景　B. 张子和

C. 李杲　D. 刘完素

E. 朱丹溪

38. 症见恶寒发热、头身骨节疼痛严重，多因外感（　　）。

A. 寒邪　B. 湿邪

C. 风邪　D. 燥邪

E. 暑邪

39. 肾主纳气的主要生理作用为（　　）。

A. 促进肺气的宣发　B. 有助于元气的生成

C. 有助于固摄精液　D. 使肺的呼吸保持一定的深度

E. 有助于元气的固摄

40. 提出“但察其有形无形，可知之矣。盖有积有形而不移……，气痛流行而无迹”的医书是（　　）。

A. 《内经》　B. 《景岳全书》

C. 《诸病源候论》　D. 《金匮要略》

E. 以上都不是

41. “在肺为实，在肾为虚”之说出自（　　）。

A. 《诸病源候论》　B. 《丹溪心法》

C. 《景岳全书》　　D. 《医宗金鉴》
E. 《临证指南医案》

42. 内湿的产生多由（　　）。
A. 肺失宣肃　　B. 心肺脾气虚
C. 肾失气化　　D. 脾失运化
E. 肾阳虚

43. 外邪之泄泻，治以祛邪为主，下述何法不可取（　　）。
A. 解表散寒　　B. 抑肝扶脾
C. 清热利湿　　D. 芳香化浊
E. 消食导滞

44. 最早认识到外感六淫之邪均可引起呕吐的是（　　）。
A. 《证治准绳》　　B. 《金匮要略》
C. 《千金翼方》　　D. 《兰室秘藏》
E. 《内经》

45. “久卧伤气，久坐伤肉”的论述引自（　　）。
A. 《金匮要略·血痹虚劳病脉证并治》　　B. 《素问·宣明五气论》
C. 《素问·阴阳别论》　　D. 《素问·逆调论》
E. 《素问·奇病论》

46. 七情中，以何情志致厥为多（　　）。
A. 惊喜　　B. 恼怒
C. 思虑　　D. 悲忧
E. 惊恐

47. 虞抟曰：“古方九种心痛，……详其所由，皆在胃脘而实不在心也。”出自何书（　　）。
A. 《金匮要略》　　B. 《医学正传》
C. 《兰室秘藏》　　D. 《外台秘要》
E. 《证治准绳》

48. 邪热郁蒸型汗证特点为（　　）。
A. 汗出恶风　　B. 头汗出
C. 手足心汗出　　D. 蒸蒸汗出
E. 汗出畏寒

49. 四肢肌肉的壮实主要取决于（　　）。
A. 肺之气的功能　　B. 肝主筋的功能
C. 心主血脉的功能　　D. 脾主运化转输精微的功能
E. 肾主骨的功能

50. “心病宜食薤”的记载，出于下列何书（　　）。
A.《伤寒论》　B.《金匮要略》
C.《证治准绳》　D.《医林改错》
E.《灵枢·五味》

51. 六淫致病季节性最强的邪气是（　　）。
A. 风邪　B. 寒邪
C. 湿邪　D. 暑邪
E. 火邪

52. “阴寒内盛”证的主要表现为（　　）。
A. 畏寒喜暖，脘腹冷痛，或五更泄泻
B. 形寒肢冷，喜温喜按，腹痛绵绵
C. 形寒怕冷，四肢不温，甚则四肢逆冷，呕吐清水，腹中冷痛
D. 腹痛较剧，痛如针刺，痛处固定
E. 恶寒喜暖，四肢不温，口干而不欲饮，大便溏薄

53. 胁是指人体部位的（　　）。
A. 腋以下至第 9 肋骨部　B. 腋以下至第 12 肋骨部
C. 肩胛骨以下部位　D. 腋以下至第 10 肋骨部
E. 胸骨柄两侧部位

54. 暴病呕吐，一般多属何因（　　）。
A. 热证　B. 正虚
C. 虚实错杂　D. 寒证
E. 邪实

55. 下列不是六淫致病的特点的是（　　）。
A. 具有一定的季节性
B. 可单独致病
C. 在一定条件下其病机性质可相互变化
D. 病情重笃，传染性强，症状相似
E. 致病途径多从肌表或口鼻而入

56. “病痰饮者，当以温药和之”出自（　　）。
A.《伤寒论》　B.《金匮要略》
C.《景岳全书》　D.《济生方》
E.《医学正传》

57. 在心主血脉生理功能活动中，起关键作用的是（　　）。
A. 心血的充盈　B. 心神的安宁

C. 脉道的通利　　D. 心气、心阳的推动
E. 以上均不是

58. 容易引起气血凝滞不通的病邪是（　　）。
A. 风邪　　B. 燥邪
C. 热邪　　D. 寒邪
E. 湿邪

59. 以下哪项不是出自《医门法律》（　　）。
A. 分杀其势于大肠　　B. 清一分肺热，即存一分肺气
C. 乘初起时，极力攻之，庶可救疗　　D. 勿早进、过进补剂
E. 凡治肺痈者以清肺热救肺气，俾其肺叶不致焦腐

60. 阳水证属湿毒浸淫，主方为（　　）。
A. 疏凿饮子　　B. 越婢汤
C. 实脾饮　　D. 舟车丸
E. 麻黄连翘赤小豆汤合五味消毒饮

61. 补阳还五汤出自（　　）。
A.《医学心悟》　　B.《医宗金鉴》
C.《温热病篇》　　D.《医林改错》
E.《血证论》

62. 以下不属于栀子清肝汤的组成的是（　　）。
A. 栀子、丹皮、柴胡　　B. 当归、白芍、茯苓
C. 川芎、牛蒡子　　D. 甘草
E. 黄芩、黄连

63. 黄汗的病机特点为（　　）。
A. 肺卫不固　　B. 营卫不和
C. 气阴两虚　　D. 阴虚火旺
E. 湿闭阳郁

64. 感受非时之气夹时行疫毒，则病情重而多变，往往互相（　　）。
A. 不同　　B. 相近
C. 各异　　D. 传染
E. 无关

65. 提出“重阴者癫”“重阳者狂”的医著是（　　）。
A.《内经》　　B.《难经》
C.《丹溪心法》　　D.《证治准绳》
E.《医林改错》

66. 二阴煎用于（　　）。
A. 癫证痰气郁结证　　B. 狂证火盛阴伤证
C. 狂证痰火扰神证　　D. 癫证心脾两虚证
E. 狂证痰热瘀结证

67. 风水泛滥导致的水肿，与其病机关系最为密切的脏腑为（　　）。
A. 心　　B. 肝
C. 肾　　D. 脾
E. 肺

68. 穿山甲、王不留行、当归等中药对结石的药理作用是使之（　　）。
A. 缩小　　B. 加快排出
C. 软化　　D. 溶解
E. 变脆

69. 喜润恶燥的脏器是（　　）。
A. 脾　　B. 心
C. 胃　　D. 肝
E. 肾

70. 治泻九法出自（　　）。
A.《内经》　　B.《医宗必读》
C.《医贯》　　D.《伤寒论》
E.《医学三字经》

71. 最早提出用大剂红花、桃仁、降香及失笑散治疗死血心痛的医家是（　　）。
A. 孙思邈　　B. 王肯堂
C. 朱丹溪　　D. 危亦林
E. 林佩琴

72. 喜燥恶湿的脏器是（　　）。
A. 心　　B. 肝
C. 肾　　D. 肺
E. 脾

73. 当人安静睡眠，血液主要归于（　　）。
A. 心　　B. 肺
C. 脾　　D. 肝
E. 肾

74. 以下说法见于《金匮要略》的是（　　）。
A. 膈上病痰，满喘咳吐，发则寒热，背痛腰痛，目泣自出，其人振振身瞤剧，必有伏饮

B. 起则熏肺，使人喘鸣

C. 寒入背腧，内合肺系，宿邪阻气阻痰

D. 哮病之因，痰饮留伏，结成窠臼，潜伏于内，偶有七情之犯，饮食之伤，或外有时令之风寒束其肌表，则哮喘之症作矣

E. 哮即痰喘之久而常发者，因内有壅塞之气，外有非时之感，膈有胶固之痰，三者相合，闭据气道，搏击有声

75. 巢元方称遍历关节疼痛者为（　　）。

A. 白虎病
B. 白虎历节
C. 痛风
D. 历节风
E. 鹤膝风

76.《金匮要略》辨证方法是（　　）。

A. 八纲辨证
B. 脏腑经络辨证
C. 卫、气、营、血辨证
D. 六经辨证
E. 三焦辨证

77. 提出著名的治血三要法的医著是（　　）。

A.《内经》
B.《血证论》
C.《金匮要略》
D.《先醒斋医学广笔记》
E.《景岳全书》

78. “开鬼门，洁净府”的治疗原则是哪部著作提出的（　　）。

A.《内经》
B.《诸病源候论》
C.《金匮要略》
D.《难经》
E.《神农本草经》

79. 易生风动血的病邪是（　　）。

A. 暑邪
B. 寒邪
C. 风邪
D. 火邪
E. 湿邪

80. 苓桂术甘汤是以下心悸哪一证的主方（　　）。

A. 心阳不振
B. 肾阳虚衰
C. 心血瘀阻
D. 水饮凌心
E. 阴虚火旺

81. 提出“无痰则不作眩”论点的医家是（　　）。

A. 朱丹溪
B. 刘河间
C. 张景岳
D. 李东垣
E. 李中梓

82. 强调“无虚不作眩”的医家是（　　）。
A. 李东垣　　B. 朱丹溪
C. 刘河间　　D. 张景岳
E. 李中梓

83. 何人指出：“自汗属气虚、血虚、湿、阳虚、痰；盗汗属血虚、阴虚。”（　　）。
A. 李东垣　　B. 张景岳
C. 张洁古　　D. 李中梓
E. 朱丹溪

84. 渗湿汤主方（　　）。
A. 右归丸　　B. 金匮肾气丸
C. 肾着汤　　D. 独活寄生汤
E. 附子汤

85.《理虚元鉴》提出“治虚有三本”，其“三本”是指（　　）。
A. 脾胃肾　　B. 肝心脾
C. 肺脾肾　　D. 肺肝肾
E. 心肝肺

86.“诸躁狂越，皆属于火”出自（　　）。
A.《河间六书》　　B.《金匮要略》
C.《黄帝内经》　　D.《景岳全书》
E.《临证指南医案》

87.“木郁之发……民病胃脘当心而痛”出自（　　）。
A.《证治准绳》　　B.《金匮要略》
C.《黄帝内经》　　D.《医学正传》
E.《医林改错》

88.“胀病亦不外水裹、气结、血瘀”之说出自（　　）。
A.《丹溪心法・臌胀》　　B.《景岳全书・肿胀》
C.《医宗必读・水肿胀满》　　D.《医门法律・胀病论》
E.《医编・肿胀》

89.“郁病虽多，皆因气不周流，法当顺气为先”出自于下列哪本书（　　）。
A.《证治汇补・郁证》　　B.《素问・六元正纪大论篇》
C.《医经溯洄集・五郁论》　　D.《景岳全书・郁证》
E. 以上都不是

90.“因于湿，首如裹，湿热不攘，大筋软短，小筋弛长，软短为拘，弛长为痿。”出于下列哪部著作（　　）。
A.《素问・痿论篇》　　B.《素问・阳明脉解》

C.《灵枢·经筋》
D.《素问·生气通天论篇》
E.《灵枢·热病》

91.“大积大聚，其可犯也，衰其大半而止”。此论出于（　　）。
A.《活法机要》
B.《灵枢·百病始生篇》
C.《沈氏尊生书》
D.《素问·六元正纪大论》
E.《景岳全书》

92.“脾胃虚衰，元气不足”可导致发热，治当“甘温除热”的说法出于（　　）。
A.《河间六书》
B.《儒门事亲》
C.《格致余论》
D.《脾胃论》
E.《景岳全书》

93.“头为清阳之分，外而六淫之邪相侵，内而六府经脉之邪气上逆，皆能乱其清气，相搏击致痛，须分内外虚实”。这段话出自（　　）。
A.《证治准绳》
B.《丹溪心法》
C.《普济方》
D.《医碥》
E.《东垣十书》

94.“渴而多饮为上消，消谷善饥为中消，渴而便数有膏为下消。”出自（　　）。
A.《丹溪心法》
B.《证治准绳》
C.《诸病源候论》
D.《景岳全书》
E.《医学正传》

95.“时疫作痢，一方一家之内，上下传染相似”出自（　　）。
A.《黄帝内经》
B.《丹溪心法》
C.《医宗必读》
D.《金匮要略》
E.《备急千金要方》

96.“膈”之病名首见于（　　）。
A.《证治准绳》
B.《诸病源候论》
C.《景岳全书》
D.《金匮要略》
E.《内经》

97.“治痿者独取阳明”的说法出自于（　　）。
A.《伤寒论》
B.《难经》
C.《内经》
D.《金匮要略》
E.《儒门事亲》

98. 提出血府逐瘀汤治疗瘀血发热的医家是（　　）。
A. 唐容川
B. 王肯堂
C. 朱丹溪
D. 张景岳
E. 王清任

99.《医学真传》所述通法不包括（　　）。
A. 下逆者使之上行
B. 中结者使之旁达
C. 虚者助之使通
D. 络病则施以辛润活血通络之法
E. 寒者温之使通

100. 最早明确提出“内伤发热”病名的著作是（　　）。
A.《内经》
B.《金匮要略》
C.《内外伤辨惑论》
D.《症因脉治》
E.《景岳全书》

101. 不适用于龙胆泻肝汤治疗的病证是（　　）。
A. 肝郁化火失眠
B. 胆腑郁热黄疸
C. 肝火上炎鼻衄
D. 湿热蕴结胁痛
E. 肝火犯胃吐血

102. 内湿最易阻滞哪些脏腑的气机（　　）。
A. 心肺
B. 脾肺
C. 心肾
D. 肝脾
E. 脾胃

103. 盗汗属阴虚火旺、汗出较多者，宜在滋阴降火剂中加入（　　）。
A. 秦艽、银柴胡、白薇
B. 麻黄根、秦艽、五味子
C. 糯稻根、牡蛎、柴胡
D. 浮小麦、瘪桃干、黄连
E. 牡蛎、浮小麦、糯稻根

104. 使用逐水药物，一般一疗程为（　　）。
A. 4~5 天
B. 2~3 天
C. 3~4 天
D. 3~5 天
E. 6~7 天

105. 腑实证外感发热的热型是（　　）。
A. 发热恶寒
B. 寒热往来
C. 身热不扬
D. 寒热起伏，午后热甚
E. 壮热，日晡热甚

106. “疟之始发也，先起于毫毛，伸欠乃作，寒栗鼓颔，腰脊俱痛，寒去则内外皆热，头痛如破，渴欲冷饮。”此语出自何书（　　）。
A.《诸病源候论·间日疟候》
B.《素问·刺疟篇》
C.《素问·疟论篇》
D.《金匮要略·疟病》
E.《灵枢·五乱》

107. 治疗气虚欲脱证，脉微欲绝，宜选用的药物是（　　）。
A. 人参、附子
B. 北沙参、西洋参

C. 鹿茸、黄芪
D. 当归、党参
E. 熟地、首乌

108. “五脏六腑皆令人咳，非独肺也”出自（　　）。
A.《素问·咳论篇》
B.《诸病源候论·咳嗽候》
C.《医学心悟》
D.《丹溪心法》
E.《景岳全书·咳论》《金匮要略·肺痿肺痈咳嗽上气病并治》

109. 阴虚发热的首选方为（　　）。
A. 左归丸
B. 归脾汤
C. 清骨散
D. 一贯煎
E. 大补元煎

110. 记载“食用海带、海藻、昆布可消瘿”的是（　　）。
A.《丹溪心法》
B.《圣济总录》
C.《兰室秘藏》
D.《本草纲目》
E.《儒门事亲》

111. 不是中寒症状的是（　　）。
A. 恶寒战栗
B. 四肢厥冷、挛痛
C. 呼吸缓慢
D. 面青、咬牙
E. 关节酸痛重着

112. 作为机体生长、发育和生殖的主要物质基础是（　　）。
A. 液
B. 肾所藏之精
C. 水谷之精
D. 气血
E. 津

113. 最先提出“胃不和则卧不安”的医书是（　　）。
A.《伤寒论》
B.《黄帝内经》
C.《金匮要略》
D.《景岳全书》
E.《类证治裁》

114. “脑为元神之府，精髓之海，实证性所凭也”出自何书（　　）。
A.《内经》
B. 清林佩琴《类证治裁》
C.《诸病源候证》
D.《金匮要略》
E.《医林改错》

115. 下列不属于柴胡截疟饮组成的是（　　）。
A. 红花、丹皮
B. 甘草、半夏
C. 柴胡、黄芩、人参
D. 乌梅、槟榔
E. 桃仁、生姜、大枣

116. 脾气虚者，易选方（　　）。
A. 归脾汤
B. 加味四君子汤
C. 益胃汤
D. 补中益气汤
E. 附子理中汤

117. 五脏六腑之大主指的是（　　）。
A. 脾
B. 肝
C. 心
D. 肺
E. 肾

118.《素问・六节藏象论》说："肾者主（　　），封藏之本，精之处也。"
A. 蛰
B. 脑
C. 骨
D. 玉茎
E. 阴器

119. 内燥的主要临床表现为（　　）。
A. 头晕目眩，骨蒸潮热盗汗
B. 口咽干燥，皮肤干涩粗糙，毛发干枯不荣，肌肉消瘦，大便干结
C. 头痛目眩，心烦躁怒，口舌生疮
D. 五心烦热，头晕目涩，腰酸腿软
E. 头晕目眩，肢体麻木

120. 脏躁的治法是（　　）。
A. 健脾益气
B. 养心安神
C. 利气化痰
D. 滋阴清热
E. 以上都不是

121. 风邪致病，病变部位不固定，是由于（　　）。
A. 风与肝相应，肝病易动
B. 风性善动
C. 风为百病之长
D. 风性轻扬
E. 风性数变

122. 首创癫狂病"气血凝滞"学说的是（　　）。
A. 喻嘉言
B. 王肯堂
C. 王清任
D. 张景岳
E. 张锡纯

123. 不属风入经络症状的是（　　）。
A. 肢体关节游走疼痛
B. 拘急不利，项强
C. 口眼㖞斜
D. 角弓反张，牙关紧闭
E. 痛或骨节疼痛，痛处不移

124. “天地一阴阳也，阴阳和则天清地凝，一有偏胜，遂有非常之变。人身亦一阴阳也，阴阳和则神清志宁，一有偏胜，则有不测之疴。……医者惟调其阴阳，不使有所偏胜，则郁逆自消，而神气得反其常矣。”此论见于（　　）。

A.《素问》　B.《临证指南医案》

C.《丹溪心法》　D.《三因极一病证方论》

E.《古今医鉴》

125. 柴胡疏肝散可用于下列除哪项以外的病证（　　）。

A. 肝气郁结胁痛　B. 气滞血瘀型腹痛

C. 肝气犯胃型胃痛　D. 胆道阻滞型黄疸

E. 气滞湿阻型臌胀

126. 八珍汤合化积丸适用于治疗下列哪种症证（　　）。

A. 阴虚发热　B. 疟母

C. 积证气滞血瘀　D. 积证正虚瘀结

E. 以上都不是

127. 以下是内伤发热的特点，除了（　　）。

A. 发病缓慢　B. 病程较长

C. 时作时止　D. 恶寒得衣被不减

E. 不恶寒，或畏寒

128. “少阴之为病，脉微细，但欲寐”指何证的病机（　　）。

A. 脾气虚弱多寐　B. 湿盛困脾多寐

C. 瘀血阻滞多寐　D. 痰热扰心不寐

E. 阳气虚衰多寐

129. “干呕、吐涎沫，头痛者，吴茱萸汤主之”见于（　　）。

A.《内经》　B.《难经》

C.《景岳全书》　D.《温病条辨》

E.《伤寒论》

130. 六淫中最易致疼痛的是（　　）。

A. 风邪　B. 寒邪

C. 燥邪　D. 湿邪

E. 暑邪

131. 与任脉相交会的经穴为（　　）。

A. 合谷　B. 通里

C. 冲阳　D. 外关

E. 列缺

132. 根据骨度分寸规定，天突至歧骨之间的长度为（　　）。

A. 6 寸　　B. 6.5 寸

C. 7 寸　　D. 8 寸

E. 9 寸

## 二、A2 型题

1. 身热，微恶风，汗少，肢体酸重或疼痛，头昏重胀痛，咳嗽痰黏，鼻流浊涕，心烦口渴，或口中黏腻，渴不多饮，胸闷，脘痞，泛恶，腹胀，大便或溏，小便短赤，舌苔薄黄而腻，脉濡数。当属（　　）。

A. 风寒入里　　B. 脾虚湿盛

C. 风寒夹湿证　　D. 暑湿表证

E. 痰热阻肺

2. 心悸不安，动则更甚，或持续不已，胸闷气短，甚则喘促难卧，汗出，怯寒肢冷，面色苍白，舌淡苔白，脉沉细无力或迟。证属（　　）。

A. 水饮凌心　　B. 心血瘀阻

C. 心肺两虚　　D. 心脾两虚

E. 心阳不振

3. 患者大便时溏时泻，水谷不化，稍进油腻之物则大便次数增多，饮食减少，脘腹胀闷不舒，肢倦乏力，舌淡苔白，脉缓弱。其治法是（　　）。

A. 补益肝肾　　B. 抑肝扶脾

C. 温补脾肾　　D. 补脾健胃

E. 温脾散寒

4. 时值盛夏，身热，微恶寒，肢体酸重疼痛，头重，无汗，咳嗽痰黏，口中黏腻，渴不多饮，小便短赤，舌苔薄腻，脉濡数。治宜（　　）。

A. 辛凉解表，宣肺清热　　B. 辛温解表，宣肺散寒

C. 益气解表　　D. 润燥解表

E. 清暑祛湿解表

5. 颜面潮红，手足心热，四肢瘛疭，肌肉瞤动，口干舌燥，证属（　　）。

A. 肝阳化风　　B. 阴虚风动

C. 热极生风　　D. 血虚动风

E. 以上均不是

6. 形寒肢冷，腰膝酸冷，遗精，阳痿，多尿或不禁，面色㿠白，精神萎靡，疲倦无力，舌淡，苔薄白，脉沉细无力。其辨证为（　　）。

A. 神气不固　　B. 阴虚火旺

C. 阳虚水泛　　D. 肾阳虚寒

E. 肾阴亏虚

7. 患者症见身热甚，迁延缠绵，微恶风寒，肢体酸重疼痛，多因（　　）。

A. 风邪　　B. 湿邪

C. 暑邪　　D. 寒邪

E. 以上均不是

8. 春季，气候由温渐热，此时外感风寒，不可过用辛温发散之药，此治法的治则是（　　）。

A. 早期治疗　　B. 因时制宜

C. 治病求本　　D. 先安未受邪之地

E. 以上均不是

9. 汗证，汗出恶风，稍劳汗出尤甚，易于感冒，体倦乏力，面色少华，苔薄白，脉细弱。辨证应属（　　）。

A. 阴虚火旺证　　B. 心血不足证

C. 肺卫不固证　　D. 邪热郁蒸证

E. 脾胃虚弱证

## 三、A3/A4 型题

（1~2 题共用题干）

患者，女，23 岁。善饥多食，大便干燥，数日不行，形体渐瘦，舌红苔黄燥，脉滑数。

1. 应当辨为（　　）。

A. 上消　　B. 肾消

C. 下消　　D. 中消

E. 以上都不是

2. 治法应用（　　）。

A. 消渴方　　B. 白虎加人参汤

C. 二冬汤　　D. 增液承气汤

E. 玉泉丸

（3~4 题共用题干）

患者，男，57 岁。遇事善忘、伴心悸胸闷，言语迟缓，反应不灵敏，表情呆滞，唇暗，舌有 3~4 个淤点，脉细涩。

3. 其辨证为（　　）。

A. 心脾不足　　B. 肾精亏耗

C. 血瘀痹阻　　D. 痰浊扰心

E. 痰热瘀结

4. 治法为（　　）。
   A. 豁痰化瘀　　　　B. 化痰宁心
   C. 补益心脾　　　　D. 填精补髓
   E. 活血化瘀

（5~6 题共用题干）

患者咽中不适，如有物梗阻，咯之不出，咽之不下，胸中窒闷，舌苔白腻，脉弦滑。

5. 其证候是（　　）。
   A. 气郁化火　　　　B. 肝气郁结
   C. 气滞痰郁　　　　D. 痰浊上扰
   E. 忧郁伤神
6. 其最佳的治法是（　　）。
   A. 疏肝理气解郁　　　　B. 行气活血散结
   C. 利咽消肿解毒　　　　D. 化痰利气解郁
   E. 以上都不是

（7~10 题共用题干）

患者，女，25 岁。由于天气变化，起居不慎而外感，症见身热恶风，汗出不畅，咳嗽，咯吐黄黏痰，咽喉肿痛，口渴，舌苔微黄，脉浮数。

7. 根据患者以上临床表现及中医辨证理论可辨证为哪种类型及采用哪种方剂（　　）。
   A. 暑湿伤表证　　　　B. 风寒束表证
   C. 阴虚感冒　　　　D. 气虚感冒
   E. 风热犯表证
8. 如患者患消渴症多年，素体阴亏，兼见少汗心烦，口干痰少，间或有盗汗、失眠，眼睛干涩，舌红少苔而干，脉细，其治法宜为（　　）。
   A. 祛暑解表　　　　B. 辛温解表
   C. 滋阴解表　　　　D. 辛凉解表
   E. 益气解表
9. 此时根据中医辨证理论及治疗原则，应采用的方剂应为（　　）。
   A. 桑菊饮加减　　　　B. 香薷饮加减
   C. 止嗽散加减　　　　D. 银翘散加减
   E. 葳蕤汤加减
10. 如患者肺热素盛，风寒外束，症见烦热恶寒，少汗，咳逆气急，痰稠，声哑，可配伍（　　）。
    A. 黄芩、知母、瓜蒌　　　　B. 南沙参、天花粉、梨皮

C. 大青叶、蒲公英、草河车　　D. 一枝黄花、元参、土牛膝
E. 石膏、麻黄

(11~13 题共用题干)

患者，女，54 岁。1 周前右胁疼痛，旁及胃脘，痛势剧烈难忍，口苦泛恶，不能饮食，午后发热，大便四五日未解，小便黄赤涩痛。舌体红绛，苔黄腻，脉弦滑有力。

11. 其病机属于（　　）。
A. 水热互结　　B. 少阳不和兼阳明里实
C. 阳明腑实　　D. 痰热互结
E. 以上均不是

12. 其治法为（　　）。
A. 泻热逐水　　B. 清热涤痰
C. 泻热通腑　　D. 和解少阳，通下里实
E. 以上均不是

13. 治疗应首选（　　）。
A. 大陷胸汤　　B. 小陷胸汤
C. 大承气汤　　D. 大柴胡汤
E. 以上均不是

(14~17 题共用题干)

患者，男，50 岁。5 月 10 日初诊，症见恶寒重，发热轻，无汗，头痛，鼻塞声重，时流清涕，咳嗽吐白痰，口不渴，舌苔薄白，脉浮紧。

14. 本病例辨证为（　　）。
A. 暑温伤表证　　B. 气虚感冒
C. 表寒里热证　　D. 风寒夹湿证
E. 风寒束表证

15. 本病例的治法为（　　）。
A. 辛凉解表　　B. 清宣解表
C. 益气解表　　D. 辛温解表
E. 祛湿解表

16. 本病例的代表方剂为（　　）。
A. 参苏饮　　B. 桑菊饮
C. 荆防败毒散　　D. 荆防达表汤
E. 银翘散

17. 若患者感冒症状减轻后，仍有咳嗽痰多色白，可加（　　）。
   A. 麦冬、百合　　B. 黄芩、知母、瓜蒌皮
   C. 沙参、天花粉、梨皮　　D. 石膏、麻黄
   E. 贝母、前胡、杏仁

（18~20 题共用题干）

患者，男，45 岁。近 1 年工作繁忙，时感疲乏。今年 6 月在野外作业时突然昏倒，不省人事，3 分钟后苏醒。就诊时神疲乏力，口干咽燥，大便干结，舌红苔薄，脉细数无力。

18. 其病证为（　　）。
   A. 大厥　　B. 热厥
   C. 煎厥　　D. 薄厥
   E. 气厥
19. 其治法为（　　）。
   A. 益气养阴　　B. 泻热开郁
   C. 活血降气　　D. 清热化痰
   E. 顺气开郁
20. 治疗应首选（　　）。
   A. 五磨饮子　　B. 凉膈散
   C. 通瘀　　D. 清暑益气汤
   E. 导痰汤煎

（21~22 题共用题干）

患儿，男，6 岁。咳嗽痰稠，突然发作，伴发热，头痛，口渴，咽痛，舌尖红，苔薄黄，脉浮数。

21. 该患者应诊断为（　　）。
   A. 痰湿阻滞咳嗽　　B. 外感风寒咳嗽
   C. 燥邪伤肺咳嗽　　D. 肝火犯肺咳嗽
   E. 外感风热咳嗽
22. 宜用的治法为（　　）。
   A. 养阴清热，化痰止咳　　B. 疏散风寒，直通肺气
   C. 清肺润燥，疏散风热　　D. 健脾燥湿，化痰止咳
   E. 疏风清热，宣肺止咳

## 四、B 型题

（1~3 题共用备选答案）

   A. 阳水　　B. 胆南星

C. 喘证　　D. 血证

E. 风邪

1. (　　) 多因风邪外袭，水湿浸渍导致肺不宣降，脾不健运而成。

2.《血证论》所提出的止血、消瘀、宁血、补血的治血四法是通治 (　　) 之大纲。

3. (　　) 或时行病毒，侵袭人体发病，其途径或从口鼻而入，或从皮毛而入。

## 五、X 型题

1.《温热论》对表邪未解、肺津又伤的治疗，提出“上者上之”的原则，其意为 (　　)。

A. 邪犯上焦手太阴肺卫，病位在上，当使病邪从上而解

B. 主用辛凉疏解，清肃上焦

C. 佐以滋而不腻，轻清上达，养肺生津之品，如麦冬、花露、芦根汁等

D. 使在上部的病邪向上而行

E. 不宜浓浊厚味之药

2. 开窍法的作用为 (　　)。

A. 苏醒神志　　B. 清心化痰

C. 开闭通窍　　D. 祛风通窍

E. 芳香透络

3. 形成亡阳病理状态的主要因素为 (　　)。

A. 寒湿之邪伤阳　　B. 过用汗法或汗出过多

C. 素体阳虚，疲劳过度　　D. 邪盛正衰，正不敌邪

E. 虚阳外越

4. 以下属于胃功能失调的是 (　　)。

A. 脘腹胀满，腹泻便溏　　B. 胃腐熟水谷功能失常

C. 胃的和降失职　　D. 胃脘胀满气上逆

E. 胃受纳障碍

5. 阴偏衰的病机表现为 (　　)。

A. 阳气相对亢盛　　B. 滋养、宁静功能减退

C. 阳气相对不足　　D. 阳热偏盛而伤阴

E. 精血津液不足

6.“心肾不交”的主要机制为 (　　)。

A. 心阴不能下降于肾　　B. 心肾阳气不足

C. 肾阳不能上济于心　　D. 肾阴不能上济于心

E. 心阳不能下交于肾

7. 历史上的官修本草有 (　　)。

A.《新修本草》　　B.《嘉祐本草》

C. 《证类本草》
D. 《开宝本草》
E. 《图经本草》

8. 下列是现代的本草著作的有（　　）。
A. 《中华本草》
B. 《中华人民共和国药典》
C. 《中药大辞典》
D. 《中药志》
E. 《全国中草药汇编》

9. 常用的炮制方法有（　　）。
A. 水制
B. 修制
C. 火制
D. 水火共制
E. 其他制法（制霜、发酵、精制、药拌）

10. 以下可治疗失血的方剂有（　　）。
A. 理中丸
B. 黄土汤
C. 十灰散
D. 小蓟饮子
E. 归脾汤

11. 以下药物组成中含有桂枝的方剂有（　　）。
A. 九味羌活汤
B. 桃核承气汤
C. 五苓散
D. 独活寄生汤
E. 炙甘草汤

12. 以下属于温里剂的方剂有（　　）。
A. 当归四逆汤
B. 温经汤
C. 温胆汤
D. 温脾汤
E. 小建中汤

13. 以下能治疗胁痛的方剂有（　　）。
A. 金铃子散
B. 龙胆泻肝汤
C. 复元活血汤
D. 逍遥散
E. 一贯煎

14. 以下具有活血祛瘀功用的方剂有（　　）。
A. 补阳还五汤
B. 黄土汤
C. 血府逐瘀汤
D. 温经汤
E. 生化汤

15. 风邪的致病特点有（　　）。
A. 燔灼上炎
B. 阻遏气机
C. 变幻无常
D. 下先受之
E. 行无定处

16. 肺的治节作用主要表现在下列哪几个方面（　　）。
A. 肺主呼吸，使人体的呼吸运动有节奏地一呼一吸
B. 肺的宣发肃降，调节着津液的输布、运行和排泄
C. 排出体内的浊气
D. 将津液和水谷精微布散到全身，外达皮毛
E. 辅助心脏，推动和调节血液的运行

17. 经络学说形成的依据有（　　）。
A. 解剖和生理现象的观察
B. 气功导引中体内气的流动
C. 腧穴主治功能的归纳
D. 体表病理现象的推理
E. 针灸刺激的感应和传导的观察

18. 经脉包括（　　）。
A. 手足三阴三阳经
B. 十五别络
C. 十二经筋
D. 奇经八脉
E. 十二经别

19. “一源三歧”，起于胞中的奇经有（　　）。
A. 阴维脉
B. 带脉
C. 任脉
D. 督脉
E. 冲脉

20. 采用活动标志取穴法的穴位有（　　）。
A. 环跳
B. 少府
C. 听宫
D. 曲池
E. 劳宫

21. 寒热往来可见于（　　）。
A. 气分热盛
B. 少阳病
C. 温病早期
D. 疟疾
E. 阳明腑实证

22. 内生五气包括下列哪几项内容（　　）。
A. 内风
B. 内燥
C. 内热
D. 内寒
E. 内火

23. 中医学“治未病”是指（　　）。
A. 未病先防
B. 治标治本
C. 正治反治
D. 既病防变
E. 标本兼治

24. 关格辨证属脾肾亏虚，湿热内蕴，可选用（　　）。

A. 吴茱萸汤　　B. 无比山药丸

C. 黄连温胆汤　　D. 涤痰汤

E. 温脾汤

25. 以下哪些项属于龟鹿二仙膏的药物组成（　　）。

A. 鹿角　　B. 龟板

C. 枸杞　　D. 人参

E. 附子

26. 内火主要指下列哪几项（　　）。

A. 相火　　B. 实火

C. 虚火　　D. 君火

E. 阴火

27. 补肺汤中除人参、黄芪外，还有的药物是（　　）。

A. 熟地　　B. 五味子

C. 紫菀　　D. 桑白皮

E. 阿胶

28. 下列哪项属于《血证论》提出的治血四法（　　）。

A. 止血　　B. 宁血

C. 消瘀　　D. 行气

E. 补血

29. 情志不调可引起哪些病证（　　）。

A. 心悸、胸痹　　B. 厥证

C. 痫病、痴呆　　D. 不寐、癫狂

E. 多寐

30.《医学真传》的“通法”包括（　　）。

A. 下逆者使之上行　　B. 寒者温之

C. 虚者助之　　D. 中结者使之旁行

E. 调气以和血，和血以调气

31. 大补元煎的药物组成有（　　）。

A. 川芎、羌活　　B. 人参、炒山药、熟地

C. 杜仲、枸杞、当归　　D. 山萸肉、炙甘草

E. 黄芪、五味子

32. 中医学认为，能反映疾病本质和主要矛盾的是（　　）。

A. 体征　　B. 症状

C. 证　　D. 病位

E. 病机

33. 以下哪项是通窍活血汤的组成（　　）。

A. 赤芍、川芎　　B. 麝香、老葱

C. 当归、白芷　　D. 桃仁、红花

E. 生姜、大枣、酒

34. 下列方剂中含有升麻的是（　　）。

A. 黄芪汤　　B. 补中益气汤

C. 半硫丸　　D. 右归丸

E. 济川煎

35. 尿中红细胞增多为主者多见于（　　）。

A. 泌尿道感染　　B. 泌尿道结石

C. 肾病综合征　　D. 前列腺炎

E. 膀胱癌

36. 三仁汤中的“三仁”是指（　　）。

A. 杏仁　　B. 白蔻仁

C. 桃仁　　D. 郁李仁

E. 薏苡仁

37. 外感六淫皆令人咳，风为六淫之首，临床上常见哪几项相合为病（　　）。

A. 风寒　　B. 暑湿

C. 风湿　　D. 风热

E. 风燥

38. 肺的生理功能有（　　）。

A. 主一身之气　　B. 主治节

C. 司呼吸　　D. 主宣发、肃降

E. 外合皮毛而卫外

39. 下列哪项属于“七伤”的内容（　　）。

A. 大饱伤脾　　B. 忧愁思虑伤心

C. 形寒，寒饮伤肺　　D. 大怒气逆伤肝

E. 大恐不节伤志

40. 内伤杂病多为饮食、劳倦、情志所伤，其特点是（　　）。

A. 多因素相加　　B. 多脏腑相关

C. 多病性复合　　D. 多病理产物杂见

E. 多病证杂见

41. 风热犯表证的出汗症状为（　　）。
A. 大汗
B. 汗泄不畅
C. 无汗
D. 少汗
E. 汗稍出而不退热

42. 被后世称为“温病四大家”的是（　　）。
A. 叶天士
B. 薛雪
C. 吴鞠通
D. 吴又可
E. 王孟英

43. 下列哪项属于羚羊钩藤汤的组成（　　）。
A. 羚羊角、桑叶、白芍
B. 甘草、鲜竹茹
C. 川贝母、茯神、鲜生地
D. 当归、川芎
E. 钩藤、菊花

44. 湿邪的性质是（　　）。
A. 凝滞
B. 耗气伤津
C. 重浊
D. 黏腻
E. 收引

45. 标本兼顾适用于（　　）。
A. 邪退正虚
B. 邪气亢盛，正气未伤
C. 邪盛、正虚但尚耐攻
D. 邪气亢盛，正气受伤
E. 虚人感冒

46. 被后世称为“金元四大家”的是（　　）。
A. 刘完素
B. 张景岳
C. 李东垣
D. 张从正
E. 朱丹溪

47. 调节整体平衡，恢复和建立相对平衡的阴阳关系，包括（　　）。
A. 去其有余
B. 阳病治阴
C. 阳中求阴
D. 补其不足
E. 阴病治阳

48. 以下说法正确的有（　　）。
A. 《内经》提出了痹之病名
B. 《内经》阐述了痹与五脏的关系
C. 张仲景提出湿痹、血痹历节之名
D. 王焘提出了“白虎病”
E. 王肯堂提出“历节风”

49. 健脾利湿之法可用于（　　）。
A. 水肿
B. 积聚

C. 臌胀　　D. 湿阻
E. 黄疸

50. 芎芷石膏汤的药物组成是（　　）。
A. 川芎、石膏　　B. 藁本、羌活
C. 细辛、黄芩　　D. 白芷、菊花
E. 栀子、菊花

51. 以下属于刺痛特点的是（　　）。
A. 痛处固定不移　　B. 局部拒按
C. 疼痛持续不已　　D. 遇热则重
E. 瘀血痛

52. 试验研究表明，以下哪组药物有使结石变脆和促进结石排出的作用（　　）。
A. 穿山甲、王不留行　　B. 当归、桃仁
C. 生地、茯苓　　D. 泽泻、猪苓
E. 大黄、川芎、牛膝

53. 临床称之为“五气化火”，其中五气指的是（　　）。
A. 风　　B. 暑
C. 湿　　D. 寒
E. 燥

54. 以下哪项属于虎潜丸的药物组成（　　）。
A. 龟板、黄柏　　B. 熟地、山萸肉
C. 知母、白芍　　D. 干姜、虎骨
E. 锁阳、陈皮

55. 以下属于化积丸的药物组成有（　　）。
A. 海浮石、香附、雄黄　　B. 三棱、莪术、阿魏
C. 当归、川芎、桃仁　　D. 鳖甲、龟板、代赭石
E. 槟榔、苏木、瓦楞子、五灵脂

56. 中医内科病证的命名原则依据是（　　）。
A. 病因病机　　B. 主症
C. 病位　　D. 病理产物
E. 体征

57. 以下属于“六极”的内容的是（　　）。
A. 肌极　　B. 血极
C. 气极　　D. 骨极
E. 精极

58. 中医内科疾病的辨证原则是（　　）。
A. 全面分析病情　B. 明辨标本缓急
C. 辨证与辨病相结合　D. 掌握病证病机特点
E. 审证求机

59. “甚者独行，间者并行”是指（　　）。
A. 急则治其标　B. 证同治亦同
C. 标本同治　D. 缓则治其本
E. 证异治亦异

60. 以下属于暑邪致病特点的是（　　）。
A. 为阳邪，其性炎热　B. 易耗血动血
C. 耗气伤津　D. 多发于夏季
E. 可扰乱心神

61. 以下属于四妙丸的药物组成的是（　　）。
A. 苍术　B. 薏苡仁
C. 木瓜　D. 黄柏
E. 牛膝

62. 历代医家认为，治湿（　　）。
A. 不宜用热药　B. 不宜用燥药
C. 不宜用风药　D. 不宜用寒药
E. 不宜用利药

63. 内燥的临床表现包括以下哪几项（　　）。
A. 口咽干燥　B. 毛发干枯不荣
C. 大便干结　D. 皮肤干涩粗糙
E. 肌肉消瘦

64. 天麻钩藤饮的药物组成有（　　）。
A. 天麻、钩藤、生石决明　B. 山栀子、黄芩、益母草
C. 杜仲、川牛膝、桑寄生　D. 川芎、蔓荆子
E. 朱茯神、夜交藤

65. 以下属于黄连温胆汤的药物是（　　）。
A. 半夏　B. 陈皮
C. 黄连　D. 生姜、甘草
E. 茯苓、枳实、竹茹

66. 血府逐瘀汤的药物组成是（　　）。
A. 当归、桃仁、红花、赤芍　B. 柴胡、牛膝、桔梗

C. 生地黄
D. 丹参、桂枝
E. 川芎、枳壳

67. 寒湿证与湿热证，两者的共同表现有（　　）。
A. 恶寒发热，头重如裹
B. 脘腹痞闷，纳呆
C. 肢体困重
D. 苔腻，脉濡
E. 气短疲乏

68. 能体现异病同治的思想，均选用王氏连朴饮加减治疗的病证有（　　）。
A. 感冒暑湿证
B. 外感发热脾胃湿热证
C. 疟疾温疟证
D. 痢疾中的湿热痢
E. 湿阻湿热中阻证

69. 吴鞠通阐述痉证的四大纲为（　　）。
A. 虚
B. 风
C. 寒
D. 实
E. 热

70. 半夏白术天麻汤的药物组成有（　　）。
A. 半夏、白术
B. 川芎、藁本
C. 茯苓、甘草
D. 天麻、橘红
E. 生姜、大枣

71. 通窍活血汤的组成是以下哪项（　　）。
A. 赤芍、川芎
B. 桃仁、红花
C. 生姜、大枣、酒
D. 麝香、老葱
E. 当归、白芷

# 参考答案

| | | | | | | | | | |
|---|---|---|---|---|---|---|---|---|---|
| 1. E | 2. C | 3. A | 4. C | 5. C | 6. D | 7. C | 8. C | 9. B | 10. D |
| 11. B | 12. E | 13. B | 14. E | 15. D | 16. A | 17. C | 18. E | 19. D | 20. E |
| 21. D | 22. D | 23. A | 24. B | 25. D | 26. E | 27. C | 28. B | 29. D | 30. A |
| 31. C | 32. D | 33. D | 34. D | 35. B | 36. D | 37. B | 38. A | 39. D | 40. B |
| 41. E | 42. D | 43. B | 44. E | 45. E | 46. B | 47. B | 48. D | 49. D | 50. E |
| 51. D | 52. C | 53. B | 54. E | 55. D | 56. B | 57. D | 58. D | 59. C | 60. E |
| 61. D | 62. E | 63. E | 64. D | 65. B | 66. B | 67. E | 68. E | 69. C | 70. B |
| 71. B | 72. E | 73. D | 74. A | 75. D | 76. B | 77. D | 78. A | 79. D | 80. D |

81. A　82. D　83. E　84. C　85. C　86. C　87. C　88. D　89. A　90. D
91. D　92. D　93. D　94. B　95. B　96. E　97. C　98. E　99. D　100. D
101. B　102. E　103. E　104. B　105. E　106. C　107. A　108. A　109. C　110. E
111. E　112. B　113. B　114. B　115. A　116. B　117. C　118. A　119. B　120. B
121. B　122. C　123. E　124. B　125. D　126. D　127. D　128. E　129. E　130. B
131. E　132. E

**二、A2 型题**

1. D　2. E　3. D　4. E　5. B　6. D　7. B　8. B　9. C

**三、A3/A4 型题**

1. D　2. D　3. C　4. E　5. C　6. D　7. E　8. C　9. E　10. E
11. B　12. D　13. D　14. E　15. D　16. D　17. E　18. C　19. A　20. D
21. E　22. E

**四、B 型题**

1. A　2. D　3. E

**五、X 型题**

1. ABCE　2. BCE　3. BCDE　4. BCDE　5. ABE
6. DE　7. ABDE　8. ABCDE　9. ABCDE　10. ABCDE
11. BCE　12. AE　13. ABCDE　14. ACDE　15. CE
16. ABE　17. BCDE　18. ACDE　19. CDE　20. BCDE
21. BD　22. ABCDE　23. AD　24. BC　25. ABCD
26. BC　27. ABCD　28. ABCE　29. ABCD　30. ABCDE
31. BCD　32. CE　33. ABDE　34. BE　35. BE
36. ABE　37. ADE　38. ABCDE　39. ABCDE　40. ABCE
41. BE　42. ABCE　43. ABCE　44. CD　45. CE
46. ACDE　47. AD　48. ABCD　49. ACDE　50. ABD
51. ABCE　52. ABE　53. ABCDE　54. ABCDE　55. ABE
56. ABCDE　57. ABCDE　58. ACD　59. ACD　60. ACD
61. ABDE　62. AD　63. ABCDE　64. ABCE　65. ABE
66. ABCE　67. BCD　68. BE　69. ACDE　70. ACDE
71. ABCD

# 第二章　外感病证

## 一、A1 型题

1. 以下不是寒湿痢的主症的是（　　）。

A. 痢下白多赤少　　B. 胃脘饱闷
C. 里急后重　　D. 头身困重
E. 腰酸怕冷

2. 感冒的病程是（　　）。

A. 1~3 天　　B. 3~7 天
C. 5~7 天　　D. 3~5 天
E. 长短不定

3. 感冒汤剂的煎药时间，煮沸后一般为（　　）。

A. 5~10 分钟　　B. 15~20 分钟
C. 10~20 分钟　　D. 10~15 分钟
E. 20~30 分钟

4. 阳虚感冒的治疗方剂宜首选（　　）。

A. 参苏饮　　B. 加减葳蕤汤
C. 麻黄附子细辛汤　　D. 右归丸
E. 再造散

5. 感冒的病机以何为主（　　）。

A. 肺失宣降　　B. 肺气失宣
C. 肺卫不固　　D. 营卫不和
E. 卫表不和

6. 感冒之名最早出自（　　）。

A.《黄帝内经》　　B.《诸病源候论》
C.《类证治裁》　　D.《证治汇补》
E.《仁斋直指方》

7. 以下不是时行感冒的特征的是（　　）。

A. 全身症状明显　　B. 多呈流行性

C. 以冬春季为多见　　D. 可化热入里变生他病
E. 常突然恶寒，甚则寒战高热，周身酸痛

8. 感冒属表寒里热者，其治法为（　　）。
A. 清热生津，散寒解表　　B. 解表清里，宣肺止咳
C. 辛温解表，宣肺泻热　　D. 解表清里，宣肺泻热
E. 解表宣肺，泻热止咳

9. 治疗外感咳嗽，以下不妥的是（　　）。
A. 疏散外邪，宣通肺气　　B. 不宜早用苦寒
C. 不宜早用收涩　　D. 及时调理脏腑
E. 不宜早用滋腻

10. 普通感冒与时行感冒区别在于（　　）。
A. 前者肺卫症状为主，后者全身症状较重
B. 前者呈散发性，后者呈流行性
C. 前者偏于风寒，后者偏于风热
D. 前者病情较轻，后者病情较重
E. 前者四季可发，后者春季多发

11. 外感咳嗽初起，最易“闭门留寇”的是（　　）。
A. 苦寒药　　B. 温补药
C. 通下药　　D. 镇咳药
E. 收涩药

12. 与风温病相比，感冒发热一般是（　　）。
A. 热退复起　　B. 较高
C. 持续不退　　D. 热不高或不发热
E. 较重

13. 普通感冒病情较轻，在气候变化时发病率可以升高，但无明显（　　）。
A. 流涕　　B. 鼻壅
C. 恶风　　D. 恶寒
E. 流行特点

14. 暑湿感冒，暑热偏盛，热盛烦渴者治疗方剂宜首选（　　）。
A. 藿香正气散　　B. 黄连香薷饮
C. 藿朴夏苓汤　　D. 三物香薷饮
E. 新加香薷饮

15. 感冒的病因中，哪一项占先导地位（　　）。
A. 热　　B. 寒

C. 风　　D. 燥

E. 湿

16. 首提感冒病名的医著是（　　）。

A.《医宗必读》　　B.《丹溪心法》

C.《金匾要略》　　D.《仁斋直指方》

E.《千金要方》

17. 首倡感冒用辛温、辛凉两大治法的医家是（　　）。

A. 张仲景　　B. 孙思邈

C. 张景岳　　D. 刘河间

E. 朱丹溪

18. 在一个时期引起广泛流行，证候多相类似的感冒，称为（　　）。

A. 伤风　　B. 时行感冒

C. 冒寒　　D. 冒风

E. 重伤风

19. 以下哪项不属于感冒的病因（　　）。

A. 外感六淫　　B. 饮食劳倦

C. 正气不足　　D. 时行疫毒

E. 以上都不是

20. 以下哪项不属于感冒辨寒热表证的要点（　　）。

A. 发热恶寒的轻重　　B. 咳痰清稀与黄稠

C. 有无汗出　　D. 脉象的浮沉

E. 口渴与口不渴

21. 感冒兼夹湿邪的辨证要点为（　　）。

A. 胀痛　　B. 身困重

C. 风寒　　D. 鼻涕

E. 苔薄

22. 感冒兼夹燥邪辨证要点为（　　）。

A. 发热　　B. 恶寒轻

C. 身重　　D. 脉象浮

E. 干咳咽干无痰

23. 感冒的预防关键在于（　　）。

A. 常进补　　B. 多穿衣

C. 多休息　　D. 免疲劳

E. 增强体质

24. 治感冒的汤药服法是（　　）。
A. 饭前服
B. 凉服
C. 不宜久煎，温服
D. 饭后服
E. 以上均不是

25. 以下哪项为治感冒之忌（　　）。
A. 热粥，热米汤
B. 微汗出
C. 饮食清淡
D. 生冷油腻
E. 温被取汗

26. 以下哪项是感冒的基本治疗原则（　　）。
A. 辛凉解表
B. 辛温解表
C. 解表达邪
D. 滋阴解表
E. 益气解表

27. 感冒病证多发季节为（　　）。
A. 春夏
B. 夏秋
C. 秋冬
D. 四季
E. 冬春

28. 导致感冒的主因是（　　）。
A. 暑邪
B. 寒邪
C. 风邪
D. 燥邪
E. 湿邪

29. 治疗疫毒痢的主方是（　　）。
A. 芍药汤
B. 香连丸
C. 葛根芩连汤
D. 白头翁汤
E. 枳实导滞丸

30. 以下哪种治法是根据五行相生规律制定的（　　）。
A. 抑木扶土
B. 培土制水
C. 滋水涵木
D. 佐金平木
E. 泻南补北

31. 除以下哪项外均是喘证的病因（　　）。
A. 六淫
B. 情志
C. 饮食
D. 伏痰
E. 劳欲

32. 喘证的主要临床特征是（　　）。
A. 呼吸急促，喉间有“水鸡声”

B. 气短息促，胸胁胀痛，咳喘，转侧疼痛加剧
C. 呼吸急促，甚至张口抬肩，鼻翼煽动
D. 咳嗽气急，咯吐脓痰，其味腥臭，壮热汗出
E. 咯吐浊唾陷涎沫，咳声不扬，气急喘

33. 苏子降气汤所适合的喘证的类型为（　　）。
A. 痰热郁肺　　B. 痰浊阻肺
C. 表寒里热　　D. 上盛下虚
E. 肝气乘肺

34. 以下不属于喘证直接病因的是（　　）。
A. 外邪侵袭　　B. 疫病邪毒
C. 情志所伤　　D. 饮食不当
E. 劳倦内伤

35. 喘证辨证时最宜首先辨别（　　）。
A. 寒热　　B. 表里
C. 阴阳　　D. 虚实
E. 外感内伤

36. 风寒袭肺喘证的首选方是（　　）。
A. 射干麻黄汤　　B. 小青龙汤
C. 麻杏石甘汤　　D. 麻黄汤
E. 以上均不是

37. 痰浊阻肺喘证的主证是（　　）。
A. 自汗恶风　　B. 咯痰爽利
C. 喘咳痰多而黏　　D. 胸痛烦闷
E. 脉濡苔白

38. 肺气虚耗之喘证的特征是（　　）。
A. 喘咳痰多　　B. 喘促气急
C. 动则气急　　D. 喘促短气
E. 息粗气憋

39. 喘证的发病机制主要为（　　）。
A. 心和肺　　B. 肺和肾
C. 肺和脾　　D. 肝和脾
E. 心和肾

40. 最早明确提出喘证虚实分类法的是（　　）。
A. 林骊琴　　B. 张景岳

C. 朱丹溪　　D. 刘河间

E. 叶天士

41. 肾虚不纳之喘证的呼吸特征为（　　）。

A. 胸盈仰息　　B. 喘咳气短

C. 呼吸急促　　D. 呼多吸少

E. 呼吸短促

42. 风寒袭肺喘证，表寒未解，里热又现，症见喘逆上气，息粗鼻煽，咯痰黏稠，伴恶寒发热，烦热口渴，有汗，苔薄白，中心黄，脉浮数。治疗宜选以下何方（　　）。

A. 大青龙汤　　B. 小青龙汤

C. 麻杏石甘汤　　D. 定喘汤

E. 麻黄汤

43. “三日疟”之病名最早由哪位医家明确提出（　　）。

A. 张景岳　　B. 韩善征

C. 朱丹溪　　D. 张仲景

E. 张山雷

44. 痢疾初起，用药当忌（　　）。

A. 疏散表邪之品　　B. 调气行血之品

C. 理气化滞之品　　D. 清热凉血之品

E. 收敛止泻之品

45. 以下不是湿热痢的主症的是（　　）。

A. 腹痛　　B. 里急后重

C. 下痢赤白相杂　　D. 神昏痉厥

E. 肛门灼热

46. 治疗寒湿痢者可用成药（　　）。

A. 知柏地黄丸　　B. 牛黄解毒丸

C. 藿香正气丸　　D. 龟鹿补肾丸

E. 补中益气丸

47. 以下哪项不是痢疾的必有症状（　　）。

A. 里急后重　　B. 腹痛

C. 下痢赤白脓血　　D. 肛门灼热

E. 痢下白冻

48. 以行血和调气治疗痢疾，常采用的药物为（　　）。

A. 川楝子、郁金、丹参　　B. 香附、乌药、蒲黄、五灵脂

C. 槟榔、木香、芍药、当归　　D. 香附、柴胡、桃仁、红花

E. 木香、川楝子、乳香、没药

49. 以下不是痢疾的治法的是（　　）。

A. 久痢宜涩
B. 初痢宜通
C. 湿盛则分利
D. 赤多重用血药
E. 白多重用气药

50. 痢疾初起，用药当忌（　　）。

A. 疏散表邪之品
B. 清热凉血之品
C. 收敛止泻之品
D. 理气化滞之品
E. 调气行血之品

51. 久痢顽固不愈，症见寒热错杂者，可服（　　）。

A. 开噤散
B. 桃花汤
C. 玉枢丹
D. 乌梅丸
E. 连理汤

52. 痢疾初起，兼风热表证、发热、头痛身重者，应解表清里，选用方药为（　　）。

A. 荆防败毒散
B. 麻杏石甘汤
C. 银翘散
D. 葛根芩连汤
E. 连理汤

53. 痢疾的病位在（　　）。

A. 胃
B. 肾
C. 脾
D. 肠
E. 肝

54. 以下是防疟综合措施中主要环节的是（　　）。

A. 采取预防用药
B. 隔离疟疾患者
C. 消毒
D. 消灭蚊虫
E. 增强体质

55. 治疗疟疾时，选加截疟药物，服药时间一般宜在疟发前（　　）。

A. 4 小时
B. 4 小时
C. 3 小时
D. 2 小时
E. 1 小时

56. 治疗疟疾的基本原则为（　　）。

A. 清热解毒
B. 祛邪化痰
C. 祛邪扶正
D. 祛邪截疟
E. 温化寒湿

57. 典型疟疾发作时血液涂片或骨髓片可找到（　　）。

A. 回归热的诊断
B. 黑热病的诊断

C. 细菌性肺炎
D. 疟原虫
E. 泌尿系感染

## 二、A2 型题

1. 头痛，身热，恶寒，无汗，面色少华，唇甲色淡，心悸，头晕，舌淡苔红，脉浮而细弱，证属（　　）。
A. 风寒感冒
B. 血虚感冒
C. 气虚感冒
D. 风热感冒
E. 阴虚感冒
2. 恶寒重，发热轻，无汗，头痛，口不渴，鼻塞，流清涕，咳嗽，痰清稀，证属（　　）。
A. 风燥感冒
B. 风热感冒
C. 风寒感冒
D. 暑湿感冒
E. 阳虚感冒
3. 患者，男，38 岁。平素精神抑郁，前日与人口角，即现呼吸喘促，咽中如室，胸腹胀满，伴心悸，失眠，苔黄腻，脉弦。其诊断为（　　）。
A. 气滞痰郁型郁证
B. 气郁伤肺型喘证
C. 肝气郁结型郁证
D. 梅核气
E. 以上均非
4. 患者，女，56 岁。有痢疾病史 3 年，现症见时痢时歇，缠绵经年，饮食减少，倦怠神疲，畏寒懒言，发作时便下赤白，里急后重。舌淡，苔腻，脉虚数。治疗应首选（　　）。
A. 附子理中汤
B. 连理汤
C. 胃苓汤
D. 黄连阿胶汤
E. 芍药汤

## 三、A3/A4 型题

（1~3 题共用题干）

患者，女，25 岁。恶寒甚，发热轻，自汗出，头身疼痛，鼻塞，咳嗽痰白，声低息短，倦怠乏力，舌质淡，苔白，脉浮无力。

1. 该病人的证候属于（　　）。
A. 风寒感冒
B. 暑湿感冒
C. 血虚感冒
D. 气虚感冒
E. 阴虚感冒
2. 其治法是（　　）。
A. 辛温解表
B. 化湿解表

C. 滋阴解表
D. 益气解表
E. 养血解表

3. 其治疗首选方是（　　）。
A. 麻黄附子细辛汤
B. 荆防败毒散
C. 参苏饮
D. 桂枝加附子汤
E. 桂枝汤

（4～6题共用题干）

患者，女，30岁。症见发热，咽痛，头痛，咳嗽，痰黄，口干欲饮，舌苔薄黄，舌边红，脉浮数。

4. 本病例辨证为（　　）。
A. 风寒入里化热
B. 暑湿感冒
C. 时行感冒
D. 温燥感冒
E. 风热感冒

5. 本病例治法为（　　）。
A. 清热化痰
B. 清暑祛湿解表
C. 清肺润燥
D. 辛凉解表，清热解毒
E. 清肺散表

6. 本病例代表方是（　　）。
A. 桑菊饮
B. 新加香薷饮
C. 沙参麦冬汤
D. 银翘散
E. 荆防败毒散

（7～9题共用题干）

患者，女，20岁。感冒6日，症见发热微恶风，头胀痛，干咳痰少，口、咽、唇、鼻干燥，苔薄，舌红少津，脉略数。

7. 本病例诊断为（　　）。
A. 感冒挟湿
B. 感冒挟暑
C. 表寒入里化热
D. 感冒化燥伤津
E. 风热感冒

8. 本病例的治法为（　　）。
A. 双解表里，清热解毒
B. 清暑祛湿解表
C. 辛凉解表，清肺润燥
D. 辛温解表，化痰止咳
E. 养阴止咳润肺

9. 本病例所用方药为（　　）。
A. 桑菊饮合小柴胡汤
B. 银翘散加香薷、厚朴、杏仁
C. 银翘散加沙参、天花粉、梨皮
D. 大青龙汤合麻杏甘石汤
E. 新加香薷饮加银花

（10~12 题共用题干）

患者，女，47 岁。近 10 天来往来寒热，三日一发，热少寒多，伴胸闷、神疲倦怠，口不渴，舌苔白腻，脉弦。

10. 此患者应辨为（　　）。
A. 正疟
B. 温疟
C. 冷瘴
D. 热瘴
E. 寒疟

11. 治疗以下何者为宜（　　）。
A. 祛邪截疟，和解表里
B. 清热解表，和解祛邪
C. 解毒祛瘴，芳化湿浊
D. 和解表里，温阳祛邪
E. 益气养血，扶正祛邪

12. 最佳治疗方剂为（　　）。
A. 白虎加桂枝汤
B. 加味不换金正气散
C. 何人饮
D. 清瘴汤
E. 柴胡桂枝干姜汤合截疟七宝饮

（13~15 题共用题干）

患者，女，27 岁。患者发热轻，恶寒重，头痛，鼻咽干燥，干咳少痰，无汗，不甚渴饮，舌苔薄白少津，脉浮。

13. 该病人的证候属于（　　）。
A. 风寒感冒
B. 风热感冒
C. 阴虚感冒
D. 暑湿感冒
E. 风燥感冒

14. 其治法是（　　）。
A. 辛温解表
B. 滋阴解表
C. 辛凉解表
D. 润燥疏表
E. 化湿解表

15. 其治疗首选方是（　　）。
A. 桑杏汤
B. 杏苏散

C. 桑菊饮　　D. 银翘散
E. 加减葳蕤汤

（16~18 题共用题干）

患者，女，20 岁。一天前运动后吹空调，出现恶寒，发热，无汗，流大量清涕，咳嗽，头痛，四肢酸痛，周身不适，咯吐白稀痰，舌苔薄白润，脉浮紧。

16. 根据患者上述临床表现，中医可辨证为（　　）。
A. 寒湿痹证　　B. 风寒头痛
C. 风寒咳嗽　　D. 风寒感冒
E. 寒湿感冒

17. 根据患者临床表现及辨证类型，以下哪项为针对本病及本证型的主要治疗原则（　　）。
A. 清暑解表　　B. 辛凉解表
C. 辛温解表　　D. 益气解表
E. 滋阴解表

18. 若患者兼见身楚倦怠、咳痰无力、舌淡苔白、脉浮无力，根据中医辨证应选用以下哪种方剂治疗最为恰当（　　）。
A. 桂枝汤加减　　B. 芎芷石膏汤加减
C. 银翘散加减　　D. 参苏饮加减
E. 再造散加减

（19~21 题共用题干）

患者，女，45 岁。感冒 5 日未解，现气喘，症形寒，身热咳嗽，胸胀痛，烦闷，息粗，鼻煽，烦闷口渴，吐痰稠黏，咳而不爽，舌尖边红，苔黄白兼现，脉滑数。

19. 本病诊断为（　　）。
A. 肺痿　　B. 喘证
C. 感冒　　D. 肺胀
E. 哮病

20. 本病例符合的证型为（　　）。
A. 肺气郁痹证　　B. 痰浊阻肺证
C. 表寒肺热证　　D. 风寒壅肺证
E. 痰热郁肺证

21. 本病例应选方（　　）。
A. 二陈汤　　B. 三子养亲汤
C. 五磨饮子　　D. 麻杏甘石汤
E. 桑白皮汤

（22~25 题共用题干）

患者，男，59 岁。患喘证 15 年，冬令发作加重，平素微喘而咳。近日因气候寒冷，咳喘加重，动则喘甚，痰多黏稠色白，喉中略有痰鸣，面色青晦，心慌，畏寒，足冷，形萎神疲，舌淡暗，苔薄白而滑，脉沉弱。

22. 本病例属喘证哪个证型（　　）。

A. 表寒肺热证　　B. 风寒壅肺证

C. 正虚喘脱证　　D. 肺气虚耗证

E. 肾虚不纳证

23. 本病例的证机概要为（　　）。

A. 风寒侵肺，肺气不宣　　B. 肺肾两虚，气失摄纳

C. 肺郁气逆，肺气不降　　D. 痰浊壅肺，肺失肃降

E. 肺气亏虚，气失所主

24. 本病例治法是（　　）。

A. 宣肺散寒　　B. 开郁降气平喘

C. 补肺益气　　D. 补肾纳气

E. 祛痰平喘

25. 本病例的基础方是（　　）。

A. 二陈汤合三子养亲汤　　B. 生脉散合补肺汤

C. 金匮肾气丸合参蛤散　　D. 麻杏甘石汤

E. 五磨饮子

（26~29 题共用题干）

患者，男，43 岁。下痢 3 天，现有发热恶寒，头身重痛，下痢赤白黏冻，腹痛，里急后重，肛门灼热，小便短赤。舌红苔黄腻，脉滑数。

26. 根据患者上述临床特征，本病应考虑痢疾，针对本病的治疗，以下方剂中应首选（　　）。

A. 藿香正气散　　B. 芍药汤

C. 白头翁汤　　D. 荆防败毒散

E. 以上都不是

27. 经治疗发热恶寒、头身重痛消失，仍有下痢赤白黏冻，腹痛，里急后重，肛门灼热，小便短赤。舌红苔黄腻，脉滑数。此时宜选用（　　）。

A. 葛根芩连汤　　B. 芍药汤加减

C. 连理汤　　D. 白头翁汤加减

E. 以上都不是

28. 如果见身热汗出，脉象急促，主方应改用（　　）。
A. 藿香正气散　　B. 荆防败毒散
C. 葛根芩连汤　　D. 参苓白术散
E. 半夏泻心汤
29. 如果表证已减，痢犹未止，可加用何方以调气清热（　　）。
A. 香连丸　　B. 枳术丸
C. 连理汤　　D. 左金丸
E. 以上都不是

（30~32 题共用题干）

患者，男，30 岁。初秋患痢，症见下痢，赤多白少，高热，腹痛较甚，里急后重，口渴饮冷，舌红苔黄，脉滑数。
30. 根据患者以上临床特征，此患者中医辨证应属于（　　）。
A. 疫毒痢　　B. 噤口痢
C. 寒湿痢　　D. 湿热痢
E. 以上都不是
31. 以下治法中哪项是针对上述疾病特点而设（　　）。
A. 清热除湿，健脾和中　　B. 清热除湿，凉血解毒
C. 消食导滞，调和脾胃　　D. 清热和中，化湿止泻
E. 以上都不是
32. 以下方剂中哪项最为适合上述病证的治疗（　　）。
A. 芍药汤加减　　B. 葛根芩连汤加减
C. 连理汤加减　　D. 白头翁汤加减
E. 胃苓汤加减

（33~37 题共用题干）

患者，女，33 岁。患者昨日受凉后出现恶寒发热，今日腹痛，泻下赤白脓血便，肛门灼热。腹痛剧，小便短赤，里急后重，苔黄腻，脉滑。
33. 本患者诊断为（　　）。
A. 泄泻湿热型　　B. 痢疾湿热型
C. 泄泻寒湿型　　D. 泄泻伤食型
E. 痢疾寒湿型
34. 应以何方为基础治疗（　　）。
A. 葛根芩连汤　　B. 芍药汤

C. 白头翁汤合之芍药汤　　D. 不换金正气散
E. 白头翁汤

35. 如果病人痢下赤多白少，口渴喜冷饮，应（　　）。
A. 加丹皮、赤芍、生地　　B. 加地榆、丹皮、苦参
C. 去当归，加茯苓、苍术、厚朴等　　D. 加莱菔子、神曲、山楂等
E. 加白头翁、秦皮、黄柏

36. 如果病人痢下鲜红，应（　　）。
A. 加藿香、半夏　　B. 加生地、麦冬
C. 加生脉散　　D. 加地榆、丹皮、苦参
E. 改用十灰散

37. 如果病人痢下白多赤少，苔白腻，则宜（　　）。
A. 加地榆、丹皮、苦参等　　B. 加附子、肉桂
C. 去当归，加茯苓、苍术、厚朴等　　D. 加陈皮、半夏
E. 加白头翁、秦皮、黄柏

（38~42 题共用题干）

患者，女，49 岁。下痢十余日，症见泻下黏冻，腹痛拘急，里急后重，脘腹胀满，头身困重，苔白腻，脉濡缓。

38. 其应辨证为（　　）。
A. 噤口痢　　B. 阴虚痢
C. 寒湿痢　　D. 虚寒痢
E. 休息痢

39. 治法为（　　）。
A. 温中清肠，调气化滞　　B. 养阴和营，清肠化湿
C. 清肠化湿，调气和血　　D. 温中燥湿，调气和血
E. 温补脾肾，收涩固脱

40. 首选的方剂为（　　）。
A. 葛根芩连汤加减　　B. 连理汤加减
C. 白头翁汤加减　　D. 不换金正气散加减
E. 芍药汤加减

41. 如果下白痢如胶冻、里急后重较重者，应（　　）。
A. 加生地、丹皮　　B. 加黄连、黄柏
C. 加用生脉散　　D. 改用白头翁汤
E. 改用胃苓汤

42. 如果腹痛、下痢滞而不爽，应加（　　）。
A. 枳壳、木香
B. 藿香、佩兰
C. 大黄、槟榔
D. 神曲、麦芽
E. 大黄、芒硝

（43~46 题共用题干）

患者，男，28 岁。突然壮热口渴，头痛烦躁，恶心呕吐，继之剧烈腹痛，泻下鲜紫脓血，里急后重。苔黄燥，舌红绛，脉滑数。

43. 患者诊断为（　　）。
A. 湿热泄泻
B. 噤口痢
C. 疫毒痢
D. 寒湿痢
E. 虚寒痢

44. 宜用（　　）。
A. 开噤汤
B. 芍药汤加减
C. 葛根芩连汤加减
D. 连理汤
E. 白头翁汤合芍药汤加减

45. 如果病人出现痉厥抽搐，可加（　　）。
A. 天麻、钩藤、全蝎
B. 地榆、苦参、丹皮
C. 龙骨、牡蛎
D. 羚羊角、钩藤、石决明
E. 犀角地黄汤

46. 如果病人出现面色苍白、汗出、四肢逆冷、脉微欲绝，宜用（　　）。
A. 加党参、黄芪、附子
B. 服安宫牛黄丸
C. 加羚羊角、钩藤、石决明
D. 急服参附汤，加用参脉注射液
E. 服紫雪丹

（47~50 题共用题干）

患者，男，29 岁。寒战发热 5 天，每发前先有哈欠乏力，继则寒战鼓颔，寒罢则内外皆热，头痛面赤，口渴引饮，终则周身汗出，热退身凉，每日或间日一次，寒热休作有时，舌红苔薄白，脉弦。

47. 其诊断为（　　）。
A. 外感风热
B. 疟疾（正疟）
C. 风温
D. 中暑
E. 淋证

48. 其治法为（　　）。
A. 疏风清热
B. 清热解毒

C. 清热利湿通淋　　D. 清暑益气

E. 祛邪截疟，和解表里

49. 其选方为（　　）。

A. 银翘散　　B. 消温败毒饮

C. 八正散　　D. 清暑益气汤

E. 柴胡截疟饮

50. 如果患者烦渴欲饮，可加（　　）。

A. 芦根、杏仁　　B. 沙参、麦冬

C. 天冬、知母　　D. 生地、石斛

E. 石膏、花粉

（51~54 题共用题干）

患者，男，55 岁。发热寒战，每日中年发作，发时热多寒少，口渴饮冷，便秘尿赤，头痛，汗出不畅，舌质红，苔黄，脉弦。

51. 此患者应诊断为（　　）。

A. 正疟　　B. 温疟

C. 劳疟　　D. 疟母

E. 寒疟

52. 如果出现胸中烦闷不舒、气短、汗出较多，无周身酸痛，可选用何方治疗（　　）。

A. 白虎加桂枝汤加减　　B. 截疟七宝饮

C. 清瘴汤加减　　D. 白虎加人参汤加减

E. 何人饮

53. 如果疟疾日久，患者倦怠乏力，短气懒言，形体消瘦，面色萎黄，遇劳则发疟疾，舌质淡，苔白，脉细弱，此为（　　）。

A. 正疟　　B. 疟母

C. 劳疟　　D. 温疟

E. 寒疟

54. 如果久疟不愈，气机郁滞，血行不畅，瘀血痰浊，结于左胁之下，形成痞块，此时治疗当选何方为宜（　　）。

A. 八珍汤　　B. 清瘴汤

C. 何人饮　　D. 鳖甲煎丸

E. 以上均非

## 四、B 型题

（1~3 题共用备选答案）

A. 银翘散

B. 荆防败毒散

C. 新加香薷饮

D. 葱白七味饮

E. 加减葳蕤汤

1. 风寒感冒的首选方是（　　）。
2. 风热感冒的首选方是（　　）。
3. 血虚感冒的首选方是（　　）。

（4~6 题共用备选答案）

A. 二陈汤合三子养亲汤

B. 麻黄汤

C. 金匮肾气丸

D. 定喘汤

E. 桑白皮汤

4. 风寒袭肺喘证宜选用（　　）。
5. 痰浊阻肺喘证宜选用（　　）。
6. 痰热郁肺喘证宜选用（　　）。

## 五、X 型题

1. 实证感冒的证型（　　）。

A. 风寒证

B. 风热证

C. 暑湿证

D. 寒湿证

E. 秋燥证

2. 感冒暑湿证的主证有（　　）。

A. 夏令发热，汗出热不解

B. 鼻塞流浊涕，咳嗽痰黏

C. 无汗头痛，肢节酸痛

D. 苔黄腻，脉濡数

E. 胸闷心烦，小便短赤

3. 体虚感冒的主要证型有（　　）。

A. 阴虚感冒

B. 血虚感冒

C. 秋燥感冒

D. 阳虚感冒

E. 气虚感冒

4. 感冒的病因有（　　）。

A. 外感六淫

B. 情志不畅

C. 过食寒凉　　D. 时行疫毒
E. 正气虚弱

5. 时行感冒的临床特点是（　　）。
A. 恶寒、高热　　B. 汗出病解
C. 突然起病　　D. 流行性
E. 传染性

6. 风寒感冒的主症有（　　）。
A. 恶寒重，发热轻　　B. 无汗，骨节酸痛
C. 鼻塞，时流清涕　　D. 咳痰色黄，量多
E. 舌苔薄白，脉浮紧

7. 喘证迁延不愈，累及于肾，其病机则呈现（　　）。
A. 肾失摄纳　　B. 肺气亏虚
C. 肾阳亏虚　　D. 水凌心肺
E. 痰瘀伏肺

8. 虚喘的特征表现为（　　）。
A. 病势徐缓　　B. 呼吸短促难续
C. 气怯声低　　D. 病势多急
E. 深吸为快

9. 喘证的预防，平时应（　　）。
A. 调情志　　B. 少食黏腻辛热刺激之品
C. 节饮食　　D. 适寒温
E. 慎风寒

10. 喘证的临床表现为（　　）。
A. 气息急促　　B. 呼吸困难
C. 喉间痰鸣　　D. 鼻翼煽动
E. 难以平卧

11. 喘证的病因包括（　　）。
A. 外邪侵袭　　B. 饮食不当
C. 情志所伤　　D. 他病转化
E. 劳欲久病

12. 喘证的治疗，以下哪些正确（　　）。
A. 表寒里热证用麻杏甘石汤　　B. 痰热壅肺证用桑白皮汤
C. 喘脱用参附汤送服黑锡丹　　D. 肾气虚证用六味地黄丸加味
E. 肺气虚证用四君子汤加味

13. 实喘的特征表现（　　）。
A. 呼吸深长有余
B. 呼出为快
C. 气粗声高
D. 脉数有力
E. 痰鸣喘嗽

14. 喘脱的表现为（　　）。
A. 喘促持续不解
B. 烦躁不安
C. 面唇青紫
D. 脉浮大而洪数
E. 肢冷，汗出如珠

15. 以下哪些症状属于肺气郁痹喘证（　　）。
A. 自汗畏风
B. 寒热身痛
C. 胸闷胸痛
D. 喉中痰鸣不著
E. 咽中如窒

16. 喘证虚实夹杂的治疗原则是（　　）。
A. 攻补兼施
B. 分清主次
C. 以祛邪为主
D. 以补虚为要
E. 权衡标本

17. 喘证严重者的表现有（　　）。
A. 脉大无根
B. 面青唇紫
C. 烦躁不安
D. 喘促持续不解
E. 肢冷汗出如珠

18. 诊断喘证在病史方面多有（　　）。
A. 慢性咳嗽
B. 肺痨
C. 哮病
D. 暴饮暴食
E. 心悸

19. 喘证的临床特点有（　　）。
A. 呼吸困难
B. 鼻翼煽动
C. 张口抬肩
D. 喉中哮鸣声
E. 不能平卧

20. 芍药汤治疗痢疾，其治法体现了（　　）。
A. 调气行血
B. 温化寒湿
C. 收涩固脱
D. 养阴清肠
E. 清热解毒

21. 休息痢形成的原因包括（　　）。
A. 外感寒凉，内伤生冷
B. 痢疾迁延，正虚邪恋

C. 治疗不当，收涩太早
D. 疫毒弥漫，气血阻滞
E. 湿热不清，伤及阴血

22. 痢疾的主症包括（　　）。
A. 腹痛
B. 大便质稀
C. 大便次数增多
D. 里急后重
E. 下痢赤白脓血

23. 疫毒痢热入心营的主要见症是（　　）。
A. 神昏谵语
B. 痉厥抽搐
C. 舌质红绛
D. 脉微欲绝
E. 舌苔黄糙

24. 痢疾的发病机制主要为（　　）。
A. 邪滞肠中与血气相搏
B. 肠道传导失司，脉络受伤
C. 脾胃虚弱，湿邪壅滞
D. 清浊不分，混杂而下
E. 气血壅滞，化为脓血

25. 刘河间论治痢疾成为治疗的主要原则之一为（　　）。
A. 清热导痢，则痢自愈
B. 在中焦者，治宜分利
C. 在下焦者，宜调理真阴
D. 调气则后重自除
E. 行血则便脓自愈

26. 痢疾的发病特点有（　　）。
A. 外受湿热、疫毒之气
B. 多发生于夏秋季节
C. 腹痛，里急后重
D. 痢下赤白脓血
E. 多有传染性

27. 与疟疾的诱发有关的因素有（　　）。
A. 外感寒湿
B. 肝气郁结
C. 暑湿
D. 饮食劳倦
E. 房劳过度

28. 临床治疗寒疟的选方是（　　）。
A. 何人饮
B. 柴胡桂枝干姜汤
C. 截疟七宝饮
D. 柴胡截疟饮
E. 白虎加桂枝汤

29. 属正疟的选方的是（　　）。
A. 柴胡截疟饮
B. 白虎加人参汤
C. 何人饮
D. 截疟七宝饮
E. 清瘴汤

30. 常用于湿热中阻型湿阻的方剂有（　　）。

A. 藿香正气散　　B. 平胃散

C. 王氏连朴饮　　D. 甘露消毒丹

E. 胃苓汤

## 六、案例分析题

（1~7 题共用题干）

患者，女，47 岁。因“气喘胸闷痰多 1 周”就诊。自述 6 天前由于受凉而咳嗽气喘吐痰，经西药治疗，虽咳嗽稍减，但呼吸困难逐渐加重，甚则胸闷如窒，张口抬肩。现症：喘促气急，胸盈仰息，咳嗽吐痰，痰黏稠量多色白，咯吐不利，食少纳呆，时有恶心，口黏不渴，苔白厚腻，脉滑。

1. 该患者应该考虑为何证（　　）。

A. 喘证，实喘，肝气乘肺证　　B. 喘证，实喘，痰热遏肺证

C. 喘证，实喘，水凌心肺证　　D. 喘证，虚喘，喘脱证

E. 喘证，实喘，痰浊阻肺证

2. 此时，该患者的治法应为（　　）。

A. 散寒宣肺　　B. 清泻痰热

C. 补肾纳气　　D. 温阳利水，泻雍平喘

E. 化痰降逆

3. 此时辨证治疗该患者当以以下何方为主方加减化裁（　　）。

A. 麻黄汤　　B. 参附汤合黑锡丹

C. 补肺汤合玉屏风散　　D. 金匮肾气丸合参蛤散

E. 真武汤合葶苈大枣泻肺汤　　F. 桑白皮汤

G. 二陈汤合三子养亲汤

4. 此时，该病人当属症候为（　　）。提示：该患者气喘因失治误治，迁延未愈，现症见喘促短气，言语无力，咳声低弱，自汗畏风，咽喉不利，口干面红，舌质淡红，脉象细弱。

A. 肺阴亏虚之喘证　　B. 肺脾气虚之喘证

C. 脾肾两虚之喘证　　D. 肺肾阴亏之喘证

E. 肺气阴两虚之喘证

5. 肺病时，按压有压痛的穴位为（　　）。

A. 足三里　　B. 中府

C. 上巨虚　　D. 肺俞

E. 期门

6. 维持呼吸功能正常的重要环节是（　　）。

A. 心主血脉的生理功能　　B. 肾主蒸腾气化功能

C. 肝主疏泄的生理功能　　D. 肝藏血功能
E. 脾主运化的生理功能　　F. 肾主闭藏的生理功能

7. 如果患者喘促持续不解，渐而加剧，张口抬肩，鼻煽气促，不能平卧，面青唇紫，心悸烦躁，肢冷汗出，脉浮大无根者，其病机是（　　）。
A. 肺虚及肾，痰浊壅盛　　B. 肾气亏损，痰气壅肺
C. 肺气欲竭，心肾阳衰　　D. 阳虚水泛，上凌心肺
E. 肺肾两虚，气失摄纳

（8~14 题共用题干）

患者，男，56 岁。5 周前外地出差归来后，出现左下腹疼痛，腹泻，黏液脓血便，里急后重，肛门灼热，自服用黄连素后，症状反复。今日病情突然急剧加重，神志昏蒙，高热，四肢厥冷，体温持续 39.1℃，大便失禁，痢下鲜紫脓血，呕吐，舌质红绛，脉微欲绝。

8. 该病人应考虑为何病证（　　）。
A. 湿热痢　　B. 阴虚痢
C. 痢疾，热盛伤阴　　D. 噤口痢，疫毒内盛
E. 疫毒痢，热入心营

9. 该病人此时的治法应为（　　）。
A. 清热解毒，凉血化瘀　　B. 清热解毒，调气行血
C. 清热化湿，芳香开窍　　D. 清热解毒，和胃降逆
E. 清热解毒，凉血开窍

10. 现病人病情危重，可用于急救的药物有（　　）。
A. 神犀丹　　B. 至宝丹
C. 安宫牛黄丸　　D. 紫雪丹
E. 参附注射液　　F. 苏合香丸

11. 目前该病人可采用哪个方药加减治之（　　）。
A. 白头翁汤合神犀丹　　B. 芍药汤合白头翁汤
C. 参附汤　　D. 黄连解毒汤
E. 生脉散　　F. 白头翁汤合犀角地黄汤

12. 此时应急用以下哪几种方药？（　　）。提示：如果下痢无度，饮食不进，面色苍白，尿少，汗出，肢冷脉微。
A. 清开灵注射液　　B. 参附汤
C. 独参汤　　D. 安宫牛黄丸
E. 生脉注射液　　F. 苏合香丸

13. 病人此时的治法应为哪种？（　　）。提示：患者经治疗后，病情好转出院，但时有腹

胀、纳少，每遇饮食不当和劳累时，大便时有黏液，舌质淡，脉濡软。

A. 温阳祛寒，益气健脾　B. 清热化湿，调气行血
C. 温补脾肾，收涩固脱　D. 补中益气，健脾升阳
E. 温中清肠，调气化滞

14. 痢疾流行时，有哪些防护措施（　　）。

A. 注意饮食卫生　B. 适当体育锻炼
C. 马齿苋、绿豆，煮汤常服　D. 隔离和治疗病人
E. 食用生大蒜　F. 顺应气候变化，注意增减衣服

（15~20 题共用题干）

患者，女，57 岁。突发高热 1 天，腹痛剧烈，大便纯为鲜紫脓血，里急后重感明显，头痛，口渴，烦躁，舌质红绛，苔黄燥，脉滑数。

15. 该患者应诊断为何病证（　　）。

A. 腹痛湿热壅滞证　B. 肠痈热毒炽盛证
C. 湿热痢　D. 疫毒痢
E. 腹痛阳明腑实证　F. 肠痈湿热内蕴证

16. 该患者在辨为疫毒痢时，应抓住哪些主症（　　）。

A. 突发高热 1 天　B. 脉滑数
C. 大便纯为鲜紫脓血　D. 烦躁
E. 舌质红绛，苔黄燥　F. 腹痛剧烈

17. 该患者此时的治法应为（　　）。

A. 清热解毒　B. 凉血止痢
C. 分利小便　D. 解表清里
E. 兼以收涩　F. 顾护胃气

18. 目前该患者可采用什么方药加减治之（　　）。

A. 芍药汤　B. 葛根芩连汤
C. 驻车丸　D. 连理汤
E. 桃花汤　F. 白头翁汤

19. 此时的治疗可合用什么方药加减（　　）。

A. 甘露消毒丹　B. 葛根芩连汤
C. 仙方活命饮　D. 犀角地黄汤
E. 清营汤　F. 活人败毒散

20. 现患者病情危重，可用于急救的药物有（　　）。

A. 醒脑静注射液　B. 高丽参注射液

C. 安宫牛黄丸　　D. 紫雪丹
E. 至宝丹　　F. 生脉注射液

# 参考答案

## 一、A1 型题

1. E　2. B　3. A　4. E　5. E　6. E　7. C　8. D　9. D　10. B
11. E　12. D　13. E　14. B　15. C　16. D　17. E　18. B　19. B　20. D
21. B　22. E　23. E　24. C　25. D　26. C　27. E　28. C　29. D　30. C
31. D　32. C　33. D　34. B　35. D　36. D　37. C　38. D　39. B　40. B
41. D　42. C　43. B　44. E　45. D　46. C　47. D　48. C　49. C　50. C
51. D　52. D　53. D　54. D　55. D　56. D　57. D

## 二、A2 型题

1. B　2. C　3. B　4. B

## 三、A3/A4 型题

1. D　2. D　3. C　4. E　5. D　6. D　7. D　8. C　9. C　10. E
11. D　12. E　13. E　14. D　15. B　16. D　17. C　18. D　19. B　20. C
21. D　22. E　23. B　24. D　25. C　26. D　27. B　28. C　29. A　30. D
31. B　32. D　33. B　34. B　35. E　36. D　37. C　38. C　39. D　40. D
41. E　42. C　43. C　44. E　45. D　46. D　47. B　48. E　49. E　50. E
51. B　52. D　53. C　54. D

## 四、B 型题

1. B　2. A　3. D　4. B　5. A　6. E

## 五、X 型题

1. ABCDE　2. ABE　3. ABDE　4. ADE　5. ACDE
6. ABCE　7. AE　8. ABCE　9. ABCDE　10. ABDE
11. ABCE　12. ABC　13. ABCDE　14. ABCDE　15. CDE
16. BE　17. ABCDE　18. ABCE　19. ABCE　20. AE
21. BC　22. ACDE　23. ABCE　24. ABE　25. DE
26. BCDE　27. ACD　28. BC　29. AD　30. CD

## 六、案例分析题

1. E　2. E　3. G　4. E　5. D

| | | | | |
|---|---|---|---|---|
| 6. ACF | 7. C | 8. E | 9. E | 10. ABCD |
| 11. AF | 12. BCE | 13. E | 14. ACDE | 15. D |
| 16. ACDEF | 17. ABF | 18. AF | 19. DE | 20. ACDE |

# 第三章　肺病证

## 一、A1 型题

1. “诸风掉眩，皆属于肝”出自（　　）。

A. 《金匮要略》　　B. 《灵枢》

C. 《素问》　　D. 《医学正传》

E. 《景岳全书》

2. 肺痈的主要表现有（　　）。

A. 盗汗　　B. 胸痛

C. 多在 1 周内身热下降　　D. 咯吐脓血痰

E. 咳嗽

3. 内伤咳嗽的病理因素主要为（　　）。

A. 湿与热　　B. 饮与热

C. 湿与燥　　D. 痰与寒

E. 痰与火

4. 肺痨以咳血、咯血为主症者，方选（　　）。

A. 十灰散　　B. 六味地黄丸

C. 白及枇杷丸　　D. 归脾汤

E. 百合固金汤

5. 内伤咳嗽忌用何法（　　）。

A. 燥湿化痰法　　B. 宣肺散邪法

C. 清热泻火法　　D. 化痰止咳法

E. 滋阴润肺法

6. 肺癌 5 年生存率为（　　）。

A. 8%~13%　　B. 6%~10%

C. 5%~10%　　D. 13%~17%

E. 15% 以上

7. 哮病的主要临床特点是（　　）。

A. 气急喘促，咯吐脓血　　B. 咳嗽气急，张口抬肩

C. 气急喘促，咯吐浊唾　　D. 呼吸困难，气喘发憋
E. 喉间痰鸣，呼吸急促

8. 肺痨的外在致病因素是（　　）。
A. 燥邪　　B. 瘀血
C. 痰浊　　D. 痨虫
E. 水饮

9. 最早将咳嗽分为外感、内伤的著作是（　　）。
A.《证治准绳》　　B.《河间六书》
C.《医学入门》　　D.《景岳全书》
E.《脾胃论》

10. 以下哪项不是虚劳与肺痨的鉴别要点（　　）。
A. 致病原因及病理特点　　B. 病位所在
C. 是否具有传染性　　D. 病程长短
E. 主要临床表现

11. 患者干咳，咽燥，咯血，身热，盗汗，面色潮红，治宜（　　）。
A. 益气温阳　　B. 滋补肾阴
C. 养阴润肺　　D. 滋阴养血
E. 以上皆不是

12. 咳嗽的病理因素关键在于（　　）。
A. 外邪犯肺　　B. 肺脏功能失调
C. 肝火犯肺　　D. 痰浊犯肺
E. 水寒射肺

13. 以下成痈期肺痈的主症中，错误的是（　　）。
A. 胸部疼痛　　B. 寒战壮热
C. 咳嗽气急　　D. 舌苔黄腻，脉滑数
E. 咯吐脓血腥臭

14. 以下外邪不至于导致咳嗽的是（　　）。
A. 风　　B. 寒
C. 热　　D. 燥
E. 暑

15. 肺痨伴脾虚泄泻者，方选（　　）。
A. 白头翁汤　　B. 葛根芩连汤
C. 参苓白术散　　D. 痛泻要方
E. 归脾汤

16. 哮病发作期的病因病理关键是（　　）。
A. 宿痰内伏于肺　　B. 外邪侵袭，触动伏痰
C. 脏腑虚弱，气失所主　　D. 邪客于肺，气道不利
E. 痰气相击，气道被阻

17. 肺癌的标实以什么为多见（　　）。
A. 痰浊、瘀血、风毒　　B. 湿热蕴结、瘀血内阻
C. 湿热、瘀毒　　D. 气阻、瘀血、痰浊
E. 气滞、热毒

18. “实喘者有邪，邪气实也；虚喘者无邪，元气虚也”一语出自（　　）。
A. 《金匮要略》　　B. 《类证治裁》
C. 《丹溪心法》　　D. 《景岳全书》
E. 《医门法律》

19. 肺痈的病名首见于（　　）。
A. 《内经》　　B. 《难经》
C. 《诸病源候论》　　D. 《伤寒论》
E. 《金匮要略》

20. 关于哮病的治疗，古代医学家中谁提出“未发以扶正为主，既发以攻邪气为急”的原则（　　）。
A. 张仲景　　B. 朱丹溪
C. 李东垣　　D. 张景岳
E. 张子和

21. 风寒袭肺和痰湿蕴肺证咳声的共同点是（　　）。
A. 连声　　B. 低微
C. 嘶哑　　D. 声重
E. 洪亮

22. 治疗寒哮的主方是（　　）。
A. 小青龙汤　　B. 三子养亲汤
C. 定喘汤　　D. 射干麻黄汤
E. 苏子降气汤

23. “喘由外感者治肺，喘由内伤者治肾”一语出自（　　）。
A. 《金匮要略》　　B. 《景岳全书》
C. 《丹溪心法》　　D. 《医门法律》
E. 《类证治裁》

24. 热哮的主症不包括（　　）。
A. 气粗息涌　　B. 喉中痰鸣如吼

C. 胸高胁胀　　D. 舌质紫暗，苔厚浊
E. 口渴喜饮

25. 以下为哮病辨证要点的是（　　）。
A. 辨证候虚实，辨气滞、血瘀，辨痰性质
B. 辨已发未发，辨证候虚实，辨气滞、血瘀
C. 辨已发未发，辨证候虚实，辨痰性质
D. 辨已发未发，辨痰性质，辨气滞、血瘀
E. 辨病因，辨已发未发，辨证候虚实

26. 以下脏腑中哪项与咳嗽关系不大（　　）。
A. 脾　　B. 肝
C. 心　　D. 肺
E. 肾

27. 肺痈成痈期的病理是（　　）。
A. 肉腐血败　　B. 热伤肺气
C. 热壅血瘀　　D. 热毒留恋
E. 以上都不是

28. 肺痈之溃脓期，治疗方法应选用（　　）。
A. 清肺、化痰、排脓　　B. 排脓、解毒
C. 清热、解毒、排脓　　D. 清热、解表、排脓
E. 以上都不是

29. 肺痈一般分为四期论治，以下何者不属四期之列（　　）。
A. 初期　　B. 成痈期
C. 恢复期　　D. 溃脓期
E. 消散期

30. 肺痈溃脓期治疗主方是（　　）。
A. 苇茎汤　　B. 如意解毒散
C. 桔梗杏仁煎　　D. 桔梗白散
E. 加味桔梗汤

31. 外感咳嗽属于以下哪项（　　）。
A. 邪实正虚　　B. 正气虚弱
C. 邪实正不虚　　D. 邪实
E. 邪不实正虚

32. 咳嗽之痰白带血者，证属（　　）。
A. 风寒　　B. 虚寒

C. 风燥　　D. 风热
E. 肝火

33. 虚喘主要责之于（　　）。
A. 肺、脾　　B. 脾、肾
C. 心、肺　　D. 肺、肾
E. 心、肾

34. 以下特点属于实喘的是（　　）。
A. 呼吸短促难续　　B. 病势徐缓
C. 气怯声低　　D. 呼出为快
E. 脉象微弱

35. 以下哪一项不是肺痨的主症（　　）。
A. 咳嗽　　B. 胸闷胁胀
C. 盗汗　　D. 咳血
E. 潮热

36. 以下哪脏为产生痰湿的根源（　　）。
A. 脾　　B. 肝
C. 心　　D. 肺
E. 肾

37. 内伤咳久之纯虚无邪时可用何法治疗（　　）。
A. 祛邪　　B. 扶正
C. 收涩　　D. 敛降
E. 宣散

38. 肺痨的病理性质是（　　）。
A. 气虚　　B. 血虚
C. 气滞　　D. 阳虚
E. 阴虚

39. 治疗阴阳两虚型肺痨的主方为（　　）。
A. 月华丸　　B. 百合固金汤
C. 生脉散　　D. 保真汤
E. 补天大造丸

40. 以下哪项不属于肺气的通道（　　）。
A. 口　　B. 皮毛
C. 肌腠　　D. 鼻
E. 咽喉

41. 以下哪项不是肺胀的常见标实（　　）。
A. 风寒　　B. 风热
C. 水饮　　D. 痰浊
E. 疫毒

42. 以下哪项不是虚喘的特征（　　）。
A. 呼吸短促难续，吸入为快　　B. 咯吐脓痰
C. 脉微弱或浮大中空　　D. 气怯声低
E. 病情时轻时重

43. 肺痈一病，首见于（　　）。
A.《内经》　　B.《伤寒论》
C.《景岳全书》　　D.《丹溪心法》
E.《金匮要略》

44. 记载“肺胀而咳，或左或右不得眠，此痰挟瘀血碍气而病”者，是哪一书（　　）。
A.《灵枢·胀病》　　B.《金匮要略·肺痿肺痈咳嗽上气病》
C.《金匮要略·痰饮咳嗽病》　　D.《丹溪心法·咳嗽》
E.《诸病源候论·咳逆短气候》

45. 以下哪项不是肺胀危重时的临床表现（　　）。
A. 心慌动悸　　B. 咯吐脓血
C. 肢体浮肿　　D. 面唇紫绀
E. 嗜睡昏迷

46. 干咳少痰，口鼻咽干燥，无汗，口渴，兼见发热恶寒，证属（　　）。
A. 风寒咳嗽　　B. 风热咳嗽
C. 肝火犯肺　　D. 阴虚咳嗽
E. 风燥咳嗽

47. 肺胀的病理因素，主要责之于（　　）。
A. 肺肾两虚，气失摄纳
B. 心肾阳虚，水气凌心
C. 痰气交阻，伤及肺、脾、肾，本虚标实
D. 痰浊水饮与血瘀互为影响，兼见同病
E. 阴盛阳微，本虚标实

48. 肺胀后期的病理特点是（　　）。
A. 痰浊为主　　B. 痰瘀并重
C. 兼见气滞　　D. 痰瘀壅盛，正气虚衰
E. 兼见水饮

49. 以下哪项不是实喘的特征（　　）。
A. 呼吸深长有余，呼出为快　B. 脉滑数有力
C. 咯吐脓痰　D. 气粗声高
E. 起病急，病程短

50. 肺癌发病年龄多在（　　）。
A. 35 岁以上　B. 40 岁以上
C. 45 岁以上　D. 50 岁以上
E. 55 岁以上

51. 肺胀的病因主要是（　　）。
A. 情志失调　B. 肺气上逆
C. 饮食失调　D. 久病肺虚
E. 以上都不是

52. 以下哪项不是肺胀的常见合并症（　　）。
A. 悬饮　B. 溢饮
C. 心悸　D. 黄疸
E. 便血

53. 关于肺胀痰蒙神窍证的治疗，以下哪项不正确（　　）。
A. 皮肤黏膜出血，配清热凉血止血药　B. 涤痰汤加减
C. 可另服安宫牛黄丸　D. 血瘀明显者加丹参、红花、桃仁
E. 肝风内动抽搐者，加龟板、党参、牡蛎

54. 实喘和虚喘的鉴别，以下何项是错误的（　　）。
A. 呼吸深长有余与短促难续　B. 呼出为快与深吸为快
C. 气粗声高与气怯声低　D. 痰多与痰少
E. 病势急骤与徐缓

55. 关于肺胀以下哪项论述不确切（　　）。
A. 肺胀是由多种肺系疾病发展而来
B. 本病多因久病肺虚，痰浊潴留，每因外感而加剧
C. 痰的产生，病初由肺气郁滞，脾失健运，津液不归正化而成
D. 一般早期以瘀血为主，渐而痰瘀并见，终至痰浊、瘀血、水饮错杂为患
E. 病程久延，可转为外寒内饮或痰热证

56. 以下哪项不符合痰热壅肺的指征（　　）。
A. 喘咳气涌　B. 身热有汗
C. 胸中烦闷　D. 痰白浊厚
E. 渴喜冷饮

57. 肺痨以潮热骨蒸为主症者，方选（　　）。

A. 小柴胡汤　　B. 补天大造丸

C. 月华丸　　D. 柴胡清骨散

E. 参苓白术散

58. 肺实证而出现咳呛气逆属肝火犯肺时，应选用的方法是（　　）。

A. 培土生金法　　B. 泻木清金法

C. 泻南补北法　　D. 提壶揭盖法

E. 泻火补土法

59. 夜卧咳嗽较剧、持续不已、少气或伴气喘者，多属（　　）。

A. 痰湿证　　B. 风寒证

C. 阴虚证　　D. 气虚证

E. 虚寒证

60. 以下不属肺气郁痹特征的是（　　）。

A. 每因情志刺激而诱发　　B. 咽中如窒

C. 气憋　　D. 呼吸深长

E. 精神抑郁

61. 治疗虚喘重在何脏（　　）。

A. 心肺　　B. 脾肺

C. 肝肾　　D. 肺肾

E. 心肾

62. 哮证病性总属于（　　）。

A. 邪实　　B. 正虚

C. 邪实正不虚　　D. 邪不实正虚

E. 邪实正虚

63. 阴虚而火旺之心悸，最佳方剂可选（　　）。

A. 甘麦大枣汤加减　　B. 朱砂安神丸加减

C. 天王补心丹加减　　D. 知柏地黄丸加减

E. 生脉散加减

64. 肺痿，症见干咳少痰、咽痒气逆者，方选（　　）。

A. 沙参麦冬汤　　B. 竹叶石膏汤

C. 清燥救肺汤　　D. 知柏地黄丸

E. 桑白皮汤

65. 以下哪项不是肺胀主症（　　）。

A. 胸部膨满　　B. 喘咳上气

C. 日久见唇甲紫绀　　D. 痰多、心悸

E. 发作性喘促

66. 肺气欲竭、心肾阳衰的喘脱危象，急救时应用参附汤送服（　　）。

A. 枕中丹　　B. 紫雪丹

C. 玉涎丹　　D. 玉枢丹

E. 黑锡丹

67. 实喘痰热郁肺证选用（　　）。

A. 麻黄汤　　B. 华盖散

C. 五磨饮子　　D. 桑白皮汤

E. 定喘汤

68. 肺胀首先在肺，继则影响到（　　）。

A. 心、肾　　B. 肝、肾

C. 心、脾　　D. 脾、肾

E. 心、肝

69. 咳嗽气急、胸部闷痛、咯吐脓痰腥臭者，宜选用（　　）。

A. 清金化痰汤　　B. 如意解毒散

C. 沙参清肺汤　　D. 千金苇茎汤

E. 加味桔梗汤

70. 实喘痰浊阻肺证痰壅气急者适宜何方（　　）。

A. 二陈汤　　B. 桑白皮汤

C. 五磨饮子　　D. 三子养亲汤

E. 华盖散

71. 咳嗽痰少，或带血丝，口干而渴，唇燥干，舌红，脉细数。此证属于（　　）。

A. 风热袭肺　　B. 肝火犯肺

C. 痰热郁肺　　D. 风燥伤肺

E. 以上均不是

72. 以下哪项不是实喘特征（　　）。

A. 呼吸深长有余，以呼出为快　　B. 因于内伤者，反复发作，外无表证

C. 气粗声高　　D. 因于外感者，发病骤急，病程短，多有表证

E. 少有痰鸣咳嗽

73. 以下哪项不属于痰热郁肺型肺胀的主症（　　）。

A. 咳逆喘息气粗　　B. 表情淡漠

C. 痰黏稠　　D. 烦躁、胸闷

E. 溲黄便干

74. 内伤咳嗽迁延不愈或愈而复发证属痰湿蕴肺证，可选方剂为（　　）。
A. 二陈汤　B. 清金化痰丸
C. 三子养亲汤　D. 止嗽散
E. 桑杏汤

75. 张仲景认为，哮病为一种发作性疾病，属于痰饮病中的（　　）。
A. 悬饮证　B. 痰饮证
C. 溢饮证　D. 支饮证
E. 伏饮证

76. 咳嗽发热，胸痛，咯吐尤甚，吐痰腥臭，咯吐脓血。应诊断为（　　）。
A. 风热咳嗽　B. 肺痈
C. 肝火犯肺咳嗽　D. 痰热咳嗽
E. 虚热肺痿

77. 肺癌的标实以以下哪项多见（　　）。
A. 痰浊、瘀血、风毒　B. 瘀血内阻
C. 湿热、瘀毒　D. 气阻、瘀血、痰浊
E. 气滞、热毒

78. 关于肺胀痰蒙神窍的治疗，以下哪项不正确（　　）。
A. 皮肤黏膜出血、咯血者，配清热凉血止血药
B. 涤痰汤加减
C. 可另服安宫牛黄丸
D. 血瘀明显者加丹参、红花、桃仁
E. 肝风内动抽搐者，加龟板、党参、牡蛎

79. 肺胀的辨证要点主要是（　　）。
A. 辨气血　B. 辨标本虚实、脏腑阴阳
C. 辨表里　D. 辨寒热
E. 辨病情缓急

80. 风热犯肺和痰热郁肺证咳痰的特点（　　）。
A. 痰出咳平　B. 易咯出
C. 咳时面赤　D. 咯痰不爽
E. 喉中有痰声

81. 肺痈的治疗原则是（　　）。
A. 清热解毒，活血通络　B. 清热解毒，凉血止血
C. 清热解毒，肃肺化痰　D. 清热解毒，化瘀排脓
E. 清热解毒，宣肺平喘

82. 午后、黄昏咳嗽加重，咳声轻微短促者，多属（　　）。
   A. 风寒袭肺　　B. 肝火犯肺
   C. 湿邪侵肺　　D. 风热犯肺
   E. 肺燥阴虚
83. 外感咳嗽与内伤咳嗽，以下无鉴别诊断意义的是（　　）。
   A. 感邪的不同　　B. 起病的缓急
   C. 病程的长短　　D. 咳痰的多少
   E. 属实属虚的不同
84. 关于外感咳嗽与内伤咳嗽的联系，以下错误的是（　　）。
   A. 外感久延，则由邪实转为正虚
   B. 外感失治，邪伤肺气，咳嗽屡作，渐转为内伤咳嗽
   C. 外感咳嗽久则阴伤气耗，由实转虚
   D. 肺脏虚弱，易复感外邪发病，特别是在秋感燥邪时明显
   E. 肺脏有病，卫外不固，易受外邪引发或加重
85. 气短声低，喉中时有轻度哮鸣，痰多质稀色白，自汗，恶风，乏力倦怠，食少便溏，舌淡，苔白，脉细弱。宜选用（　　）。
   A. 平喘固本汤　　B. 六味地黄汤
   C. 金匮肾气丸　　D. 六君子汤
   E. 生脉饮
86. 与肺胀、喘、哮等病证有一定联系的是（　　）。
   A. 溢饮、悬饮　　B. 溢饮、痰饮
   C. 支饮、伏饮　　D. 痰饮、伏饮
   E. 支饮、悬饮
87. 肺痨形成的外因为（　　）。
   A. 蚊虫叮咬　　B. 寒毒直中
   C. 热毒侵袭　　D. 痨虫感染
   E. 湿毒侵袭
88. 肺胀痰浊壅肺证的治法是（　　）。
   A. 健脾化痰，补土生金　　B. 宣肺化痰，止咳定喘
   C. 宣肺定喘，健脾益气　　D. 健脾化痰，宣肺定喘
   E. 化痰降气，健脾益肺
89. 以下成痈期肺痈的主症中，哪一项是错误的（　　）。
   A. 胸部疼痛　　B. 咯吐脓血腥臭
   C. 咳嗽气急　　D. 寒战壮热
   E. 舌苔黄腻脉滑数

90. 咳嗽气急、胸部闷痛、吐痰腥臭者，宜选用（ ）。

A. 清金化痰汤　　B. 千金苇茎汤

C. 加味桔梗汤　　D. 如意解毒散

E. 沙参清肺汤

91. 以下哪项对哮与喘鉴别诊断无意义（ ）。

A. 有无宿根　　B. 喉中有无水鸣声

C. 哮必兼喘　　D. 呼吸急促

E. 喘未必兼哮

92. 以下哪项不属于肺痨的症状（ ）。

A. 男子遗精　　B. 咯痰腥臭

C. 浮肿　　D. 女子月经不调

E. 心慌

93. 哮证的主要临床特点是（ ）。

A. 气急喘促，咯吐脓血　　B. 咳嗽气急，张口抬肩

C. 气急喘促，咯吐浊唾　　D. 呼吸困难，气喘发憋

E. 喉间痰鸣，呼吸急促

94. 悬饮之邪犯胸肺证选方为（ ）。

A. 柴枳半夏汤　　B. 小青龙汤

C. 射干麻黄汤　　D. 香附旋覆花汤

E. 苓桂术甘汤

95. 最早把咳嗽分为外感与内伤两类的是哪本书（ ）。

A. 《丹溪心法》　　B. 《内经》

C. 《医学心悟》　　D. 《景岳全书》

E. 《伤寒论》

96. 痰湿蕴肺型咳嗽的主症特点为（ ）。

A. 咳声气促，痰多质黏　　B. 咳声重浊，痰黄量少

C. 咳嗽频剧，痰少而黏　　D. 咳嗽气促，痰黄稠厚

E. 咳嗽反复发作，咳声重浊，痰多

97. 咳嗽肺阴亏耗证与肺痨肺阴亏损证的鉴别点在于有无（ ）。

A. 干咳　　B. 痰少而黏

C. 潮热　　D. 胸部隐隐闷痛

E. 咯血

98. 肺胀病的特点除以下哪一项外均是（ ）。

A. 病程长　　B. 发作性

C. 反复性　　D. 时轻时重
E. 病久累及多脏器

99. 肺痈成痈期的病理基础是（　　）。
A. 热伤肺气　　B. 肉腐血败
C. 热壅血瘀　　D. 热毒留恋
E. 阴伤气耗

100. 肺痨从《三因极一病证方论》开始定名为（　　）。
A. 尸疰　　B. 劳疰
C. 毒疰　　D. 痨瘵
E. 骨蒸

101. 肺痿的病机关键在于（　　）。
A. 虚火内炽　　B. 肺热气燥
C. 肺失濡养　　D. 邪热郁肺
E. 肺气虚寒

102. 肺痨的四大主证是（　　）。
A. 咳嗽、胸痛、发热，汗出　　B. 咳嗽、神疲、心悸、盗汗
C. 咳嗽、消瘦、低热、自汗　　D. 咳嗽、咯血、潮热、盗汗
E. 干咳、气促、潮热、胸痛

103. 肺痨以潮热骨蒸为主时，应首选以下何方（　　）。
A. 黄芪鳖甲散　　B. 补天大造丸
C. 知柏地黄丸　　D. 当归六黄汤
E. 柴胡清骨散

104. 治疗寒哮的主方是（　　）。
A. 小青龙汤　　B. 三子养亲汤
C. 定喘汤　　D. 射干麻黄汤
E. 苏子降气汤

105. 肺痨干咳，咳声短促，或咯少量黏痰，或痰中带血丝或血点，色鲜红，胸部隐隐闷痛，午后手足心热，皮肤干灼，口干咽燥，舌边尖红苔薄，脉细数。其治疗首选（　　）。
A. 保真汤　　B. 月华丸
C. 清燥救肺汤　　D. 桑杏汤
E. 沙参麦冬汤

106. 肺痈成痈期的病理表现是（　　）。
A. 肉腐血败　　B. 热伤肺气
C. 热壅血瘀　　D. 热毒留恋
E. 以上都不是

107. 以下对内伤发热治疗叙述错误的一项为（　　）。
A. 阴虚发热治疗时，清虚火之剂只可暂用
B. 肝郁发热时，疏肝不可过散
C. 气虚发热补气升阳以升麻、柴胡为主
D. 瘀血发热时，不可投苦寒之品
E. 湿郁发热，不可辛散发汗

108. 肺痈一病，首见于（　　）。
A. 《内经》
B. 《伤寒论》
C. 《景岳全书》
D. 《丹溪心法》
E. 《金匮要略》

109. 肺痨发病的主要关键是（　　）。
A. 与肺痨患者有密切接触
B. 正气虚弱
C. 痨虫传染
D. 内伤久病
E. 营养不良

110. 以下哪项不是肺胀的常见合并症（　　）。
A. 悬饮
B. 溢饮
C. 心悸
D. 黄疸
E. 便血

111. 肺胀的病变首先是在（　　）。
A. 肺系
B. 心
C. 肾
D. 肺
E. 肝

112. 喘病的主要症状是（　　）。
A. 呼吸急促，喉中痰鸣
B. 气短息粗，咳唾黄痰
C. 气粗息涌，咳呛阵作
D. 呼吸困难，张口抬肩，鼻翼煽动
E. 咳嗽上气，痰少质黏

113. 以下哪一项不是肺痨的主证（　　）。
A. 咳嗽
B. 胸闷胁胀
C. 盗汗
D. 咳血
E. 消瘦

114. 实喘咽中如窒、喉中痰鸣不著者属于何证型（　　）。
A. 表寒肺热
B. 痰热郁肺
C. 痰浊阻肺
D. 风寒蕴肺
E. 肺气郁闭

115. 治咳嗽有治上、治中、治下之分，治下是指（ ）。
A. 治肝 B. 治下焦
C. 治肾 D. 治脾
E. 治膀胱

116. 以下哪项不是肺癌的主症（ ）。
A. 咳嗽 B. 咯血
C. 胸痛 D. 消瘦
E. 发热

117. 肺气亏虚的舌脉是（ ）。
A. 舌红苔少，脉细数 B. 舌淡苔薄白，脉虚弱
C. 舌淡红苔少，脉细缓 D. 舌尖红苔薄少，脉薄黄
E. 舌红苔少，脉细缓

118. 肺痨的治疗大法是（ ）。
A. 健脾补气 B. 培土生金
C. 滋阴降火 D. 补虚杀虫
E. 补气养血

119. 哮病的病理因素为（ ）。
A. 饮食不节 B. 久病体弱
C. 以痰为主 D. 情志失调
E. 经常吸烟

120. 肺痈恢复期的病机是（ ）。
A. 痰热与瘀血壅阻肺络，肉腐血败 B. 热壅血瘀，蕴酿成痈
C. 风热犯表，内郁于肺 D. 痰热阻肺，肺气上逆
E. 邪去正虚，阴伤气耗

121. 肺胀的病理性质为本虚标实，以下哪项不属标实的内容（ ）。
A. 痰浊 B. 水饮
C. 瘀血 D. 食滞
E. 气滞

122. 导致肺痈的主要外因为（ ）。
A. 风湿之邪 B. 暑湿之邪
C. 燥热之邪 D. 温疫之邪
E. 风热之邪

123. 肺胀的病名首见于（ ）。
A.《内经》 B.《诸病源候论》

C. 《金匮要略》
D. 《灵枢》
E. 《丹溪心法》

124. 喘息，呼吸气促，胸部胀闷，咳嗽，痰稀薄色白，兼有头痛鼻塞，恶寒无汗，或伴发热，口不渴，舌苔薄白而滑，脉浮紧，当属于（　　）。
A. 痰浊阻肺型
B. 肾气虚型
C. 痰热遏肺型
D. 风寒闭肺型
E. 肺气虚型

125. “哮即痰喘之久而常发者，因内有壅塞之气，外有非时之感，膈有胶固之痰，三者相合，闭拒气道，搏击有声，发为哮病”。此言出自（　　）。
A. 《临证指南医案》
B. 《类证治裁》
C. 《医学入门》
D. 《医学正传》
E. 《证治汇补》

126. 补天大造丸治疗肺痨的证型是（　　）。
A. 肺阴亏虚
B. 气阴耗伤
C. 阴虚火旺
D. 阴阳两虚
E. 肺肾两虚

127. 肺痨的病理性质基本以（　　）为主。
A. 肺肾两虚
B. 气阴两虚
C. 阴虚
D. 阴阳两虚
E. 阴虚肺燥

128. 肺痨日久可进一步影响其他脏腑，其中关系最密切的是（　　）。
A. 心肺
B. 肝肾
C. 心肝
D. 脾肾
E. 肝脾

129. 贯穿治疗肺痈全过程的治法是（　　）。
A. 解毒排脓
B. 清热法
C. 解表宣肺
D. 豁痰化瘀
E. 解毒消痈

130. 风热犯肺和痰热郁肺证咯痰的特点（　　）。
A. 痰出咳平
B. 易咯出
C. 咳时面赤
D. 咯痰不爽
E. 喉中有痰声

131. 肺痨以咳嗽为主症者，方选（　　）。
A. 月华丸
B. 百合固金汤

C. 沙参麦冬汤　　D. 保真汤
E. 海藏紫苑散

## 二、A2 型题

1. 患者，男，26 岁。发热周余不退，咯吐大量脓血痰、腥臭异常，胸中烦满而痛。喘甚不能平卧，面赤，烦渴喜饮，舌质红，苔黄腻，脉滑数。辨证应属于肺痈（　　）。
A. 初期　　B. 成痈期
C. 迁延期　　D. 恢复期
E. 溃脓期
2. 患者喉中痰鸣如吼，气粗息涌，呼气延长，胸高胁胀，咳呛阵作，咯痰色黄，黏浊稠厚，咯吐不利，汗出，面赤，口苦，烦闷不安，口渴喜饮，舌红，苔黄腻，脉滑数。其治疗最佳选方为（　　）。
A. 射干麻黄汤　　B. 小青龙汤
C. 麻杏石甘汤　　D. 定喘汤
E. 百合固金汤
3. 患者，男，44 岁。肺痈后期见脓痰渐少，午后潮热，五心烦热，口燥咽干，盗汗自汗，气短乏力，形体消瘦，舌瘦红，脉虚数。治宜选用（　　）。
A. 清燥救肺汤　　B. 养阴清肺汤
C. 桔梗杏仁煎　　D. 百合固金汤
E. 《千金》苇茎汤
4. “胸痹，心中痞气。气结在胸，胸满，胁下逆抢心……”治宜何方（　　）。
A. 乌头赤石脂丸　　B. 枳实薤白桂枝汤
C. 瓜蒌薤白半夏汤　　D. 瓜蒌薤白白酒汤
E. 人参养营汤
5. 患者，男，47 岁。喘咳气涌，胸部胀痛，痰多色黄质稠，胸中烦热，有汗，面红尿赤，苔黄脉滑数。选方用（　　）。
A. 麻杏石甘汤　　B. 桑白皮汤
C. 麻杏蒌石汤　　D. 定喘汤
E. 以上均非
6. 患者，女，37 岁。近二日来恶寒发热，咳嗽痰少而黏，胸痛，咳时尤甚，呼吸不利，苔薄黄，脉浮滑而数。应诊断为（　　）。
A. 燥热咳嗽　　B. 风热咳嗽
C. 风热感冒　　D. 肺痈初期
E. 肺痿初期

7. 咳嗽日久，气短，痰多稀白，倦怠乏力，食少腹软，舌苔淡白，脉细。此证属于（　）。

A. 肺气虚弱　　B. 痰浊阻肺

C. 肺肾气虚　　D. 肺脾气虚

E. 以上均不是

8. 恶寒轻，发热重，有汗出，头胀痛，鼻流黄涕，咽喉红肿疼痛，咯痰黄稠，舌苔薄黄，脉浮数。其病机为（　）。

A. 燥热袭表，肺失清润　　B. 痰热袭肺，肺失肃降

C. 风寒袭表，肺失宣降　　D. 风热袭表，肺失清肃

E. 阴虚感邪，肺失宣降

9. 患者，男，72 岁。咳喘病史 30 余年，现呼吸浅短难续，声低气怯，甚则张口抬肩，倚息不能平卧，咳嗽，痰白如沫，胸闷汗出，舌淡，脉沉细无力。此应诊为（　）。

A. 肺脾气虚　　B. 脾肾阳虚

C. 肺脾肾俱虚　　D. 肺肾气虚

E. 肺肾阴虚

10. 发热，口渴，胸痛，咯痰黄稠不爽，舌红，苔黄，脉滑数。风温证属（　）。

A. 邪犯肺卫　　B. 热入心营

C. 热郁阳明　　D. 邪热壅肺

E. 正虚欲脱

11. 患者，男，68 岁，近 1 个月来寒热持续不解，恶寒较甚，发热无汗，身楚倦怠，咳嗽，咯痰无力，舌淡苔白，脉浮无力。治疗方剂宜首选（　）。

A. 参苏饮　　B. 葱白七味饮

C. 新加香薷饮　　D. 再造散

E. 加减葳蕤汤

12. 患者，男，60 岁。有 16 年肺胀病史。1 周前，劳累后出现面浮肿，呼吸喘促难续，心悸，胸脘痞闷，尿少，怕冷，纳呆，舌苔白滑，脉沉细。治疗应首选（　）。

A. 济生肾气丸　　B. 参附汤

C. 实脾饮　　D. 真武汤

E. 金匮肾气丸

13. 外感咳嗽，日久不愈，或愈而复发，喉痒咳嗽，咯痰不爽，咳甚则面红、呕吐，表证已不明显者，其治疗的首选方为（　）。

A. 桑菊饮　　B. 止嗽散

C. 桑杏汤　　D. 杏苏散

E. 二陈汤

14. 恶寒重，发热轻，四肢欠温，汗出恶寒更甚，头痛，关节疼痛，面白，语声低微，舌质

淡胖，苔白，脉浮大无根，方选（　　）。

A. 参苏饮　　B. 桂枝加附子汤
C. 麻黄汤　　D. 荆防败毒散
E. 麻黄附子细辛汤

15. 患者，男，35 岁。干咳少痰，痰中带血，潮热盗汗，胸闷隐痛，身体逐渐消瘦，口燥咽干，舌红少苔，脉细数。其诊断是（　　）。

A. 咳血　　B. 肺痿
C. 肺痨　　D. 虚劳
E. 肺胀

16. 患者，女，38 岁。昨日淋雨后出现喘逆上气，胸胀而痛，气粗鼻煽，咳而不爽，痰黄质黏，伴形寒无汗，舌红苔薄黄，脉滑而浮数。治法宜用（　　）。

A. 清热化痰　　B. 清泻痰热
C. 宣肺泻热　　D. 化痰平喘
E. 以上均非

17. 患者，男，67 岁。近 2 个月来寒热持续不解，恶寒较甚，发热无汗，身体倦怠，咳嗽，咯痰无力，舌淡苔白，脉浮无力。治疗方剂宜首选（　　）。

A. 新加香薷饮　　B. 葱白七味饮
C. 参苏饮　　D. 再造散
E. 加减葳蕤汤

18. 患者，男，23 岁。每遇生气后即咳逆阵作，口苦咽干，胸胁胀痛，咳时面赤，舌红苔薄黄，脉弦数。其证候是（　　）。

A. 痰热郁肺　　B. 肝肺气逆
C. 阴虚火旺　　D. 肝火犯肺
E. 肺热津伤

19. 患者咳嗽发热，胸痛，咳时尤甚，吐痰腥臭，咯吐脓血，应诊断为（　　）。

A. 咳嗽　　B. 肺痈
C. 肺胀　　D. 肺痨
E. 肺痿

20. 患者，男，75 岁。形体肥胖，嗜食肥甘，咳嗽反复，咳声重浊，痰多稠厚，胸闷纳呆，身重肢倦，苔白腻。宜用何法治疗（　　）。

A. 滋阴清热，调脾止咳　　B. 清热化痰肃肺
C. 清肝泻火　　D. 健脾燥湿，化痰止咳
E. 补肺益气，止咳化痰

21. 患者呼吸急促，喉中哮鸣有声，胸膈满闷，咳嗽痰少，形寒畏冷，舌苔白滑，脉弦紧。

其治法是（　　）。

A. 温肺化痰，纳气平喘　　B. 温肺化痰，散寒解表

C. 温肺散寒，止咳化痰　　D. 温肺散寒，化痰平喘

E. 散寒温脾，化痰平喘

22. 患者，男，27 岁。咳嗽少痰，鼻干咽燥，喉痒时连声作呛，头痛微寒，身热，舌苔薄黄。其治法宜（　　）。

A. 养阴清肺，化痰止咳　　B. 疏风清肺，润燥止咳

C. 散寒宣肺，润燥止咳　　D. 清润肺燥，化痰止咳

E. 以上都不是

23. 患者喘促短气，气怯声低，咳声低弱，吐痰稀白，自汗恶风，舌淡，脉细弱。其治法首选（　　）。

A. 清热化痰，泻肺平　　B. 补肺益气

C. 开郁理气，降气平喘　　D. 宣肺散寒，降气平喘

E. 补肾纳气

24. 患者喘促日久，动则喘甚，呼多吸少，气不得续，腰膝酸软，汗出肢冷，面唇青紫，舌质淡，脉微细而弱。其治法首选（　　）。

A. 清热化痰，泻肺平喘　　B. 宣肺散寒，降气平喘

C. 开郁理气，降气平喘　　D. 补肾纳气

E. 补肺益气

25. 患者干咳，咽燥，咯血，身热，盗汗，面色潮红。治宜（　　）。

A. 益气温阳　　B. 滋补肾阴

C. 养阴润肺　　D. 滋阴养血

E. 以上皆不是

26. 患者，女，37 岁。咳嗽月余，迁延不愈，喉痒，咯痰不畅，仍伴鼻塞，流清涕。此时选用何方（　　）。

A. 麻黄汤　　B. 止嗽散

C. 三拗汤　　D. 杏苏饮

E. 清金化痰汤

27. 患者喉痒咳嗽，痰中带血，口干鼻燥，舌质红，脉数。此病的病机是（　　）。

A. 燥热伤肺　　B. 肝火犯肺

C. 虚火灼肺　　D. 痰热蕴肺

E. 以上均不是

28. 患者，女，49 岁。患者咳逆阵作，面赤口苦，咳引胸胁作痛，急躁易怒，咯痰黄稠，甚则带有血丝，舌红苔薄黄，脉弦数。治法宜采用（　　）。

A. 养阴清肝，止咳化痰　　B. 疏风清热，肃肺化痰

C. 清肺化痰，宣肃肺气　　D. 清肺平肝，顺气降火
E. 以上全不是

29. 气喘，咳嗽，痰涎壅盛，咯吐不爽，胸中满闷，呕恶纳呆，舌苔白厚而腻，脉滑。宜何法治疗（　　）。

A. 祛痰降逆，宣肺平喘　　B. 疏风散寒，宣肺平喘
C. 清热化痰，泻肺平喘　　D. 宣肺泻热，降气平喘
E. 以上均不是

30. 患者喘咳气涌，胸中胀闷，痰黄稠不易咯出，甚或夹有血色，伴胸中烦闷，身热汗出，渴喜冷饮，舌红，苔黄腻，脉滑数。宜何法治疗（　　）。

A. 补肺益气　　B. 宣肺散寒平喘
C. 开郁降气平喘　　D. 清热化痰，泻肺平喘
E. 补肾纳气

31. 患者咳嗽气粗，喉燥咽痛，痰黄稠，咯吐不爽，鼻流黄涕，发热微恶寒，汗出口微渴。治宜（　　）。

A. 疏风散寒，宣肺止咳　　B. 疏风清热，宣肺化痰
C. 疏风清肺，润燥止咳　　D. 清热化痰肃肺
E. 健脾燥湿，化痰止咳

32. 肺痨症见干咳少痰，痰中带血，胸部闷痛，手足心热，咽干口燥，时或盗汗，舌红苔薄，脉细数。此症最佳治法是（　　）。

A. 清肺润燥　　B. 益气养阴
C. 滋阴降火　　D. 滋阴润肺
E. 滋养肺肾

33. 患者咳嗽气息粗促，痰多质稠色黄，不易咯出，喉间有腥味，胸胁胀满，咳时引痛，伴身热、面赤，口渴引饮，舌红苔黄腻，脉滑数。选用何方治疗（　　）。

A. 银翘散　　B. 桑杏汤
C. 清金化痰汤　　D. 百合固金汤
E. 沙参麦冬汤

34. 患者，女，67 岁。咳喘多年，入冬加重，痰多色白，胸闷如塞，腰膝酸冷，动则心悸汗出，苔白腻，舌体略胖，脉沉细而滑。其病机为（　　）。

A. 痰浊阻肺　　B. 寒饮伏肺
C. 肺肾气虚　　D. 上盛下虚
E. 肾不纳气

35. 患者鼻塞声重，喷嚏，流清涕，恶寒，不发热或发热不甚，无汗，周身酸痛，咳嗽痰白质稀，舌苔薄白，脉浮紧。最佳选方是（　　）。

A. 人参败毒散　　B. 再造散

C. 加减泻白散　　D. 川芎茶调散

E. 荆防败毒散

36. 患者咳嗽3天，痰少黏连成丝，或痰中带有血丝，咽喉干痛，唇鼻干燥，口干，常伴鼻塞头痛、微寒身热等表证，舌质红干而少津，苔薄白或薄黄，脉浮。治疗宜选何方（　　）。

A. 桑菊饮　　B. 清金化痰汤

C. 百合固金汤　　D. 桑杏汤

E. 加减泻白散

37. 虚喘，症见动则喘甚，呼多吸少，气不得续，属肾虚不纳证者，方选（　　）。

A. 生脉饮合补肺汤　　B. 参附汤送服黑锡丹

C. 真武汤　　D. 保真汤

E. 金匮肾气丸合参蛤散

38. 患者，女，40岁。患痢疾5年。痢下赤白脓血，腹痛隐隐，心中烦热，咽干口燥，午后潮热，体虚乏力，舌红苔少，脉细数。辨证属于（　　）。

A. 湿热痢　　B. 休息痢

C. 阴虚痢　　D. 寒湿痢

E. 虚寒痢

## 三、A3/A4型题

（1~4题共用题干）

患者，男，45岁。哮喘反复发作6年，近1周来频繁发作，喉中痰鸣如吼，喘而气粗，咯黄黏稠痰，排吐不利，胸闷胁胀，咳则尤甚，口干面赤自汗，指端微绀，舌红苔黄腻，脉滑数。

1. 本病例诊断为（　　）。

A. 风痰哮　　B. 冷哮

C. 寒包热哮　　D. 虚哮

E. 热哮

2. 本病例的治法为（　　）。

A. 补肺纳肾，降气化痰　　B. 祛风涤痰，降气平喘

C. 清热化痰，宣肺定喘　　D. 解表散寒，清热化痰

E. 宣肺散寒，化痰平喘

3. 以下哪条方剂适宜本病例（　　）。

A. 三子养亲汤　　B. 定喘汤

C. 越婢加半夏汤　　D. 厚朴麻黄汤

E. 小青龙加石膏汤

4. 本病例痰吐稠黄，需加以下哪组药物（　　）。

A. 山萸肉、五味子、麦冬　　B. 厚朴、半夏、陈皮

C. 射干、葶苈子、苏子　　D. 鱼腥草、射干、知母、海蛤壳

E. 苏叶、蝉蜕、苍耳草

（5~7 题共用题干）

患者，男，45 岁。6 年前始发哮喘，每逢天冷或受寒易发，平时怕冷，不欲饮，哮喘逐年加重，面色青晦，此次发作已 5 天，西药仍不能控制。现症喉中痰鸣如水鸣声，呼吸急促，喘憋气逆，痰少色白，呈泡沫，咯吐不爽，舌苔白滑，脉浮紧。

5. 本病例当辨为哪种哮证（　　）。

A. 热哮证　　B. 风痰哮证

C. 虚哮证　　D. 冷哮证

E. 寒包热哮证

6. 本病例的适宜治法是（　　）。

A. 清热宣肺，化痰定喘　　B. 祛风涤痰，降气平喘

C. 解表散寒，清化痰热　　D. 补肺纳肾，降气化痰

E. 宣肺散寒，化痰平喘

7. 本病例的适宜方剂是（　　）。

A. 三子养亲汤　　B. 定喘汤

C. 麻杏甘石汤　　D. 小青龙汤

E. 射干麻黄汤

（8~11 题共用题干）

患者，女，23 岁。间断发热 1 个月，咳嗽胸痛，咯吐大量脓痰，时有痰血相兼，腥臭异常，气喘不能平卧，舌红，苔黄，脉滑数。

8. 本病例当诊断为（　　）。

A. 咳嗽　　B. 喘证

C. 肺胀　　D. 肺痈溃脓期

E. 肺痨

9. 本病例的治法为（　　）。

A. 清养补肺　　B. 清肺解毒，化瘀消痈

C. 清肺化痰，降气平喘　　D. 清肺化痰止咳

E. 排脓解毒

10. 本病例选方为（　　）。

A. 桔梗杏仁煎　　B. 沙参清肺汤

C. 麻杏甘石汤　　D. 千金苇茎汤

E. 加味桔梗汤

11. 选用上方宜加哪组药物（　　）。

A. 桔梗、贝母、牛蒡子、前胡、甘草　B. 乳香、没药、郁金

C. 麻黄、桑白皮、贝母、知母、瓜蒌　D. 鱼腥草、败酱草、黄芩、芦根、银花

E. 沙参、麦冬、百合

（12~14 共用题干）

患者，男，56 岁。咳喘气粗，烦躁，胸满，痰黄，黏稠难咯，小便黄，大便干，口渴舌红，苔黄腻，脉滑数。

12. 根据此患者临床表现，按照中医诊疗体系，该患者考虑诊断为（　　）。

A. 痰热咳嗽　　B. 风热咳嗽

C. 热哮　　D. 痰热肺胀

E. 痰热喘证

13. 以下哪种方剂最适合该患者的临床治疗（　　）。

A. 三仁汤加减　　B. 麻杏石甘汤加减

C. 葶苈大枣泻肺汤加减　　D. 大承气汤加减

E. 桑白皮汤加减

14. 此病病程缠绵，难以根治，预后与以下哪项无关（　　）。

A. 饮食　　B. 体质

C. 年龄　　D. 病程

E. 治疗是否及时

（15~17 题共用题干）

患者，男，66 岁。主因“咯吐脓痰 2 日”入院。患者既往有反复发作的咳嗽咯痰病史。现中度发热，寒战，胸满痛，转侧不利，咯吐浊痰，口干咽燥，苔黄腻，脉滑数。

15. 其治疗应选用（　　）。

A. 桑白皮汤　　B. 千金苇茎汤

C. 加味桔梗汤　　D. 桔梗杏仁煎

E. 大黄牡丹汤

16. 若患者咯浓浊痰、腥臭味严重者，可合用（　　）。

A. 桔梗白散　　B. 紫雪散

C. 牛黄解毒丸　　D. 犀黄丸

E. 银翘解毒丸

17. 治疗后患者脓痰一度清稀，后复转臭浊，此时治疗须重视以下何法（　　）。

A. 益气托毒　　B. 养阴补肺
C. 解毒排脓　　D. 化瘀消痈
E. 清热解毒

（18~20 题共用题干）

患者，女，50 岁。寒热往来，身热起伏，汗少，咳嗽，痰少，气急，胸胁刺痛，随呼吸、转侧加重，口苦，咽干，苔薄白，脉弦数。

18. 应诊断为（　　）。

A. 溢饮　　B. 胸痹
C. 支饮　　D. 悬饮
E. 痰饮

19. 证属（　　）。

A. 饮停胸胁　　B. 表寒里饮
C. 络气不和　　D. 邪犯胸肺
E. 脾阳虚弱

20. 宜选用（　　）。

A. 小青龙汤　　B. 苓桂术甘汤合小半夏加茯苓汤
C. 控涎丹　　D. 香附旋覆花汤
E. 柴枳半夏汤

（21~24 题共用题干）

患者，男，52 岁。喘息，咳嗽，每遇情志刺激而诱发，发时突然呼吸短促，但喉中痰声不著，气憋，胸闷，胸痛，咽中如有炙脔，失眠，苔薄，脉弦。

21. 该病治当（　　）。

A. 宣肺散寒　　B. 解表清里，宣肺平喘
C. 调营卫，宣肺气　　D. 开郁降气平喘
E. 化痰降气

22. 该病人喘证迁延失治，渐至喘促，动则加剧，呼多吸少，痰多，胸闷，舌淡苔腻，治当选用（　　）。

A. 金匮肾气丸　　B. 生脉散
C. 参附汤　　D. 苏子降气汤
E. 补肺汤

23. 晚期症见喘咳心悸，肢体浮肿，尿少，舌质淡胖，脉沉细，方选（　　）。

A. 五磨饮子　　B. 黑锡丹

C. 五苓散　　D. 参蛤散

E. 真武汤加味

24. 该病晚期多见邪实正虚，邪实以何为主（　　）。

A. 湿、郁　　B. 热、瘀

C. 痰、瘀　　D. 瘀、饮

E. 气滞、水饮

（25~27 题共用题干）

患者，男，45 岁。胸胁疼痛，如灼如刺，胸闷不舒，呼吸不畅，阴雨天加重，可见病侧胸廓变形，苔薄质黯，脉弦。

25. 应诊断为（　　）。

A. 胸痹　　B. 支饮

C. 伏饮　　D. 悬饮

E. 喘证

26. 治法为（　　）。

A. 泻肺化饮　　B. 滋阴清热

C. 和解宣利　　D. 理气和络

E. 发表化饮

27. 宜选用（　　）。

A. 小青龙汤　　B. 沙参麦冬汤合泻白散

C. 香附旋覆花汤　　D. 柴枳半夏汤

E. 甘遂半夏汤

（28~30 题共用题干）

患者，男，42 岁，农民。时值初秋，田间劳作，突遇大雨，淋雨后渐恶寒，次日出现高热，咳逆上气，胸胀而痛，气粗声高，鼻翼煽动，咳而不爽，痰黄质黏，舌红，苔薄黄，脉浮滑而数。

28. 该病人证属（　　）。

A. 风寒束肺　　B. 气郁闭肺

C. 痰浊阻肺　　D. 痰热闭肺

E. 以上均不是

29. 其治法应为（　　）。

A. 宣肺散寒　　B. 宣肺泻热，化痰平喘

C. 开郁理气　　D. 健脾化痰

E. 以上均不是

30. 其最佳治疗方药是（　　）。

A. 麻黄汤　　B. 麻杏石甘汤

C. 定喘汤　　D. 六磨汤

E. 补肺汤

（31~35 题共用题干）

患者，女，39 岁。感冒后始觉眼睑浮肿，继则双下肢浮肿，腰部不适，咽痛，尿检有蛋白、红细胞，诊断为急性肾小球肾炎，舌红，苔薄黄，脉浮数。

31. 其辨证为（　　）。

A. 风温　　B. 风水相搏证

C. 湿毒浸淫证　　D. 外感风寒证

E. 水湿浸渍证

32. 其治法是（　　）。

A. 清热解毒　　B. 宣肺散寒

C. 宣肺解毒，利湿消肿　　D. 运脾化湿，通阳利水

E. 疏风清热，宣肺行水

33. 其选方为（　　）。

A. 银翘散　　B. 越婢加术汤

C. 麻黄连翘赤小豆汤　　D. 麻黄汤

E. 实脾饮

34. 现患者咽喉肿痛、风热偏盛，可加（　　）。

A. 牛蒡子、射干　　B. 大黄、黄芩

C. 黄连、黄柏　　D. 栀子、黄芩

E. 连翘、桔梗、芦根

35. 如果见汗出恶风卫阳已虚，可改用（　　）。

A. 归脾汤　　B. 玉屏风散

C. 补中益气汤　　D. 防己黄芪汤

E. 六君子汤

（36~41 题共用题干）

患者，女，58 岁。患肺痨 5 年，刻下症见咳嗽无力、声低懒言，痰中夹血，血色淡红，午后低热，面色㿠白，颧红，舌嫩红有齿痕，苔薄白，脉细弱数。

36. 根据上述患者临床表现，按照中医的辨病辨证体系，以下选项哪个最为符合该患者的临床表现（　　）。

A. 肝肾亏虚阴虚火旺　　B. 肺阴亏损虚火上扰

C. 肺脾同病，气阴耗伤　　D. 肺肾阴虚肾不纳气

E. 脾肾不足气不摄血

37. 此时，根据上述辨证类型，以下哪种方剂最适合（　　）。

A. 百合固金丸加减　　B. 月华丸加减

C. 十灰散加减　　D. 保真汤加减

E. 养阴清肺丸加减

38. 该病人除用药物治疗，应注意生活起居，以下哪种做法不当（　　）。

A. 戒酒色，节起居　　B. 可以适当进行太极拳等锻炼

C. 可进食百合、枇杷、牛奶　　D. 平时坚持服用温阳益气之品

E. 忌食葱、姜、辣椒

39. 如果该病人咳血、咯血较重，当先补络止血，可选用（　　）。

A. 海藏紫菀汤　　B. 养阴清肺丸

C. 黛蛤散　　D. 大补元煎

E. 白及枇杷丸

40. 如患者咳嗽为主，且兼见气短乏力声低少息，气虚明显应选用（　　）。

A. 牡蛎散　　B. 四君子汤

C. 麦门冬汤　　D. 补络补管汤

E. 补肺汤

41. 如果该病人日久不愈，出现咳喘气短，痰中带血，其色暗淡，自汗，盗汗，面浮肢肿，心悸、唇紫、形寒肢冷，大肉尽脱。口舌生疮，阳痿。舌光质红少津，胖大有齿痕，脉细数无力。应治以（　　）。

A. 十全大补丸　　B. 定喘汤

C. 前方合葶苈大枣泻肺汤　　D. 补天大造丸

E. 加味百花膏

（42~46 题共用题干）

患者，女，58 岁。咳喘反复发作两年，此次发作 1 个月，刻下症：咳逆喘满不得卧，痰白量多呈泡沫状，畏寒脚肿，舌暗苔白滑，脉弦紧。

42. 根据上述患者临床表现，按照中医的辨病辨证体系，以下选项哪个最为符合该患者的临床表现（　　）。

A. 水湿泛滥之溢饮　　B. 寒饮伏肺之支饮

C. 饮停胸胁之悬饮　　D. 肺脾两虚之喘证

E. 脾肾两虚之水肿

43. 以下治疗方法中，哪种最适合该患者的辨证类型（　　）。

A. 温补脾肾　　B. 化痰利水

C. 温肺化饮　　D. 健脾祛湿

E. 温中利水

44. 在上述辨证及治疗原则的基础上，以下方剂中哪种最为适合（　　）。

A. 甘遂半夏汤加减　　B. 苏子降气汤加减

C. 十枣汤加减　　D. 小青龙汤加减

E. 金匮肾气丸加减

45. 病人如果病程日久未愈，逐渐出现喘满胸闷，心下痞坚，烦渴，面色黧黑，苔黄腻，脉沉紧。应用何方治之（　　）。

A. 大青龙汤　　B. 葶苈大枣泻肺汤

C. 泻白散　　D. 木防己汤

E. 以上都不对

46. 若该病人多年不愈，病情加重，以至喘促动甚，气短痰多，畏寒肢冷，神疲气怯，纳呆，胸闷，脐下悸动，下肢水肿，尿少，舌淡胖大苔白，脉沉细滑。应治以何方（　　）。

A. 实脾饮　　B. 己椒苈黄丸

C. 防己黄芪汤　　D. 苓甘五味姜辛汤

E. 金匮肾气丸、苓桂术甘汤加减

（47~50 题共用题干）

患者，男，36 岁。咳嗽气促，面赤，痰多质黏稠黄，咯吐不爽，痰有热腥味，胸胁胀满，咳时引痛，口干而黏欲饮，大便数日未行，舌红，苔黄腻，脉滑数。

47. 本病例的病机为（　　）。

A. 热毒蕴肺，酿痰成痈　　B. 风燥伤肺，肺失清润

C. 风热犯肺，肺失肃降　　D. 痰热壅肺，肺失肃降

E. 痰浊伏肺，肺气郁闭

48. 本病例适宜以下哪种治法（　　）。

A. 祛风涤痰，降气平喘　　B. 清热肃肺，豁痰止咳

C. 清肺解毒，化瘀消痈　　D. 清热化痰，宣肺平喘

E. 疏风散热，清肺化痰

49. 本病例的适宜基础方是（　　）。

A. 麻杏甘石汤　　B. 清金化痰汤

C. 千金苇茎汤　　D. 桑白皮汤

E. 桑菊饮

50. 应用上方加以下哪组药为宜（　　）。

A. 沙参、天花粉、玉竹　　B. 鱼腥草、冬瓜仁、薏仁

C. 六一散、鲜荷叶
D. 干姜、细辛、白芥子
E. 党参、白术、炙甘草

（51~54 题共用题干）

患者，男，78 岁。25 年前患肺结核。现症咯吐涎沫，质稀量多，短气不足以息，神疲乏力，食少形寒，舌质淡，脉虚弱。

51. 本病例诊断为（　　）。
A. 肺痈
B. 虚劳
C. 喘证
D. 肺胀
E. 肺痿

52. 本病例辨为何证（　　）。
A. 肺肾气虚
B. 虚寒证
C. 虚热证
D. 痰浊阻肺证
E. 风寒侵犯证

53. 本病例的治法（　　）。
A. 化痰祛湿
B. 滋阴润肺
C. 温肺益气
D. 化痰平喘
E. 散寒宣肺

54. 本病例选方（　　）。
A. 二陈汤
B. 生姜甘草汤
C. 止嗽散
D. 平喘固本汤
E. 补肺汤

（55~58 题共用题干）

患者，女，45 岁。平素多思善虑，刻下见咽中不适，如有物梗阻，咯之不出，咽之不下，胸中窒闷，且兼胁痛，苔白腻，脉弦滑。

55. 根据上述临床表现及病史，按照中医的辨证理论，此患者辨证诊断为何证（　　）。
A. 肝气郁结
B. 气郁化火
C. 心脾两虚
D. 忧郁伤神
E. 气滞痰郁

56. 根据上述辨证类型，相应的治疗方法最为符合的是（　　）。
A. 疏肝理气解郁
B. 化痰利气解郁
C. 养心安神
D. 清肝泻火，解郁和胃
E. 健脾养心，益气补血

57. 针对本病所采用的方药，以下最为符合的是（　　）。

A. 柴胡疏肝散加减　　B. 丹栀逍遥散合左金丸

C. 甘麦大枣汤　　D. 半夏厚朴汤加减

E. 以上都不是

58. 若兼见呕恶、口苦、苔黄而腻，方药可用（　　）。

A. 黄连汤加减　　B. 涤痰汤加减

C. 半夏厚朴汤　　D. 温胆汤加减

E. 以上都不是

（59~61 题共用题干）

患者，女，55 岁。干咳日久，痰少质黏色白，时或痰中带有血丝，声嘎，口干咽燥，伴潮热、盗汗、消瘦，舌红少苔，脉细数。

59. 该病人证属（　　）。

A. 温燥咳嗽　　B. 凉燥咳嗽

C. 风热咳嗽　　D. 阴虚咳嗽

E. 肝火咳嗽

60. 其治法是（　　）。

A. 疏风润燥，润肺止咳　　B. 清肝泻火，肃肺止咳

C. 疏风清热，宣肺止咳　　D. 滋阴清热，润肺止咳

E. 以上都不是

61. 其治疗首选方是（　　）。

A. 杏苏散　　B. 泻白散

C. 桑杏汤　　D. 百合固金汤

E. 沙参麦冬汤

（62~64 题共用题干）

患者，男，75 岁。喘咳，咯痰清稀，面浮肢肿，脘痞，纳差，尿少，畏寒，口唇青紫，舌暗，苔白滑，脉沉细。

62. 根据患者上述临床表现，该患者应属以下哪项辨证类型（　　）。

A. 肾虚之喘证　　B. 脾肾阳虚之喘证

C. 肾气衰微之水肿　　D. 肺肾两虚之肺胀

E. 阳虚水泛之肺胀

63. 根据上述辨证类型，应采取以下哪种治疗原则（　　）。

A. 温肾助阳，化气行水　　B. 温补脾肾，利气平喘

C. 补肺纳肾，降气平喘　　D. 温肾健脾，化饮利水

E. 补肾纳气，化痰降气

64. 以下方剂中哪种方剂最适合该病证（　）。

A. 金匮肾气丸加减　　B. 真武汤加减

C. 参蛤散加减　　D. 参附汤加减

E. 济生肾气丸加减

（65~67 题共用题干）

患者，男，45 岁。6 年前始发哮喘，每逢天冷或受寒易发，平时怕冷，不欲饮水，哮喘逐年加重，面色青晦，此次发作已 3 天，西药仍不能控制。现症喉中痰鸣如水鸣声，喘憋气逆，呼吸急促，痰少色白，呈泡沫，咯吐不爽，舌苔白滑，脉浮紧。

65. 本病例当辨为哪种哮证（　）。

A. 热哮证　　B. 风痰哮证

C. 冷哮证　　D. 寒包热哮证

E. 虚哮证

66. 本病例的适宜治法是（　）。

A. 清热宣肺，化痰定喘　　B. 祛风涤痰，降气干喘

C. 解表散寒，清化痰热　　D. 补肺纳肾，降气化痰

E. 宣肺散寒，化痰平喘

67. 本病例的适宜方剂是（　）。

A. 三子养亲汤　　B. 定喘汤

C. 麻杏甘石汤　　D. 小青龙汤

E. 射干麻黄汤

（68~71 题共用题干）

患者，男，23 岁。3 天前受凉后感冒，现因咳嗽不止而来诊，症见咳嗽频剧，气粗音哑，喉燥咽痛，咯痰不爽，痰黄稠，口渴，头痛，恶风身热，苔薄黄，脉浮滑。

68. 该病人治疗应选用（　）。

A. 止嗽散　　B. 泻白散

C. 桑杏汤　　D. 桑菊饮

E. 清金化痰汤

69. 该病人因迁延失治，出现咳嗽气粗，喉中痰鸣，痰黄稠，咯吐不爽，胸闷，咳时引痛，口干欲饮，苔薄黄腻，质红，脉滑数。治疗应选用（　）。

A. 三拗汤　　B. 黛蛤散

C. 清金化痰汤　　D. 麻杏石甘汤
E. 清燥润肺汤

70. 患者出现胸闷咳逆、痰涌便秘，应酌加（　　）。
A. 桑白皮、地骨皮　　B. 葶苈子、风化硝
C. 鱼腥草、金荞麦根　　D. 薏苡仁、冬瓜子
E. 天冬、天花粉

71. 治疗中应注意（　　）。
A. 驱邪止咳，扶正补虚　　B. 寒凉收敛
C. 勿早用兜铃、粟壳涩剂　　D. 内伤之病多不足，治疗须多从调护正气着眼
E. 除直接治肺外，应注意治肝、治肾等整体疗法

（72～74 题共用题干）

患者，女，65 岁。呼吸急促，喉间哮鸣有声，胸膈满闷如塞，面色晦滞带青，口不渴，形寒怕冷，舌苔白滑，脉弦紧。

72. 如恶寒较重，咯痰色白量多，可用（　　）。
A. 射干麻黄汤　　B. 定喘汤
C. 苏子降气汤　　D. 小青龙汤
E. 三子养亲汤

73. 若哮证剧甚者，治以祛痰定喘，可考虑在密切观察下选用（　　）。
A. 黑锡丹　　B. 桔梗白散
C. 玉涎丹　　D. 紫金丹
E. 控涎丹

74. 如果病久不愈，阴盛阳虚，发作频繁，发时喉中痰鸣如鼾，声低，气短不足以息，咯痰清稀，面色苍白，汗出肢冷，舌淡苔白，脉沉细。可选用（　　）。
A. 定喘汤　　B. 三子养亲汤
C. 小青龙汤　　D. 射干麻黄汤
E. 苏子降气汤

（75～79 题共用题干）

患者，男，40 岁。近 3 天来，咯痰带血，血色鲜红，自觉午后低热，夜间出汗，轻咳，口干咽燥，疲倦乏力，舌尖红，苔薄白，脉细数，X 线显示肺结核已成空洞。

75. 本病中医诊断为（　　）。
A. 肺痨，气阴耗伤型　　B. 肺痨，虚火灼肺型
C. 肺痨，肺阴不足型　　D. 肺痨，阴阳虚损型
E. 肺痨，脾虚失摄型

76. 本病例的证机是（　　）。
A. 阴损及阳，精气亏耗
B. 阴虚肺燥，肺络伤损
C. 肺肾阴伤，水亏火旺
D. 阴伤气耗，肺脾两虚
E. 肺脾两虚，脾不统血

77. 本病例的适宜治法为（　　）。
A. 滋阴降火
B. 滋阴益阳
C. 补肺益脾
D. 滋阴润肺，和络止血
E. 补精固血

78. 本病例选方为（　　）。
A. 秦艽鳖甲汤
B. 沙参麦冬汤
C. 归脾汤
D. 月华丸
E. 六味地黄丸

79. 本病例若需加止血药物，以下哪组最宜（　　）。
A. 乌梅、黄芪、党参
B. 紫草、大黄、三七
C. 山萸肉、煅龙牡、三七
D. 蛤粉炒阿胶、仙鹤草、白茅根
E. 郁金、三七、花蕊石

（80~82 题共用题干）

患者，女，52 岁。喘促已多年，现呼多吸少，动则喘息更甚，气不得续，咽干口燥，喘时面红足冷，腰膝酸软，舌红，脉细。

80. 该病人证属（　　）。
A. 脾虚
B. 肺虚
C. 气郁
D. 肾虚
E. 以上均不是

81. 其治法应为（　　）。
A. 补益肺气
B. 健脾益气
C. 开郁理气
D. 补肾摄纳
E. 以上均不是

82. 其最佳治疗方药是（　　）。
A. 补肺汤
B. 六君子汤
C. 六磨汤
D. 七味都气丸
E. 以上均不是

（83~86 题共用题干）

患者，男，35 岁。病初恶风发热，继则咳嗽，痰少，黏稠难出，甚或痰中带血，咳引咽痛，咽干口燥，舌红少津，苔薄而黄，脉数。

83. 本病当诊断为（　　）。

A. 感冒　　B. 肺胀

C. 肺痨　　D. 咳嗽

E. 肺痿

84. 本病证型为（　　）。

A. 肝火犯肺　　B. 风热犯肺

C. 痰热郁肺　　D. 肺阴亏虚

E. 风燥伤肺

85. 本病例的治法是（　　）。

A. 疏风清肺，宣肺止咳　　B. 疏风清肺，润燥止咳

C. 清热肃肺，豁痰止咳　　D. 清肺泻火，顺气降火

E. 滋阴润肺，化痰止咳

86. 治疗本病的基础方是（　　）。

A. 泻白散　　B. 桑杏汤

C. 清金化痰汤　　D. 桑菊饮

E. 麦门冬汤

（87~89 题共用题干）

患者，男，36 岁。咳嗽声重，咯痰清稀色白，咽痒，鼻塞流清涕，恶风寒，无汗，口淡不渴，舌苔薄白，脉浮紧。

87. 该病人证属（　　）。

A. 痰湿咳嗽　　B. 风寒咳嗽

C. 风热咳嗽　　D. 肺气不足

E. 凉燥咳嗽

88. 其治法是（　　）。

A. 疏风清热，宣肺化痰　　B. 疏风散寒，宣肺止咳

C. 疏肝泻热，清肺止咳　　D. 健脾燥湿，化痰止咳

E. 益气补肺，降气止咳

89. 其首选方是（　　）。

A. 桑杏汤　　B. 三拗汤合止嗽散

C. 泻白散　　D. 二陈汤

E. 沙参麦冬汤

(90~93 题共用题干)

患者，女，50 岁。反复咳嗽 7 年，现咳声重浊，痰色白量多质稠，胸闷，脘痞，食少，体倦，苔白腻，脉滑。

90. 根据上述临床表现及中医辨证体系，以下哪种证型最符合该患者的病机（　　）。

A. 痰热郁肺　　B. 肝火犯肺
C. 痰湿蕴肺　　D. 风热犯肺
E. 风燥伤肺

91. 根据中医辨证论治，以下哪种方剂最为适合该患者的治疗（　　）。

A. 清金化痰汤加减　　B. 除湿丸加减
C. 麻杏蒌石汤加减　　D. 麻杏石甘汤加减
E. 二陈汤平胃散合三子养亲汤

92. 若兼见恶寒背冷，四肢不温，怕冷喜温，痰黏白如沫者，舌淡苔白滑，可加（　　）。

A. 附子肉桂　　B. 白术陈皮
C. 党参黄芪　　D. 生姜半夏
E. 干姜白芥子

93. 如经治疗病情平稳后，服以下何药以资调理（　　）。

A. 补中益气汤　　B. 参苓白术散
C. 六君子丸　　D. 玉屏风散
E. 枳术丸

(94~97 题共用题干)

患者，女，44 岁。咯吐脓血痰已 2 月余，现痰液已渐清稀，腥臭味已减，低热，胸胁隐痛，午后潮热，形体消瘦，口燥咽干，舌质红，苔薄，脉细数。

94. 本病例的证机为（　　）。

A. 虚热内扰，损伤肺络　　B. 邪毒尚盛，正气已虚
C. 邪毒复燃　　D. 余毒渐盛，肺阴大伤
E. 邪毒渐去，阴气耗伤

95. 本病例治法为（　　）。

A. 清热解毒泻火　　B. 清余毒，补肺阴
C. 清热解毒，补益正气　　D. 清润补肺，化痰
E. 清虚热，止咳

96. 本病例选方为（　　）。

A. 竹叶石膏汤　　B. 桑杏汤
C. 麻杏甘石汤　　D. 千金苇茎汤
E. 沙参清肺汤

97. 本病例选上方后宜加哪组药物效果更好（　　）。

A. 黄芩、黄连、银花、连翘

B. 桑白皮、瓜蒌、大黄、葶苈子

C. 功劳叶、青蒿、地骨皮、白薇、冬瓜仁

D. 败酱草、鱼腥草、石膏、知母

E. 郁金、赤芍、丹皮、乳香

（98~100 题共用题干）

患者，男，56 岁。咳嗽，咯痰，痰少带血，反复发作 5 年。血色鲜红，口干咽燥，两颧潮红，盗汗，舌质红，脉细数，无肺结核病。

98. 其证候为（　　）。

A. 肝火犯肺　　B. 燥热伤肺

C. 胃火炽盛　　D. 阴虚肺热

E. 阴虚火旺

99. 病机为（　　）。

A. 木火刑金，肺失清肃，肺络受伤　　B. 燥热伤肺，肺失清肃，肺络受伤

C. 虚火内炽，灼伤肺络　　D. 胃火炽盛，伤及肺络

E. 虚火灼肺，肺失清肃，肺络受伤

100. 治法为（　　）。

A. 滋阴降火，宁络止血　　B. 清肝泻火，凉血止血

C. 清热润肺，宁络止血　　D. 清胃泻火，凉血止血

E. 滋阴润肺，宁络止血

（101~104 题共用题干）

患者，男，39 岁。患结核已 3 年，长期服用异烟肼、利福平治疗，病至今未愈。X 线提示：浸润型肺结核。现症咳嗽吐清稀痰，色白，偶有痰中带血，伴见畏风怕冷，纳少神疲，脘闷便溏，面色皖白，舌质淡，边有齿印，苔薄，脉细数。

101. 本病例当辨何证（　　）。

A. 痰湿内阻　　B. 肺阴不足

C. 肺肾两虚，肾气不固　　D. 阴损及阳，精气亏虚

E. 肺脾气虚，脾失健运

102. 本病例的治法为（　　）。

A. 补肺益肾　　B. 滋阴补阳

C. 滋阴降火　　D. 补气健脾，益气养阴

E. 补脾固肾

103. 本病例的代表方为（　　）。

A. 补天大造丸　　B. 保真汤

C. 月华丸　　D. 归脾汤

E. 四神丸

104. 鉴于该患者畏风怕冷，用上方当加以下哪组药物为宜（　　）。

A. 乌梅、五倍子、浮小麦　　B. 附子、肉桂、巴戟天

C. 干姜、肉桂、吴茱萸　　D. 熟地、黄芪、补骨脂

E. 桂枝、白芍、红枣

（105~107 题共用题干）

患者，男，56 岁。素日咳嗽吐痰，反复发作，早晨咳嗽加剧，咳声重浊，痰出咳减，痰多黏腻色白，进食肥甘生冷之食咳嗽加重，伴胸闷脘痞，食少神疲，大便时溏，苔白腻，脉濡滑。

105. 本病例属于哪种咳嗽（　　）。

A. 痰热咳嗽　　B. 风寒咳嗽

C. 痰湿咳嗽　　D. 肝火咳嗽

E. 风热咳嗽

106. 本病例适宜以下哪方（　　）。

A. 桑杏汤　　B. 清金化痰汤

C. 桑菊饮　　D. 止嗽散

E. 二陈汤合三子养亲汤

107. 患者久病脾虚，以下哪组药适宜加入上方中（　　）。

A. 麦冬、玉竹、地骨皮、桑白皮　　B. 石膏、知母、天花粉、沙参

C. 桑叶、菊花、连翘、薄荷　　D. 黄芩、栀子、知母、桑白皮

E. 党参、白术、炙甘草

（108~111 题共用题干）

患者，女，65 岁。既往有哮喘病史多年。平素呼吸浅短难续，声低气怯，咳嗽痰白如沫，胸闷心慌，形寒汗出，舌淡紫，脉沉细。

108. 该病人辨证属（　　）。

A. 肺脾气虚　　B. 肺实肾虚

C. 心肺气虚　　D. 肺肾气虚

E. 阳虚水泛

109. 近期患者外感后出现面浮，下肢肿，腹部胀满，心悸，喘咳，咳痰清稀，脘痞纳差，

面唇发绀，苔白滑，脉沉。其治疗应选用（　　）。

A. 实脾饮　　B. 真武汤

C. 苓桂术甘汤　　D. 参附汤

E. 猪苓汤

110. 若见喘脱危象，急予（　　）。

A. 参附汤送服安宫牛黄丸　　B. 血府逐瘀汤送服至宝丹

C. 真武汤送服参蛤散　　D. 参附汤送服黑锡丹

E. 参附汤送服肾气丸

111. 该老年患者，若不及时控制病情，极易发生下述变证，除外（　　）。

A. 谵妄昏迷　　B. 吐血、便血

C. 咯吐脓血痰　　D. 喘脱

E. 抽搐

（112~115 题共用题干）

患者，男，52 岁。2 天来恶寒发热，咳嗽，痰少而黏，胸痛，咳时尤甚，呼吸不利，口干鼻燥，舌苔薄黄，脉浮滑而数。

112. 此患者诊断为（　　）。

A. 燥热咳嗽　　B. 风热感冒

C. 初期肺痈　　D. 表寒里热型感冒

E. 风温肺热

113. 患者迁延误治，现咯吐大量脓血痰，腥臭异常，胸中烦满疼痛，身热烦渴，舌红苔黄腻，脉实。此时病理为（　　）。

A. 风邪伤表，热壅于肺　　B. 热壅血瘀

C. 痰瘀交结，毒损肺络　　D. 邪去正虚，阴伤气耗

E. 热毒炽甚，血败肉腐

114. 肺痈后期，身热渐退，咳嗽减轻，脓血渐少，臭味亦减。此时治宜（　　）。

A. 益气排脓　　B. 清肺化痰

C. 养阴清肺　　D. 滋阴润肺

E. 养阴补肺

115. 调护方面，以下哪种食物不宜食用（　　）。

A. 萝卜　　B. 枇杷

C. 薏米　　D. 韭菜

E. 芦根

（116～120 题共用题干）

患者，男，58 岁。咳喘 11 年，近 1 周肢体浮肿，经常心悸，动则尤甚。近 2 天来心悸咳喘加重，咯痰清稀，面部与下肢浮肿，尿少，夜间不能平卧，面唇青紫，苔白，舌胖质暗，脉沉细无力。

116. 本病例的诊断为（　　）。

A. 哮证　　B. 肺胀

C. 心悸　　D. 喘证

E. 肺痿

117. 本病例的辨证为（　　）。

A. 心血瘀阻证　　B. 阳虚水泛证

C. 痰浊壅肺证　　D. 心气不足证

E. 肺肾气虚证

118. 本病例的治法为（　　）。

A. 补益心气　　B. 活血化瘀

C. 补肺纳肾，降气平喘　　D. 化痰利肺

E. 温肾健脾，化饮利水

119. 本病例的代表方剂为（　　）。

A. 养心汤合五苓散　　B. 苏子降气汤合三子养亲汤

C. 桑白皮汤合五苓散　　D. 真武汤合五苓散

E. 柏子养心丸合血府逐瘀汤

120. 根据本病例的现症，心悸喘满，不能平卧，宜加以下哪组药物（　　）。

A. 丹参、地龙、桃红、红花　　B. 鱼腥草、黄芩、地龙、桑白皮

C. 泽兰、红花、丹参、益母草　　D. 党参、黄芪、白术、茯苓

E. 沉香、黑白丑、葶苈子、万年青

（121～123 题共用题干）

患者，男，69 岁。患肺结核 12 年，病情时轻时重，反复加重。现症：咳逆喘息，咯痰呈泡沫状，偶夹血丝，血色不鲜，潮热盗汗，心慌，肢肿形寒，舌质光暗，苔花剥，脉微细数。

121. 本病例属肺痨的哪个证（　　）。

A. 脾肾两虚　　B. 肺脾两虚

C. 阴精亏耗　　D. 气阴耗伤

E. 阴阳俱虚

122. 本病例的治法为（　　）。

A. 补脾固肾　　B. 滋阴降火

C. 益气养阴　　D. 滋阴补阳
E. 补脾益气

123. 本病例选方为（　　）。
A. 六味地黄汤　　B. 参附汤
C. 归脾汤　　D. 百合固金汤
E. 补天大造丸

（124~127 题共用题干）

患者，女。2 个月来经常咳嗽，咯白色黏痰，平素喜食辛辣之品。近 3 天来，突发寒战，高热，呼吸气促，胸痛，咳嗽，吐黄色浊痰，稍有腥味，口干咽燥，舌红苔黄腻，脉滑数。

124. 本病例当诊断为（　　）。
A. 痰热咳嗽　　B. 肺痈溃脓期
C. 喘证之痰热蕴肺　　D. 肺痈初期
E. 肺痈成痈期

125. 本病例的病机为（　　）。
A. 热壅血瘀，血败肉腐，痈肿内溃　　B. 表寒入里，化热伤肺，肺失清肃
C. 热毒蕴肺，热壅血瘀，蕴酿成痈　　D. 风热伤肺，肺失清肃
E. 痰热郁肺，肺不宣降

126. 本病例的治法为（　　）。
A. 排脓解毒　　B. 清肺化痰，降气平喘
C. 疏风清热，清肺化痰　　D. 清热化痰，宣肺止咳
E. 清肺解毒，化瘀消痈

127. 本病例选（　　）。
A. 银翘散　　B. 麻杏甘石汤
C. 加味桔梗汤　　D. 清金化痰汤
E. 千金苇茎汤合如金解毒散

（128~130 题共用题干）

患者，女，50 岁。咯血反复发作 1 个月，咳呛气急，血色鲜红，痰少质黏色黄，午后潮热，五心烦热，盗汗，口干多饮，消瘦，颧红，月经不调，舌红绛少津液，苔薄黄，脉细数。

128. 根据上述患者临床表现，按照中医的辨病辨证体系，以下选项哪个最为符合该患者的临床表现（　　）。
A. 肺阴亏虚之肺痿　　B. 血热妄行之咳血

C. 肺肾阴亏之虚劳　D. 阴虚火旺之肺痨

E. 痰热壅肺之咳嗽

129. 根据上述辨证类型，以下方剂最适合患者疾病痊愈的是（　　）。

A. 保真汤　B. 麦门冬汤合清燥救肺汤

C. 清气化痰丸　D. 百合固金丸合秦艽鳖甲散

E. 咳血方

130. 如患者咳血不止，且紫暗成块，伴有胸痛，可加用（　　）。

A. 丹皮、栀子　B. 三棱、莪术

C. 阿胶、五味子　D. 三七粉、血余炭

E. 牡蛎、黄柏

## 四、B 型题

（1~3 题共用备选答案）

A. 桑菊饮　B. 杏苏散

C. 麻杏石甘汤　D. 清金化痰汤

E. 沙参麦冬汤

1. 风热咳嗽宜首选（　　）。
2. 阴虚咳嗽宜首选（　　）。
3. 痰热咳嗽宜首选（　　）。

（4~5 题共用备选答案）

A. 疏风清热，润燥止咳　B. 疏风清热，宣肺止咳

C. 清肝泻肺，化痰止咳　D. 滋阴润肺，化痰止咳

E. 清热肃肺，化痰止咳

4. 咳嗽咯痰不爽，痰黄或稠黏，喉燥咽痛，常伴恶风身热，头痛肢楚，鼻流黄涕，口渴，舌苔薄黄，脉浮数。其治法是（　　）。
5. 咳嗽，气息粗促，或喉中有痰声，痰多黏厚或稠黄咯吐不爽，或有热腥味，胸胁胀满，或有身热，口中欲饮，苔薄黄腻，脉滑数。其治法是（　　）。

（6~8 题共用备选答案）

A. 二陈汤合三子养亲汤　B. 清金化痰汤

C. 黛蛤散合黄芩泻白散　D. 桑杏汤

E. 三拗汤合止咳散

6. 治疗肝火犯肺型咳嗽的代表方是（　　）。

7. 治疗风燥伤肺型咳嗽的代表方是（　　）。
8. 治疗痰热郁肺型咳嗽的代表方是（　　）。

## 五、X 型题

1. 咳嗽吐痰质黏者，可见于以下哪项（　　）。
A. 风热犯肺证
B. 风燥伤肺证
C. 痰湿蕴肺证
D. 肝火犯肺证
E. 痰热郁肺证
2. 虚火喉痹的临床特点有（　　）。
A. 多见于青中年男性
B. 有长期吸烟饮酒史
C. 咽部症状与情绪无关
D. 嗜食辛辣食物
E. 过劳或感受外邪易加剧
3. 悬饮的临床特点是（　　）。
A. 胸胁饱满
B. 咳唾引痛
C. 喘促不能平卧
D. 心下满闷
E. 或有肺痨病史
4. 外感咳嗽的特点是（　　）。
A. 起病急
B. 病程短
C. 咳嗽痰多
D. 兼表证
E. 脏腑功能失调
5. 关于癫病心脾两虚证的主要病机，不正确的为（　　）。
A. 瘀热互结，神窍被塞
B. 癫证日久，脾失健运
C. 气郁日久，血气凝滞
D. 生化乏源，气血俱虚
E. 心神失养
6. 肺胀的主要临床表现包括（　　）。
A. 胸部膨满
B. 胀闷如塞
C. 喘咳上气
D. 转侧不利
E. 痰多、烦躁、心悸
7. 肺的通调水道主要依靠（　　）。
A. 肺之宣发
B. 肺之呼吸
C. 纳气于肾
D. 肺主一身之气
E. 肺之肃降
8. 外感咳嗽的特点（　　）。
A. 多为新病
B. 起病急

C. 病程短　　D. 反复发作

E. 常伴肺卫表证

9. 出现哪些症状提示肺痈邪毒复燃或转为慢性（　　）。

A. 脓痰一度清稀而复转臭浊　　B. 腥臭脓血迁延日久不尽

C. 胸胁隐痛　　D. 低热盗汗

E. 时轻时重

10. 肺痈身热转甚，时时振寒，继而壮热不寒，汗出烦躁，咳嗽气急，胸满作痛，转侧不利，咯吐浊痰，呈黄色，自觉喉间腥味，口干咽燥，苔黄腻，脉滑数。其主方是（　　）。

A. 千金苇茎汤　　B. 银翘散

C. 如金解毒散　　D. 加味桔梗汤

E. 沙参清肺汤

11. 肺痨阴阳两虚症候特征是（　　）。

A. 咳逆喘息　　B. 痰少质黏

C. 心烦不寐　　D. 气短声低

E. 咯血暗淡

12. 寒包热哮证适宜（　　）。

A. 小青龙加石膏汤　　B. 平喘固本汤

C. 定喘汤　　D. 射干麻黄汤

E. 厚朴麻黄汤

13. 内伤咳嗽常与哪几个脏腑有关（　　）。

A. 肝　　B. 肾

C. 胆　　D. 脾

E. 心

14. 治疗肺痨，调补脏器重点在肺，并应注意脏腑整体关系，同时补益（　　）。

A. 脾　　B. 肾

C. 心　　D. 肝

E. 胃

15. 肺痈成痈期的治法包括（　　）。

A. 养阴　　B. 排脓

C. 化瘀　　D. 消痈

E. 清肺

16. 内伤咳嗽的特点是（　　）。

A. 咳嗽气喘　　B. 病史长

C. 起病缓　　D. 诱因发作

E. 脏腑功能失调

17. 哮病缓解期，重点调理哪个脏器（　　）。

A. 心　　B. 肝

C. 脾　　D. 肾

E. 肺

18. 外感风寒症状是（　　）。

A. 恶寒发热　　B. 无汗

C. 头痛身痛　　D. 肢厥冷挛痛

E. 鼻流清涕

19. 肺痈发病的内在因素主要是（　　）。

A. 情志所伤　　B. 湿热内蕴

C. 正气不足　　D. 痰热素盛

E. 肝火犯肺

20. 咳嗽连声重浊、痰出咳减者，多为（　　）。

A. 风热咳嗽　　B. 痰湿蕴肺咳嗽

C. 风燥伤肺咳嗽　　D. 肺阴亏耗咳嗽

E. 痰热郁肺咳嗽

21. 以下哪些慢性肺病可发展为肺胀（　　）。

A. 内伤久咳　　B. 久喘

C. 支饮　　D. 久哮

E. 肺痨

22. 哮病的诊断要点有以下哪项（　　）。

A. 喉中有明显哮鸣声　　B. 平时如常人，或稍感疲劳纳差

C. 呈反复发作性　　D. 多突然发病

E. 多与先天禀赋有关，家族中可有哮病史

23. 常用于治疗风寒袭肺型咳嗽的方剂有（　　）。

A. 三拗汤　　B. 二陈汤

C. 参苏饮　　D. 止嗽散

E. 荆防败毒散

24. 肺胀的病理因素为（　　）。

A. 痰浊　　B. 血虚

C. 血瘀　　D. 水饮

E. 水湿

25. 肺阴虚证的临床特点是（　　）。

A. 干咳，咯血　　B. 潮热盗汗

C. 面色潮红
D. 头痛眩晕
E. 甚或失音

26. 失眠的辨证要点主要是（　　）。
A. 辨气血
B. 辨脏腑
C. 辨寒热
D. 辨内外
E. 辨虚实

27. 预防哮病的发作应避免哪些因素（　　）。
A. 寒冷空气的刺激
B. 不良情绪的影响
C. 烟尘异味
D. 肥甘油腻、辛辣甘甜之品
E. 过度疲劳

28. 肺痨的治疗原则是（　　）。
A. 补虚润肺
B. 补虚抗痨
C. 补虚培元
D. 抗痨杀虫
E. 补肺杀虫

29. 内伤咳嗽、它脏及肺者，多因实致虚。以下哪项属于此（　　）。
A. 肝火犯肺
B. 肺阴不足
C. 痰湿犯肺
D. 病及于肾
E. 痰从寒化

30. 外感咳嗽，一般均属邪实，以何邪为主（　　）。
A. 痰湿
B. 风寒
C. 风热
D. 风湿
E. 风燥

31. 属于肺痨肺阴亏损证的症状有（　　）。
A. 干咳少痰
B. 少气心慌
C. 口干咽燥
D. 午后手足心热
E. 舌尖红脉细数

32. 咳嗽的预防在于（　　）。
A. 适寒温
B. 节情志
C. 戒烟酒
D. 避烟尘
E. 忌辛辣

33. 以下哪项能提示肺痈逆证（　　）。
A. 饮食少进
B. 身热不退
C. 爪甲青紫带弯
D. 咯痰腥臭异常
E. 溃后音嘎无力

34. 常用抗肺癌的中草药有（　　）。

A. 瓜蒌、贝母　　B. 猪苓、泽泻

C. 桃仁、大黄　　D. 半夏、海藻

E. 白花蛇舌草、半边莲

35. 实喘风寒壅肺证选用（　　）。

A. 麻黄汤　　B. 二陈汤

C. 麻杏甘石汤　　D. 桑白皮汤

E. 华盖散

36. 肺气亏虚咳嗽的特点是（　　）。

A. 久咳不愈　　B. 干咳少痰

C. 平素自汗恶风易感冒　　D. 咳声低弱

E. 急躁易怒

37. 肺燥阴虚咳嗽的特点是（　　）。

A. 夜间有单声咳嗽　　B. 白天多于夜间

C. 痰黄而黏　　D. 咳声轻微短促

E. 午后、黄昏咳嗽加重

38. 常用于治疗哮病缓解期肾虚型的方剂有（　　）。

A. 金匮肾气丸　　B. 人参蛤蚧散

C. 苏子降气汤　　D. 真武汤

E. 七味都气丸

39. 咳嗽是指以下哪几项内容而言（　　）。

A. 如水鸣声　　B. 肺失宣降

C. 肺气上逆作声　　D. 咯吐痰液

E. 喉中痰鸣

40. 肺阴亏耗型咳嗽的治法是（　　）。

A. 清热　　B. 滋阴

C. 润肺　　D. 化痰

E. 止咳

41. 肺痿咯吐浊唾涎沫的特点是（　　）。

A. 唾呈细沫稠黏　　B. 痰稀呈泡沫状

C. 或白如雪　　D. 或带血丝

E. 痰吐腥臭

42. 虚喘的特点表现为（　　）。

A. 病势多急　　B. 病势徐缓

C. 气怯声低　　D. 呼吸短促难续

E. 深吸为快

43. 外感咳嗽的特点（　　）。

A. 多为新病　　B. 起病急

C. 病程短　　D. 常伴肺卫表证

E. 反复发作

44. 肺痈恢复期的有（　　）。

A. 益气　　B. 化瘀

C. 养阴　　D. 清热

E. 敛肺

45. 以下哪项属于虚寒型肺痿的症状（　　）。

A. 咯吐涎沫，质清稀、量多　　B. 形寒小便数

C. 口不渴　　D. 舌红而干，脉细数

E. 神疲乏力

46. 肺痈与痰热蕴肺证的共有症状为（　　）。

A. 发热　　B. 咳嗽

C. 胸痛　　D. 咯痰带血

E. 时时战寒

47. 风热犯肺型咳嗽的治法包括（　　）。

A. 疏风　　B. 清热

C. 宣肺　　D. 化痰

E. 止咳

48. 实喘治肺，以祛邪利气为主，当区别（　　）。

A. 寒　　B. 血

C. 痰　　D. 热

E. 气

49. 肝火犯肺型咳嗽的症状包括（　　）。

A. 上气咳逆阵作　　B. 胸胁胀满

C. 舌红、脉弦数　　D. 痰多质稠

E. 咳引胸胁胀痛

50. 外感发热的热型有（　　）。

A. 恶寒发热　　B. 潮热

C. 寒热往来　　D. 壮热

E. 不规则热

51. 实喘在肺，致病之邪为（　　）。

A. 外邪　　B. 肝郁气逆

C. 痰浊　　D. 阳气不足

E. 邪壅肺气

52. 肺痨的演变发展过程为（　　）。

A. 阴损及阳　　B. 痨虫蚀肺

C. 气阴两虚　　D. 阴虚火旺

E. 耗损肺阴

53. 清燥救肺汤治疗痿病，其治法体现了（　　）。

A. 清热燥湿　　B. 健脾益气

C. 濡养筋脉　　D. 清热润肺

E. 滋阴清热

54. 外感风寒、风热或风燥咳嗽的特点是（　　）。

A. 咳嗽时作　　B. 白天多于夜间

C. 咳而急剧声重　　D. 早晨咳嗽

E. 咽痒则咳

55. 肺痿的病因可分以下几个方面（　　）。

A. 久病损伤　　B. 疫毒伤肺

C. 肝气犯肺　　D. 外邪袭肺

E. 误治津伤

56. 属于肺痈溃脓期的症状有（　　）。

A. 恶寒发热　　B. 身热面赤

C. 咯吐大量脓痰或如米粥状痰　　D. 痰腥臭异常

E. 烦渴喜饮

57. 以下哪几项能提示肺痈逆证（　　）。

A. 饮食少进　　B. 咯痰腥臭异常

C. 溃后音哑无力　　D. 身热不退

E. 爪甲青紫带弯

58. 肺痈形成脓胸时可表现为（　　）。

A. 持续高热　　B. 面色皖白

C. 咳嗽困难　　D. 脉浮数而滑

E. 气促胸痛

59. 肺痈成痈化脓的病理基础主要在于（　　）。

A. 阴伤　　B. 痰热

C. 外邪 D. 热毒
E. 血瘀

60. 以下因素与肺胀痰蒙神窍证的发生有关的是（ ）。
A. 痰热内郁 B. 痰浊壅肺
C. 痰从寒化 D. 热动肝风
E. 痰迷心窍

61. 以下属于肺痨阴阳虚损证症状的是（ ）。
A. 咯痰色白有沫 B. 男子遗精
C. 女子经闭 D. 咳逆喘息少气
E. 痰中带血色鲜红

62. 以下症候的出现提示为肺痈逆证的是（ ）。
A. 溃后音哑无力 B. 腥臭异常
C. 脓血如败卤 D. 胸胁稍痛
E. 身热不退

63. 吐酸的治疗，根据辨证论治原则，一般可选用（ ）。
A. 乌贝散 B. 平胃散
C. 左金丸 D. 香砂六君子汤
E. 龙胆泻肝汤

64. 其他脏腑病变涉及肺引发咳嗽，病因常为（ ）。
A. 嗜烟好酒 B. 过食肥甘辛辣之品
C. 情志不遂 D. 饮食不调
E. 脾不健运

65. 关于肺痨的调护，应注意的是（ ）。
A. 戒烟酒 B. 适当体育锻炼
C. 怡情志 D. 忌食辛辣之物
E. 慎房事

66. 哮病的基本病理变化为“伏痰”，痰的成因与以下哪项有关（ ）。
A. 肺虚、气不化津、内蕴为痰 B. 气化失常、膀胱聚液为痰
C. 脾虚、运化失常、积湿生痰 D. 阴虚虚火灼津成痰
E. 肾虚、摄纳失常、阳虚水泛为痰

67. 肺痨的治疗原则为（ ）。
A. 补益肺肾 B. 补虚培元
C. 滋阴降火 D. 清肺化痰
E. 治痨杀虫

68. 肺痿的病因主要包括（　　）。

A. 肺燥津伤　　B. 肺气亏虚

C. 肺阴亏虚　　D. 肺气虚冷

E. 痰浊伏肺

69. 肺痈的形成，有以下哪些因素（　　）。

A. 外感风热　　B. 劳累伤正

C. 痰热素盛　　D. 情志失调

E. 肺有宿疾

70. 以下哪几项属于肺系病常见之症（　　）。

A. 咳嗽　　B. 咳血

C. 咳痰　　D. 喘促

E. 声音嘶哑

71. 咳血之肝火犯肺证的选方是（　　）。

A. 桑菊饮　　B. 玉女煎

C. 泻白散　　D. 黛蛤散

E. 百合固金汤

72. 以下哪项提示为悬饮导致的胁痛（　　）。

A. 胸胁胀痛持续不已　　B. 伴有咳嗽、咯痰

C. 喜向病侧睡卧　　D. 患侧肋间饱满，叩诊浊音

E. 呼吸时疼痛加重

73. 以下哪几项可以说明支饮不同于哮证（　　）。

A. 多为慢性咳嗽，经久不愈，发展而成

B. 痰鸣气喘

C. 发作与间歇的界限不清

D. 病情时轻时重

E. 以咳嗽和气喘为主症

74. 与肺胀的发生有关的因素有（　　）。

A. 久病肺虚　　B. 肝火素盛

C. 饮食失当　　D. 痰浊潴留

E. 复感外邪

75. 咳嗽的主要病机是（　　）。

A. 肝胆湿热　　B. 邪犯于肺

C. 病邪外达　　D. 外邪相搏

E. 肺气上逆

76. 以下属于虚哮证的临床表现的是（　　）。

A. 口唇、爪甲青紫　　B. 喉中哮鸣如鼾

C. 声低、咳痰无力　　D. 舌红苔黄腻、脉滑数

E. 气短息促、动则喘甚

77. 以下能说明肺痈的发病机制的是（　　）。

A. 肝侮肺金　　B. 血败肉腐

C. 热壅血瘀，蕴酿成痈　　D. 痰热素盛，蒸灼肺脏

E. 感受外邪，内犯于肺

78. 实喘痰浊阻肺证选用（　　）。

A. 麻杏甘石汤　　B. 二陈汤

C. 三子养亲汤　　D. 五磨饮子

E. 定喘汤

79. 以下方药可以扶正解表的是（　　）。

A. 桂枝加附子汤　　B. 参苏饮

C. 葱白七味饮　　D. 麻黄附子细辛汤

E. 加减葳蕤汤

80. 老年、久病体虚的肺胀患者，出现以下哪些情况提示复感外邪（　　）。

A. 近期内咳喘突然加重　　B. 舌质变红

C. 痰色变黄　　D. 发热恶寒

E. 两肺可闻及湿性啰音

81. 肺痨四大证指的是（　　）。

A. 消瘦　　B. 潮热

C. 咯血　　D. 咳嗽

E. 盗汗

82. 肺癌的证候包括（　　）。

A. 咳嗽　　B. 盗汗

C. 胸痛　　D. 发热

E. 咯血

83. 属于肺阴亏耗证临床表现的有（　　）。

A. 呛咳气逆　　B. 痰少质黏

C. 形寒怕冷　　D. 自汗畏风

E. 发音嘶哑

84. 虚喘的证候特征包括（　　）。

A. 声低息短　　B. 呼吸深长费力，呼出为快

C. 呼多吸少　　D. 呼吸表浅，深吸为快
E. 气喘动则加甚

85. 哮病的发病特点是（　　）。
A. 间歇发作，突发突作
B. 病情缠绵，时轻时重，发作与间歇无明显界限
C. 反复发作性
D. 有过敏史或家族史
E. 无论新病痼疾均伴有气喘

86. 风燥伤肺型咳嗽可选（　　）。
A. 沙参麦门冬汤　　B. 桑杏汤
C. 加减葳蕤汤　　D. 清燥救肺汤
E. 杏苏散

87. 肺癌的证型主要有（　　）。
A. 郁阻肺络　　B. 痰湿壅肺
C. 阴虚毒热　　D. 阴阳
E. 气阴两虚

88. 肺结核活动性病变 X 线表现有（　　）。
A. 空洞形成　　B. 浸润
C. 钙化灶　　D. 纤维硬结
E. 干酪样变

89. 以下何病所致腹痛一般不属中医“腹痛”论治范畴（　　）。
A. 泌尿系疾病　　B. 痢疾、积聚
C. 妇科疾病　　D. 消化系疾病
E. 外科疾病

90. 休息痢之所以缠绵难愈，多因（　　）。
A. 正虚邪恋　　B. 瘀血阻滞
C. 痰浊壅阻　　D. 传导失常
E. 湿热留滞

91. 痢疾的古代名称有（　　）。
A. 肠澼　　B. 飧泄
C. 下利　　D. 滞下
E. 大瘕泄

## 六、案例分析题

(1~6 题共用题干)

患者，男，65 岁。有长期吸烟史，反复咳嗽 20 余年，气促 10 余年，加重伴肢肿 7 天。其咳嗽每遇寒即发，每年超过 3 个月，近 10 年逐渐出现气促，现上 2 层楼即感气促、胸闷，7 天前因受凉咳嗽、气促等症加重，吐痰量多，色白多沫，甚则不能平卧，伴有畏寒，双下肢水肿，面目浮肿，心悸胸闷，纳呆。舌淡苔白滑，脉弦而紧。

1. 该患者应考虑为何种病证（　　）。
   A. 咳嗽风寒袭肺　　B. 咳嗽痰湿蕴肺
   C. 肺胀发作期阳虚水泛　　D. 肺胀发作期痰湿蕴肺
   E. 咳嗽痰热蕴肺　　F. 肺胀缓解期肺肾气虚
2. 该患者目前主病之脏有哪些（　　）。
   A. 心　　B. 脾
   C. 肺　　D. 肝
   E. 肾
3. 该患者目前辨证为何病机（　　）。
   A. 痰浊壅肺　　B. 风寒袭肺
   C. 痰蒙神窍　　D. 阳虚水泛
   E. 肺肾气虚
4. 该患者治法可选择哪些（　　）。
   A. 祛痰止咳，降气平喘　　B. 辛温解表，化痰止咳
   C. 温肺散寒，豁痰利窍　　D. 温运脾肾，通阳化饮
   E. 温肺散寒，化饮降逆
5. 目前该患者应采用何方药加减治之（　　）。
   A. 三子养亲汤　　B. 苏子降气汤
   C. 六君子汤　　D. 真武汤合五苓散
   E. 涤痰汤　　F. 小青龙汤
6. 该患者如果病情发展，很可能会出现一些什么问题（　　）。
   A. 痰蒙神窍　　B. 痰热蕴肺
   C. 阴虚燥热　　D. 元阳欲绝
   E. 心肺肾虚，气逆不降

(7~14 题共用题干)

患者，男，25 岁。3 天前淋雨后出现头痛、恶寒、鼻塞、咳嗽、少许白痰，自服用维 C

银翘片后，头痛、恶寒和鼻塞症状减轻。今日晨起咳嗽明显加重，咯吐黄稠痰，痰中少许腥味，胸闷，咳时引痛，体温38.5℃，口干，大便2日未解。舌质红，舌苔黄腻，脉滑数。

7. 该病人应考虑为（　　）。

A. 咳嗽风热犯肺
B. 咳嗽风燥伤肺
C. 咳嗽风寒袭肺
D. 咳嗽痰热郁肺
E. 咳嗽热毒蕴肺

8. 该病人在辨为咳嗽痰热郁肺时，应抓的主症有（　　）。

A. 咳嗽
B. 黄稠痰
C. 发热
D. 舌苔黄腻
E. 口干
F. 胸闷胸痛
G. 脉滑数

9. 该病人此时的治法应为（　　）。

A. 疏风清热，宣肺止咳
B. 清肺养阴，佐以通腑
C. 清肺解毒，化瘀消痈
D. 清肺泻肝，化痰止咳
E. 清热化痰，肃肺止咳

10. 目前该病人可采用加减治之的方药有（　　）。

A. 二陈汤、三子养亲汤
B. 桑菊饮、二陈汤
C. 清金化痰汤
D. 千金苇茎汤
E. 黛蛤散合黄芩泻白散

11. 咯痰如脓或腥臭，常加用以下药物（　　）。

A. 鱼腥草
B. 金荞麦根
C. 薏苡仁
D. 桔梗
E. 芦根
F. 冬瓜仁
G. 知母

12. 芦根有类似苇茎的功用，临床成人常用剂量为（　　）。

A. 10~12克
B. 40~60克
C. 30~40克
D. 15~30克
E. 60克以上

13. 病人此时的证候应为哪种（　　）。提示：患者经治疗3天后，咳嗽加重，咯吐大量脓血痰，胸痛明显，气喘，面赤，发热，最高温度39℃，舌质绛红，脉滑数。

A. 肺痈邪热入里，热毒内盛
B. 咳嗽痰热伤津
C. 咳嗽痰热郁蒸
D. 肺痈热壅血瘀，血败肉腐
E. 邪热伤肺

14. 病人此时应选用加减治之的方药有（　　）。

A. 桔梗杏仁煎
B. 千金苇茎汤合如金解毒散

C. 加味桔梗汤 D. 泻白散

E. 麻杏石膏汤

(15~20 题共用题干)

患者，女，20 岁。1 日前食海鲜后次日起咳嗽，喉间痰鸣，气促，不能平卧，咯痰黄稠，烦闷，汗出，面赤，口渴喜饮。舌质红，苔黄腻。以往经常有类似发作史 10 年余。

15. 该患者应考虑为何病证（ ）。

A. 喘证痰热蕴肺 B. 哮病发作期，热盛伤阴

C. 哮病发作期，表寒里热 D. 哮病发作期，痰气壅实

E. 哮病发作期，热哮痰热壅肺

16. 该患者在辨为热哮证时，应抓的主症有（ ）。

A. 喉间痰鸣 B. 汗出

C. 烦闷 D. 咯痰黄稠

E. 面赤 F. 口渴喜饮

G. 舌质红，苔黄腻 H. 脉滑数

17. 该患者此时的治法应为（ ）。

A. 清热化痰，养阴敛肺 B. 清泻痰热，纳气定喘

C. 清泻痰热 D. 清热宣肺，化痰定喘

E. 解表散寒，清热化痰

18. 目前该患者最宜采用加减治之的方药有（ ）。

A. 三子养亲汤合葶苈大枣泻肺汤 B. 二陈汤合三子养亲汤

C. 定喘汤 D. 麻杏石膏汤

E. 射干麻黄汤 F. 苏子降气汤

19. 若痰黄质稠，胶黏难咯，可加用以下药物（ ）。

A. 知母 B. 陈皮

C. 鱼腥草 D. 海蛤壳

E. 贝母

20. 该患者在病情平稳后，在护理方面要注意的问题有（ ）。

A. 注意血压、脉搏的变化 B. 进食肉类与甜食以增加营养

C. 避免情绪刺激 D. 注意休息，不能劳累

E. 适当体育锻炼 F. 顺应气候变化，注意增减衣服

(21~27 题共用题干)

患者，男，75 岁。有吸烟史近 40 余年，近 10 年来时有气喘，呼多吸少，动则更甚，

咳嗽，胸闷，形体消瘦，肢冷，曾多次住院治疗。1 天前受凉后症状复发，今日晚上病情突然加重，气喘，张口抬肩，鼻翼翕动，端坐不能平卧，稍动则喘剧欲绝，心悸，烦躁，面青唇紫，汗出如珠，下肢浮肿，舌质淡而无华，少苔，脉浮大无根。

21. 该患者在辨为喘脱时，应抓住哪些主症（　　）。
   A. 病情突然加重
   B. 气喘加重，张口抬肩，鼻翼翕动，端坐不能平卧
   C. 心悸，烦躁
   D. 面青唇紫
   E. 汗出如珠
   F. 脉浮大无根
   G. 舌质淡而无华，少苔
   H. 下肢浮肿

22. 该患者此时的治法应为（　　）。
   A. 益肺补肾，纳气定喘　　B. 温阳利水，泻壅平喘
   C. 补气益阴，敛汗固脱　　D. 扶阳固脱，镇摄肾气
   E. 滋阴纳气，佐以活血

23. 现患者病情危重，可用的急救药物有（　　）。
   A. 参附注射液　　B. 生脉注射液
   C. 安宫牛黄丸　　D. 高丽参注射液
   E. 黑锡丹　　F. 七味都气丸

24. 目前该患者最宜采用哪个方药加减治之（　　）。
   A. 金匮肾气丸合参蛤散　　B. 参附汤合黑锡丹
   C. 生脉散合补肺汤　　D. 七味都气丸合生脉散
   E. 真武汤合葶苈大枣泻肺汤　　F. 苏子降气汤

25. 如果汗多不敛，可加用以下哪几种药物（　　）。
   A. 干姜　　B. 肉桂
   C. 牡蛎　　D. 附子
   E. 龙骨　　F. 磁石

26. 病人此时的证候应为哪种？（　　）。提示：患者经治疗 5 天后，气喘、心悸明显减轻，渐能平卧，但下床活动时仍有气喘，精神疲惫，干咳，口燥咽干，面红唇紫，咳嗽时常有小便遗出，舌红少津，脉细数。
   A. 肺肾气虚　　B. 阳脱阴竭
   C. 痰热伤津　　D. 肺肾阴虚
   E. 气阴两虚

27. 该病人在病情平稳后，在护理方面要注意的问题有（ ）。
A. 注意血压、脉搏的变化
B. 注意口腔和皮肤护理
C. 注意休息，不能劳累
D. 适当体育锻炼
E. 进食肉类与甜食以增加营养
F. 保持情绪稳定
G. 顺应气候变化，注意增减衣服

(28~33 题共用题干)

患者，女，36 岁。近 3 个月来呛咳气急，痰少质黏，反复咯血，量多色鲜，并见五心烦热，心烦口渴，潮热，盗汗量多，3 个月来体重减轻近 9 斤。舌质红绛而干，苔薄黄，有剥苔，脉细数。胸片提示：左上肺浸润性肺结核。

28. 该患者应考虑为何病（ ）。
A. 咳嗽肺阴亏耗证
B. 肺痨肺阴亏损证
C. 咳血阴虚肺热证
D. 肺痨气阴耗伤证
E. 肺痨阴虚火旺证
F. 咳血肝火犯肺证

29. 该患者应考虑为（ ）。
A. 肺阴亏耗证
B. 肝火犯肺证
C. 气阴耗伤证
D. 阴虚火旺证
E. 阴阳两虚证
F. 阴虚肺热证

30. 目前该患者可以采用加减治疗的方药有（ ）。
A. 保真汤
B. 一贯煎
C. 月华丸
D. 百合固金汤
E. 秦艽鳖甲散
F. 龙胆泻肝汤
G. 十灰散

31. 如果患者咯痰量多色黄稠，可加用以下（ ）。
A. 桑白皮
B. 白芥子
C. 鱼腥草
D. 半夏
E. 麻黄
F. 海蛤壳

32. 该患者的治法应是（ ）。
A. 补益肺肾，滋阴降火
B. 滋阴润肺，清热杀虫
C. 治痨杀虫
D. 益气养阴润肺，杀虫
E. 养阴清热，润肺止咳
F. 滋阴润肺，降火止血

33. 该患者在护理方面要注意什么问题（ ）。
A. 应隔离治疗
B. 应避免剧烈咳嗽
C. 禁恼怒
D. 应安静卧床休息
E. 房间注意通风，阳光充足
F. 可进食百合、牛奶、枇杷

(34~40 题共用题干)

患者，男，65 岁。有慢性支气管炎病史 10 余年。今日因受凉，复发咳嗽、咯痰、气促，未及时治疗，病情进一步加重。症见：咳逆上气，鼻翼翕动，张口抬肩，喉中痰鸣，口唇紫绀，胸闷胀满，心悸，神志恍惚，时有肢体抽搐，白天嗜睡，夜间烦躁不安，舌质暗红，苔黄腻，脉细滑数。

34. 该患者应该考虑为（　　）。
A. 外寒内饮　　B. 痰蒙神窍
C. 痰瘀阻肺　　D. 痰热郁肺
E. 肺肾气虚　　F. 阳虚水泛

35. 临床辨证治疗该患者，可以选用加减化裁的方剂有（　　）。
A. 小青龙汤　　B. 葶苈大枣泻肺汤
C. 安宫牛黄丸　　D. 涤痰汤
E. 桂枝茯苓丸　　F. 至宝丹
G. 真武汤

36. 肺胀的病理因素，主要责之于（　　）。
A. 肺肾两虚，气失摄纳　　B. 痰浊水饮与血瘀互为影响，兼见同病
C. 心肾阳虚，水气凌心　　D. 痰气交阻，伤及肺脾肾，本虚标实
E. 阴盛阳微，本虚标实

37. 以下项目属于肺胀危重时的临床表现的是（　　）。
A. 心慌动悸　　B. 咯吐脓血
C. 肢体浮肿　　D. 面唇紫绀
E. 嗜睡昏迷

38. 肺胀后期，病位可及于何脏（　　）。
A. 心　　B. 肾
C. 脾　　D. 肝
E. 命门

39. 肺胀的常用治法有（　　）。
A. 降气化痰　　B. 补养心肺
C. 驱邪宣肺　　D. 温阳利水
E. 健脾益肾

40. 肺胀在病程中可形成的病理产物有（　　）。
A. 痰　　B. 风
C. 火　　D. 饮
E. 瘀

(41~46 题共用题干)

患者，女，53 岁。咳嗽、咯痰伴发热 1 周。患者 1 周前受凉后出现咳嗽、咯痰，色白，体温波动在 37.3~38.1℃，微恶寒，咽痛，没有明显气促，无胸痛胸闷，行胸透检查未见异常，予泰利必妥、安溴索等治疗后没有明显好转。现症：咳嗽，咯痰色黄，质黏，咽痛，无明显恶寒，稍有发热，纳少，口干，舌红，苔黄稍腻，脉滑数。

41. 该患者考虑何病证（　　）。

A. 感冒风寒袭表　　B. 感冒风热袭表
C. 感冒表寒里热　　D. 咳嗽风寒袭肺
E. 咳嗽风热袭肺　　F. 咳嗽风寒袭肺蕴里化热
G. 咳嗽痰湿蕴肺久而化热

42. 该患者当前可选什么治法为好（　　）。

A. 宣通肺寒，宣通肺气　　B. 疏风清热，宣肺化痰
C. 疏风清肺，润燥止咳　　D. 健脾燥湿，化痰止咳
E. 清肺化痰，利咽止咳　　F. 解表温里，温化痰饮
G. 滋阴润肺，化痰止咳

43. 该患者目前可用加减治疗的方药有（　　）。

A. 银翘散　　B. 桑杏汤
C. 二陈汤　　D. 止嗽散
E. 泻白散　　F. 麻杏石甘汤
G. 桑白皮汤

44. 鉴别该病为外感还是内伤咳嗽的要点有（　　）。

A. 病程短，仅为 1 周
B. 起病急
C. 未见疲乏等虚证表现
D. 兼有寒热等表现
E. 治疗外感咳嗽以疏邪宣肺为主，内伤咳嗽以调理脏腑为主
F. 既往有无肺系疾病史

45. 目前该患者证型变化如何（　　）。

A. 外感风寒，邪袭肺卫　　B. 外感寒邪未清，入里化热
C. 表证入里化热，与痰互结伤阴　　D. 肺热伤阴，阴虚燥热
E. 外感寒邪，表证已清，里证热盛

46. 该患者治疗方面应注意的有（　　）。

A. 尽早使用收涩、镇咳之品　　B. 使用发表辛散之品

C. 遵循“缓则治其本”原则　　D. 加强健脾、养肺、补肾等
E. 清热与化痰并重　　F. 以镇咳止咳为主，清热、化痰为辅
G. 咳甚时辅以适当镇咳止咳之品

# 参考答案

## 一、A1 型题

| | | | | | | | | | |
|---|---|---|---|---|---|---|---|---|---|
| 1. C | 2. E | 3. E | 4. C | 5. B | 6. A | 7. E | 8. D | 9. D | 10. D |
| 11. C | 12. B | 13. E | 14. E | 15. C | 16. E | 17. D | 18. D | 19. E | 20. B |
| 21. D | 22. D | 23. E | 24. D | 25. C | 26. C | 27. C | 28. B | 29. E | 30. E |
| 31. D | 32. B | 33. D | 34. D | 35. B | 36. A | 37. D | 38. E | 39. E | 40. C |
| 41. E | 42. B | 43. E | 44. D | 45. B | 46. E | 47. D | 48. D | 49. B | 50. B |
| 51. D | 52. D | 53. E | 54. D | 55. D | 56. D | 57. D | 58. B | 59. E | 60. D |
| 61. D | 62. E | 63. C | 64. C | 65. E | 66. E | 67. D | 68. D | 69. E | 70. D |
| 71. D | 72. E | 73. B | 74. C | 75. E | 76. B | 77. D | 78. E | 79. B | 80. D |
| 81. D | 82. E | 83. D | 84. D | 85. D | 86. C | 87. D | 88. E | 89. B | 90. B |
| 91. D | 92. B | 93. E | 94. A | 95. D | 96. E | 97. E | 98. B | 99. C | 100. D |
| 101. C | 102. D | 103. E | 104. D | 105. B | 106. C | 107. C | 108. E | 109. B | 110. D |
| 111. D | 112. D | 113. B | 114. E | 115. C | 116. D | 117. B | 118. D | 119. C | 120. E |
| 121. D | 122. E | 123. D | 124. D | 125. E | 126. D | 127. C | 128. D | 129. B | 130. D |
| 131. E | | | | | | | | | |

## 二、A2 型题

| | | | | | | | | | |
|---|---|---|---|---|---|---|---|---|---|
| 1. E | 2. D | 3. C | 4. B | 5. B | 6. D | 7. D | 8. D | 9. D | 10. D |
| 11. A | 12. D | 13. B | 14. B | 15. C | 16. C | 17. C | 18. D | 19. B | 20. D |
| 21. D | 22. B | 23. B | 24. D | 25. C | 26. B | 27. A | 28. D | 29. A | 30. D |
| 31. B | 32. C | 33. C | 34. D | 35. E | 36. D | 37. E | 38. C | | |

## 三、A3/A4 型题

| | | | | | | | | | |
|---|---|---|---|---|---|---|---|---|---|
| 1. E | 2. C | 3. B | 4. D | 5. D | 6. E | 7. E | 8. D | 9. E | 10. E |
| 11. D | 12. D | 13. E | 14. A | 15. B | 16. D | 17. C | 18. D | 19. D | 20. E |
| 21. D | 22. D | 23. E | 24. C | 25. D | 26. D | 27. C | 28. D | 29. B | 30. B |
| 31. B | 32. E | 33. B | 34. E | 35. D | 36. C | 37. D | 38. D | 39. E | 40. E |
| 41. D | 42. B | 43. C | 44. D | 45. D | 46. E | 47. D | 48. B | 49. B | 50. B |

| | | | | | | | | | |
|---|---|---|---|---|---|---|---|---|---|
| 51. E | 52. B | 53. C | 54. B | 55. E | 56. B | 57. D | 58. D | 59. D | 60. D |
| 61. E | 62. E | 63. D | 64. B | 65. C | 66. E | 67. E | 68. D | 69. C | 70. B |
| 71. C | 72. D | 73. D | 74. E | 75. C | 76. B | 77. D | 78. D | 79. D | 80. D |
| 81. D | 82. D | 83. D | 84. E | 85. B | 86. B | 87. B | 88. B | 89. B | 90. C |
| 91. E | 92. E | 93. C | 94. E | 95. D | 96. E | 97. C | 98. D | 99. E | 100. E |
| 101. E | 102. D | 103. B | 104. E | 105. C | 106. E | 107. E | 108. D | 109. B | 110. D |
| 111. C | 112. C | 113. E | 114. E | 115. D | 116. B | 117. B | 118. E | 119. D | 120. E |
| 121. E | 122. D | 123. D | 124. E | 125. C | 126. E | 127. E | 128. D | 129. D | 130. D |

### 四、B 型题

| | | | | | | | |
|---|---|---|---|---|---|---|---|
| 1. A | 2. E | 3. D | 4. B | 5. E | 6. C | 7. D | 8. B |

### 五、X 型题

| | | | | |
|---|---|---|---|---|
| 1. ABDE | 2. ABCDE | 3. ABCE | 4. ABD | 5. AC |
| 6. ABCE | 7. AE | 8. ABCE | 9. ABE | 10. AC |
| 11. AE | 12. AE | 13. ABD | 14. AB | 15. CDE |
| 16. BCE | 17. CDE | 18. ABCE | 19. CD | 20. BE |
| 21. ABCDE | 22. ABCDE | 23. AD | 24. ACD | 25. ABCE |
| 26. BE | 27. ABCDE | 28. CD | 29. ACD | 30. BCE |
| 31. ACDE | 32. ABCDE | 33. ABCDE | 34. ABCDE | 35. AE |
| 36. ACD | 37. ADE | 38. ABE | 39. BCD | 40. BCDE |
| 41. ACD | 42. BCDE | 43. ABCD | 44. ACD | 45. ABCE |
| 46. BCE | 47. ABCE | 48. ACDE | 49. AE | 50. ABCDE |
| 51. ABCE | 52. ABCDE | 53. CD | 54. ABCE | 55. AE |
| 56. BCDE | 57. ABCDE | 58. ABCE | 59. DE | 60. ADE |
| 61. ABCD | 62. ABCE | 63. ACD | 64. ABCDE | 65. ABCDE |
| 66. ACE | 67. BE | 68. AD | 69. ABC | 70. ABCDE |
| 71. CD | 72. ABCDE | 73. ACDE | 74. ADE | 75. BE |
| 76. ABCE | 77. BCDE | 78. BC | 79. ABCDE | 80. ACD |
| 81. CD | 82. ACDE | 83. ABE | 84. ADE | 85. ACD |
| 86. BE | 87. ABCE | 88. ABE | 89. BCE | 90. ADE |
| 91. ADE | | | | |

### 六、案例分析题

| | | | | |
|---|---|---|---|---|
| 1. C | 2. ABCE | 3. D | 4. D | 5. D |
| 6. ADE | 7. D | 8. ABCDEG | 9. E | 10. CD |

| | | | | |
|---|---|---|---|---|
| 11. ABCDEF | 12. D | 13. D | 14. C | 15. E |
| 16. ADEGH | 17. D | 18. C | 19. ACDE | 20. CDEF |
| 21. ABCEF | 22. AD | 23. ADE | 24. B | 25. CE |
| 26. D | 27. ABCDFG | 28. E | 29. D | 30. DEG |
| 31. ACF | 32. AC | 33. ABCDEF | 34. B | 35. CDF |
| 36. B | 37. ACDE | 38. ABC | 39. ABCDE | 40. ADE |
| 41. F | 42. E | 43. G | 44. ABD | 45. C |
| 46. EG | | | | |

# 第四章 心脑病证

## 一、A1 型题

1. 中风闭证，若见面赤身热，躁扰不宁，气粗口臭，苔黄腻，脉弦滑数，辨证为（　　）。

A. 阴虚风动证　　B. 风痰入络证

C. 痰热腑实证　　D. 痰浊瘀闭证

E. 痰火瘀闭证

2. 中风病因学说中，突出以“内风”立论的时期是（　　）。

A. 唐宋时代　　B. 汉代

C. 春秋时期　　D. 明清时期

E. 金元时期

3. 中风属阳闭者，治法除辛凉开窍外，宜并用以下哪一治法（　　）。

A. 镇肝息风　　B. 通络息风

C. 豁痰息风　　D. 清肝息风

E. 以上都不是

4. 以下不属于中风主症的是（　　）。

A. 猝然昏仆，不省人事　　B. 口眼㖞斜

C. 语言不利　　D. 醒后如常人

E. 半身不遂

5. 以下不是中风脱证临床表现的是（　　）。

A. 突然昏仆，不省人事　　B. 目合口开，汗多不止

C. 手撒肢冷，二便自遗　　D. 舌痿，脉微欲绝

E. 肢体强痉

6. 肝肾阴虚，风阳上扰型中风的治法是（　　）。

A. 祛风通络，养血和营　　B. 辛凉开窍，清肝息风

C. 益气回阳，扶正固脱　　D. 辛温开窍，豁痰息风

E. 育阴潜阳，镇肝息风

7. 中风病之阴闭，应具备闭证的主要症状，其兼症除以下哪项外均是（　　）。

A. 面白唇黯　　B. 痰涎壅盛

C. 呼吸气粗　　D. 静卧不烦
E. 四肢欠温

8. 头痛如雷鸣，头面起核块，谓之（　　）。
A. 首风　　B. 雷头风
C. 偏头风　　D. 厥头痛
E. 以上都不是

9. 此项不属于风寒头痛症状的是（　　）。
A. 恶风畏寒　　B. 痛连项背
C. 头痛如裹　　D. 遇风尤剧
E. 有拘急挛缩感

10. “胸痹，心中痞气，气结在胸，胸满，胁下逆抢心……”治宜何方（　　）。
A. 乌头赤石脂丸　　B. 枳实薤白桂枝汤
C. 瓜蒌薤白半夏汤　　D. 瓜蒌薤白白酒汤
E. 人参养营汤

11. 以下不是心血不足型心悸的主症（　　）。
A. 面色不华　　B. 心悸头晕
C. 善惊易恐　　D. 倦怠无力
E. 舌质淡红，脉象细弱

12. 胸痹心痛的病机是（　　）。
A. 阴阳俱衰　　B. 阳盛阴衰
C. 阳微阴弦　　D. 阴阳俱盛
E. 阴阳逆乱

13. 不寐的病位在（　　）。
A. 脾　　B. 肝
C. 心　　D. 肺
E. 肾

14. 中风病位在脑，与哪些脏腑密切相关（　　）。
A. 心肺脾肝　　B. 心脾肾肺
C. 心肝脾肾　　D. 心肺肾肝
E. 肝脾肺肾

15. 左归丸治眩晕，不应具备的症状为（　　）。
A. 脉沉细　　B. 舌质红
C. 四肢不温　　D. 五心烦热
E. 盗汗口干

16. 眩晕，首见于（　　）。

A.《伤寒论》　　B.《金匮要略》
C.《难经》　　D.《内经》
E.《丹溪心法》

17. 以下为痴呆与癫病的鉴别要点的是（　　）。

A. 沉默寡言　　B. 智能障碍
C. 表情呆钝　　D. 情感淡漠
E. 喃喃自语

18. 将不寐病机概括为有邪、无邪两种类型的是（　　）。

A.《伤寒论》　　B.《金匮要略》
C.《五机微义》　　D.《证治要诀》
E.《景岳全书》

19. 以下不是癫狂病主症的是（　　）。

A. 语无伦次　　B. 躁妄打骂
C. 喜怒无常　　D. 神志痴呆
E. 流涎抽搐

20. 恼怒常引起（　　）。

A. 癫病　　B. 狂病
C. 血厥实证　　D. 气厥实证
E. 郁病

21. 心悸在辨证用药的同时，常配用（　　）。

A. 补血药　　B. 安神药
C. 温阳药　　D. 养阴药
E. 重镇药

22. 正式提出“胸痹”一名的书是（　　）。

A.《内经》　　B.《医林改错》
C.《证治准绳》　　D.《金匮要略》
E.《玉机微义》

23. 对癫狂病诊断最有意义的检查是（　　）。

A. 脑 CT　　B. 磁共振
C. 脑血流图　　D. 脑电图
E. 以上皆非

24. 狂病、火盛阴伤证，主要损伤的脏腑是（　　）。

A. 心肺　　B. 心肾

C. 肝肾　　D. 肺肾

E. 脾胃

25. 中风的病理基础为（　　）。

A. 心火上炎　　B. 肺失清肃

C. 脾失健运　　D. 肝肾阴虚

E. 胃气上逆

26. 中风痰浊瘀闭证，宜选用（　　）。

A. 解语丹　　B. 羚羊钩藤汤

C. 大秦艽汤　　D. 涤痰汤

E. 补阳还五汤

27. 治疗心气亏虚、心悸、健忘者，最宜选用的药物为（　　）。

A. 丹参　　B. 西洋参

C. 太子参　　D. 党参

E. 人参

28. 以下不是不寐的主要病因的是（　　）。

A. 思虑劳倦，伤及心脾　　B. 心虚胆怯，心神不安

C. 瘀血阻络，心失所养　　D. 阳不交阴，水火不济

E. 阴虚火旺，肝火扰心

29. "脉痹不已，复感于邪，内舍于心"引起心悸的病机为（　　）。

A. 邪毒犯心　　B. 瘀血阻络

C. 水饮凌心　　D. 阴虚火旺

E. 心阳不足

30. 少阳头痛可选用以下何组引经药（　　）。

A. 羌活、细辛　　B. 葛根、白芷

C. 柴胡、黄芩　　D. 菊花、桑叶

E. 以上都不是

31. 以下不是惊悸或怔忡的鉴别要点的是（　　）。

A. 致病多由外因或内因引起　　B. 诱因常与惊恐、恼怒或劳累有关

C. 病位在肝或在心　　D. 病性属实或属虚

E. 全身情况较好或较差

32. 心悸、气短、劳则尤甚，神疲体倦，自汗，当选方（　　）。

A. 养心汤　　B. 保元汤

C. 四物汤　　D. 七福饮

E. 天王补心丹

33. 首创“中风”病名的医著是（　　）。
A.《内经》　B.《诸病源候论》
C.《景岳全书》　D.《金匮要略》
E.《千金要方》

34. 以下不是中风中经络的常用治法的是（　　）。
A. 息风化痰通络　B. 平肝潜阳
C. 化痰开窍　D. 益气活血通络
E. 化痰通腑泻热

35. 风入经络而见口眼㖞斜的最佳选方为（　　）。
A. 防风汤　B. 川芎茶调散
C. 玉真散　D. 牵正散
E. 天麻钩藤饮

36. 心血瘀阻所致之心悸，治宜选用（　　）。
A. 丹参饮　B. 桃红四物汤
C. 血府逐瘀汤　D. 桃仁红花煎
E. 通幽汤

37.《金匮要略·惊悸吐衄下血胸满瘀血病脉证治》治疗心悸的常用方剂为（　　）。
A. 小青龙汤　B. 归脾汤
C. 桂枝汤　D. 炙甘草汤
E. 天王补心丹

38. 癫狂多见于（　　）。
A. 少年　B. 青少年
C. 老年　D. 壮年与老年
E. 青壮年

39. 何书中用“健忘”名称后，此病名沿用至今（　　）。
A.《内经》　B.《金匮要略》
C.《景岳全书》　D.《丹溪心法》
E.《圣济总录》

40. 胸痹病位在心，尚与何脏腑功能失调有关（　　）。
A. 肝胆脾　B. 肝脾肾
C. 脾肾　D. 肺脾肾
E. 肝脾

41. 以下所述，哪一项是不正确的（　　）。
A. 狂证病人多有七情内伤史　B. 狂证病人多有家族史

C. 狂证病人多有头痛病史　　D. 狂证病人多有失眠病史
E. 狂证病人多有郁证病史

42. 不寐的病名，首见于（　　）。
A.《素问·逆调论》　　B.《景岳全书·不寐》
C.《金匮要略》　　D.《难经·四十六难》
E.《类证治裁·不寐》

43. 中风急性期是指发病后（　　）。
A. 5 周以内　　B. 4 周以内
C. 3 周以内　　D. 2 周以内
E. 1 周以内

44. 真心痛的关键病机为（　　）。
A. 心气不足，阴血亏耗，血行瘀滞　　B. 肝失疏泄，气机郁滞，心脉不和
C. 血行瘀滞，胸阳痹阻，心脉不畅　　D. 心脉突然闭塞，气血运行中断
E. 阳气虚衰，胸阳不振，血行瘀滞

45. 以下药物使用不当可引起心悸的是（　　）。
A. 人参　　B. 附子
C. 熟地　　D. 桂枝
E. 炙甘草

46. 厥证的主要治疗原则是（　　）。
A. 扶正为主　　B. 醒神回厥
C. 调整阴阳　　D. 祛邪为主
E. 标本同治

47. 以下不是心悸病因的是（　　）。
A. 药物中毒　　B. 心阳衰弱
C. 七情所伤　　D. 饮食、外邪
E. 体虚劳倦

48. 以下医生最重视瘀血内阻导致心悸怔忡的是（　　）。
A. 张仲景　　B. 成无己
C. 张景岳　　D. 王清任
E. 朱丹溪

49. 以下不是胸痹病因的是（　　）。
A. 寒邪内侵　　B. 情志失调
C. 饮食不当　　D. 先天遗传
E. 年老体虚

50. 胸痹与真心痛的不同点主要在于（　　）。

A. 寒热病性不同　　B. 虚实属性不同

C. 病情程度不同　　D. 病程长短不同

E. 好发年龄不同

51. 瓜蒌薤白白酒汤等治疗胸痹的方剂出于（　　）。

A.《内经》　　B.《金匮要略》

C.《诸病源候论》　　D.《证治准绳》

E.《丹溪心法》

52. 提出中风病是由“内风”而起的见解，始于（　　）。

A. 战国时期　　B. 汉代时期

C. 金元时期　　D. 唐宋时期

E. 隋唐时期

53. 中风病中脏腑急性发作期辨证关键为（　　）。

A. 辨清虚实　　B. 辨清轻重

C. 辨清气血　　D. 辨清寒热

E. 辨清闭脱

54. 对于所有厥证患者均应（　　）。

A. 用辛香开窍之品　　B. 苏醒后消除紧张情绪

C. 补气补血　　D. 严禁烟酒、辛辣香燥之品

E. 注重饮食调养

55. 以下为心阳不振型心悸的主症之一的是（　　）。

A. 心烦失眠　　B. 食少纳呆

C. 浮肿尿少　　D. 形寒肢冷

E. 胸脘痞闷

56. 以下不是真心痛表现的是（　　）。

A. 心痛剧烈持久　　B. 常出现脉结代、促

C. 伴汗出肢冷，面白唇紫　　D. 休息或用药后可以缓解

E. 严重者危及生命

57. 眩晕常见的病理因素有（　　）。

A. 风痰　　B. 风火痰

C. 气火痰　　D. 风火痰瘀

E. 风火痰气

58. 头痛如裹，肢体困重，纳呆胸闷，大便或溏，苔白腻，脉濡。宜选用（　　）。

A. 二陈汤　　B. 平胃散

C. 羌活胜湿汤　　D. 藿香正气散
E. 三仁汤

59. 桂枝甘草龙骨牡砺汤治疗心悸的主要功效是（　　）。
A. 温补心阳　　B. 滋阴养心
C. 补益心气　　D. 振奋心阳
E. 养心安神

60. 以下与不寐的发病无关的脏腑为（　　）。
A. 心　　B. 肺
C. 肝　　D. 脾
E. 肾

61. 提倡“内伤积损”为中风病病机实质的是（　　）。
A. 王履　　B. 张景岳
C. 李东垣　　D. 张仲景
E. 李中梓

62. 中风病的中经络与中脏腑的主要区别在介于（　　）。
A. 有无后遗证　　B. 有无口眼㖞斜
C. 有无肢体瘫痪　　D. 有无神志改变
E. 有无语言不利

63. 中风病急性发作期病理性质为（　　）。
A. 痰浊为主　　B. 本虚为主
C. 气逆为主　　D. 标实为主
E. 痰瘀为主

64. 最早正式提出心悸病名的医家为（　　）。
A. 张景岳　　B. 巢元方
C. 张仲景　　D. 朱丹溪
E. 孙思邈

65. 胸痹的临床特点为（　　）。
A. 左胸部发作性憋闷　　B. 左胸部发作性疼痛
C. 气短喘促　　D. 左胸部发作性憋闷、疼痛
E. 心痛彻背，背痛彻心

66. 有关痰浊壅塞型胸痹心痛的主证，错误的是（　　）。
A. 胸闷重而心痛轻　　B. 肥胖体沉
C. 痰多气短　　D. 痛有定处，如刺如绞
E. 遇阴雨天易发或加重

67. 以下除哪项外，均为眩晕之致病因素（　　）。

A. 肝阳上亢　　B. 气血亏虚

C. 痰湿中阻　　D. 肾精不足

E. 寒邪阻窍

68. 心悸病位在心，其发病与哪些脏腑功能失调有关（　　）。

A. 肝肾脾胃　　B. 肺脾肾胆

C. 脾肾肺肝　　D. 心脾肝肾

E. 脾肾肝胆

69. 眩晕的治疗原则是（　　）。

A. 化痰止呕，和胃降逆　　B. 补气养血，祛风止眩

C. 泻肝滋阴，活血通窍　　D. 补肾填精，降逆止眩

E. 补虚泻实，调整阴阳

70. 眩晕的发生，与以下哪些脏腑功能失调密切相关（　　）。

A. 心肝脾　　B. 肺脾肾

C. 心肝肾　　D. 心脾肾

E. 肝脾肾

71. 眩晕的特点是（　　）。

A. 坐立不安　　B. 头重如蒙

C. 头痛头胀　　D. 恶心呕吐

E. 头晕眼花

72. 治疗痰湿中阻之眩晕的主方应选（　　）。

A. 二陈汤　　B. 异功散

C. 天麻钩藤饮　　D. 半夏白术天麻汤

E. 参苓白术丸

73. 哪项不是引起不寐的原因（　　）。

A. 胃中不和，痰热内扰　　B. 思虑劳倦，内伤心脾

C. 气郁痰结，阻闭神明　　D. 阴虚火旺，肝阳扰动

E. 心虚胆怯，心神不安

74. 胸痹虚证主要责之哪些脏腑的亏虚（　　）。

A. 心肾　　B. 心脾肝肾

C. 心肝肾　　D. 心脾肺

E. 心脾肾

75. 不寐是“邪气客于脏腑，卫气行于阳不能入阴所致”出自于（　　）。

A. 《景岳全书》　　B. 《伤寒杂病论》

C.《内经》
D.《诸病源候论》
E.《玉机微义》

76. 阴虚火旺心悸的特点是（　　）。
A. 心悸遇劳而发
B. 心悸头晕目眩
C. 心悸咽干口燥
D. 心悸心烦少寐
E. 心悸胸闷气短

77. 以下哪一项不是厥证实证的临床表现（　　）。
A. 气壅息粗
B. 肤冷自汗
C. 牙关紧闭
D. 四肢僵直
E. 脉沉实或沉伏

78. 明确将中风病分为闭、脱二证的是以下哪位医家（　　）。
A. 李东垣
B. 李士材
C. 李时珍
D. 李中梓
E. 叶天士

79. 中风病与痉证的鉴别要点为（　　）。
A. 有无四肢抽搐
B. 有无肢体瘫痪
C. 有无神识昏迷
D. 有无脉弦滑数
E. 有无项背强直

80. 以下有关胸痹和胃脘痛的鉴别叙述中错误的是（　　）。
A. 胃脘部多伴有嗳气、恶心
B. 胸痹的疼痛多伴有心悸、气短
C. 胸痹的疼痛不出现在胃脘部
D. 胃脘部不向肩背部放散
E. 胸痹的疼痛多与情志因素及劳累有关

81. 以下除哪项外，均为心血不足型心悸的主证（　　）。
A. 心悸头晕
B. 倦怠乏力
C. 面色无华
D. 心悸易惊
E. 健忘少寐

82. 心悸痰火扰心证的代表方是（　　）。
A. 苓桂术甘汤
B. 桃仁红花煎
C. 安神定志丸
D. 归脾汤
E. 黄连温胆汤

83. 应作为胸痹必备检查的是（　　）。
A. 血压
B. 胸 X 线透视
C. 心脏 B 超
D. 心肌酶测定
E. 心电图

84. 振奋心阳、化气行水适用于以下哪个证型之心悸（　　）。

A. 心血瘀阻　　B. 心阳不振

C. 水饮凌心　　D. 心血不足

E. 痰火扰心

85. 胸痹、绞痛兼见胸闷气短、四肢厥冷神倦自汗者属（　　）。

A. 寒凝　　B. 心阳不振

C. 痰浊　　D. 气滞

E. 气阴两虚

86. 以下不是心悸的临床特点的是（　　）。

A. 心中悸动　　B. 心悸不能自主

C. 阵发性或持续不止　　D. 与情绪波动有关

E. 与气候变化有关

87. 中风、痫证、厥证共有的主要症状为（　　）。

A. 语言不利　　B. 口眼㖞斜

C. 昏不知人　　D. 四肢抽搐

E. 半身不遂

88. 以下不是胸痹标实的主要病机的是（　　）。

A. 血瘀　　B. 水湿

C. 寒凝　　D. 痰浊

E. 气滞

89. 头痛如雷鸣，头面起核，谓之（　　）。

A. 首风　　B. 雷头风

C. 偏头风　　D. 厥头痛

E. 以上都不是

90. 黄连阿胶汤与朱砂安神丸都可用于治疗不寐，两方共有的药物为（　　）。

A. 黄连　　B. 朱砂

C. 地黄　　D. 当归

E. 阿胶

91. 胸痹心痛之疼痛以胸骨后或心前区发作性闷痛为主，一般不会出现的是（　　）。

A. 灼痛　　B. 刺痛

C. 绞痛　　D. 跳痛

E. 隐痛

92. 以下除哪项外，均为胸痹的治疗法则（　　）。

A. 辛温通阳　　B. 滋阴润肺

C. 豁痰泻热　　D. 活血化瘀

E. 培补阳气

93. 以下哪项不是眩晕肝阳上亢证的主症（　　）。

A. 头痛　　B. 面赤

C. 急躁　　D. 乏力

E. 肢麻

94. 若眩晕较甚，阴虚阳浮，应注意预防哪种病的发生（　　）。

A. 头痛　　B. 贫血

C. 感冒　　D. 心悸

E. 中风

95. 哪项不是中风脱证的临床表现（　　）。

A. 大汗淋漓，二便自遗　　B. 目合口张，手撒肢冷

C. 突然昏仆，不省人事　　D. 肢体强痉

E. 脉微欲绝

96. 以下各项中，除哪项外，均是心悸实证的治法（　　）。

A. 豁痰理气　　B. 化痰涤饮

C. 疏风清热　　D. 活血化瘀

E. 重镇安神

97. “胸痹”病名最早见于（　　）。

A. 《金匮要略》　　B. 《五十二病方》

C. 《内经》　　D. 《世医得效方》

E. 《证治准绳》

98. 胸痹的病位在（　　）。

A. 肾　　B. 心

C. 脾　　D. 肝

E. 肺

99. 中风脱证的临床表现除外（　　）。

A. 突然昏仆，不省人事　　B. 目合口开，手撒肢冷

C. 汗多不止，二便自遗　　D. 舌痿，脉微欲绝

E. 肢体强痉

100. 中风病后遗症期为（　　）。

A. 发病 2 个月以上者　　B. 发病 1 年以上者

C. 发病半年以上者　　D. 发病 3 个月以上者

E. 发病 1 个月至半年以内者

101. 痫证的发作期治疗应该（　　）。
A. 先治本后治标　B. 治本不治标
C. 先治标后治本　D. 治标不治本
E. 标本兼治
102. 情绪紧张、恐惧、疼痛常引起何病证（　　）。
A. 气厥实证　B. 痫证
C. 血厥实证　D. 血厥虚证
E. 气厥虚证
103. 将胸痹的病机归纳为“阳微阴弦”的是（　　）。
A. 《黄帝内经》　B. 《金匮要略》
C. 《中藏经》　D. 《难经》
E. 《伤寒论》
104. 清代王清任治疗血瘀所致癫狂的方剂为（　　）。
A. 血府逐瘀汤　B. 桃核承气汤
C. 抵当汤　D. 桃红四物汤
E. 癫狂梦醒汤
105. 治疗气血亏虚之眩晕的主方应选（　　）。
A. 炙甘草汤　B. 当归补血汤
C. 加味四物汤　D. 归脾汤
E. 人参养营汤
106. 不寐之病位在（　　）。
A. 脑　B. 心
C. 肾　D. 脾
E. 肝
107. 虚证不寐的病理因素主要为（　　）。
A. 脾气虚弱　B. 津液亏弱
C. 阴血不足　D. 肝郁气滞
E. 阳气
108. 治疗不寐时，朱砂安神丸最适用于（　　）。
A. 阴虚火旺　B. 痰火扰心
C. 心阴不足　D. 心胆气虚
E. 心火炽盛
109. 不寐痰热重而大便不通者，可用（　　）。
A. 黄连温胆汤　B. 黄连阿胶汤

C. 龙胆泻肝汤　　D. 礞石滚痰丸
E. 黄连清心饮

110. 以下不是眩晕瘀血阻窍证的主要症状的是（　　）。
A. 头痛固定　　B. 面色少华
C. 舌有淤斑　　D. 唇舌紫黯
E. 脉象细涩

111. 厥证虚证而见气息微弱，张口自汗，肤冷肢凉，脉沉微细，可用以下何方灌救（　　）。
A. 生脉散　　B. 八珍汤
C. 人参养营汤　　D. 参附汤
E. 以上都不是

112. 中风病与口僻的鉴别要点是（　　）。
A. 有无口眼㖞斜　　B. 有无肢体瘫痪
C. 有无口角流涎　　D. 有无言语不清
E. 有无脉弦滑数

113. 以下不是狂证的主要致病因素的是（　　）。
A. 饮食不节　　B. 先天遗传
C. 脑部外伤　　D. 七情所伤
E. 体质虚弱

114. 眩晕发病后饮食上要注意（　　）。
A. 禁食　　B. 低盐饮食
C. 半流质饮食　　D. 流质饮食
E. 清淡饮食

115. 不寐的病理变化总属（　　）。
A. 肝郁化火，风阳内扰　　B. 胃气不和，心神被扰
C. 阳盛阴衰，阳阴失交　　D. 心虚胆怯，决断失权
E. 阴血不足，心神失养

116. 以下哪项不是合胆气虚所致不寐的症候（　　）。
A. 多梦易惊　　B. 心悸胆怯
C. 气短倦怠　　D. 苔腻而黄
E. 小便清长

117. 肝郁化火型不寐的主方为（　　）。
A. 龙胆泻肝汤　　B. 交泰丸
C. 归脾汤　　D. 酸枣仁汤
E. 朱砂安神丸

118. 少阳经头痛的部位是（　　）。

A. 头后部，下连于项　　B. 前额部及眉棱处

C. 巅顶部位，或连于目系　　D. 头之两侧，并连及耳部

E. 以上都不是

119. 不寐证属心肾阴虚、虚火上扰者，其最佳方剂是（　　）。

A. 安神定志丸　　B. 交泰丸

C. 朱砂安神丸　　D. 连阿胶汤

E. 酸枣仁汤

120. 厥证虚证而见面白气微、汗出而热、舌红、脉象微细数者，可选用以下何方灌救（　　）。

A. 生脉散　　B. 通脉四逆汤

C. 参附汤　　D. 四味回阳饮

E. 以上都不是

121. 以下不是眩晕的主要病理因素的是（　　）。

A. 风　　B. 瘀

C. 火　　D. 寒

E. 痰

122. 以下不是厥证的临床主症的是（　　）。

A. 突然昏仆　　B. 言语不利

C. 移时可自行苏醒　　D. 不省人事

E. 四肢厥冷

123. 不是不寐的常用治法的是（　　）。

A. 疏肝泻热　　B. 化痰清热

C. 补养心脾　　D. 滋阴降火

E. 凉血清热

124. 胸痹心痛彻背，肢冷畏寒，苔白脉紧。其最佳的选方为（　　）。

A. 瓜蒌薤白半夏汤　　B. 瓜蒌薤白白酒汤

C. 枳实薤白桂枝汤　　D. 丹参饮

E. 苏合香丸

125. 发作过后没有任何异常症状体征的是（　　）。

A. 厥证　　B. 癫狂

C. 痫证　　D. 郁证

E. 痴呆

126. 以下哪项不是狂证的治法（　　）。

A. 镇心祛痰　　B. 养心健脾

C. 滋阴降火　　D. 清肝泻火
E. 安神定志

127. 元代朱丹溪提出“无（　　）不作眩”。
A. 风　　B. 火
C. 痰　　D. 虚
E. 气

128. 大出血、大汗、大吐，易致何证（　　）。
A. 血厥实证　　B. 痰厥
C. 气厥虚证　　D. 血厥虚证
E. 痫证

129. 不寐的病理因素主要是（　　）。
A. 津液亏耗　　B. 脾气虚弱
C. 阳气不足　　D. 阴血不足
E. 肝郁脾虚

130. 认为头痛多因痰与火的是（　　）。
A. 《冷庐医话》　　B. 《临证指南医案》
C. 《证治准绳》　　D. 《东垣十书》
E. 《丹溪心法》

131. 眩晕的病位在于（　　）。
A. 心　　B. 肝
C. 肾　　D. 脑
E. 三焦

132. 血瘀阻滞所导致的胸胁刺痛见气机郁滞、日久不愈者，宜选用（　　）。
A. 复元活血汤　　B. 逍遥散
C. 一贯煎　　D. 血府逐瘀汤
E. 柴胡疏肝散

133. 胸痹发作期以标实表现为主，其中以何者最为常见（　　）。
A. 瘀血　　B. 气滞
C. 水饮　　D. 寒凝
E. 火毒

134. 还少丹用于哪一型痴呆的治疗（　　）。
A. 痰浊蒙窍　　B. 髓海不足
C. 痰瘀痹阻　　D. 瘀血内阻
E. 脾肾两虚

135. 头痛一证，首载于（　　）。
A.《伤寒论》
B.《内经》
C.《丹溪心法》
D.《东垣十书》
E.《难经》

136. 以下除哪项以外，都是癫证的特点（　　）。
A. 喧扰不宁
B. 语无伦次
C. 沉默痴呆
D. 静而多喜
E. 精神抑郁

137. 痫证的主要病位为（　　）。
A. 心、脾、肾
B. 肺、脾、肾
C. 心、肝、肾
D. 心、肝、肺
E. 肝、脾、肾

138. 肝郁化火型不寐首选（　　）。
A. 安神定志丸
B. 柴胡疏肝散
C. 朱砂安神丸
D. 龙胆泻肝丸
E. 黄连阿胶汤

139. 以下不是痫证发作时治标之法的是（　　）。
A. 豁痰顺气
B. 平肝息风
C. 疏肝解郁
D. 安神定惊
E. 通络镇痉

140. 以下不是气厥虚证的临床表现的是（　　）。
A. 气息微弱
B. 牙关紧闭
C. 肢冷汗出
D. 突然昏仆
E. 脉沉微细

141. 因精神抑郁，心悸失眠，渐至不思饮食，寡言少动，表情淡漠，时或独语，舌苦腻，脉弦滑，属何证（　　）。
A. 郁证
B. 心悸
C. 不寐
D. 脏躁
E. 癫证

142. 风痰闭阻之痫证的治法应为（　　）。
A. 清肝泻火，化痰开窍
B. 清热泻火，顺气豁痰
C. 平肝息风，安神定惊清肝
D. 涤痰息风，开窍定痫
E. 舒肝和胃，健脾化瘀

143. 痫证发作的基本病理因素为（　　）。
A. 肝火偏旺，火动生风
B. 肝气郁结，肝阳上亢

C. 痰热互阻，腑气不能
D. 风痰阳浊，蒙闭心窍
E. 痰气上扰，气血凝滞

144. 治疗气厥实证的最佳方剂为（　　）。
A. 四磨汤
B. 逍遥散
C. 六磨汤
D. 五磨饮子
E. 大七气汤

145.《金匮要略》治疗胸痹，强调以下何种治法为主（　　）。
A. 活血化瘀
B. 温阳散寒
C. 豁痰泻浊
D. 宣痹通阳
E. 益气温阳

146. 总结前人认识，结合临床提出以虚实论治厥证的是（　　）。
A.《景岳全书》
B.《伤寒论》
C.《类经》
D.《儒门事亲》
E.《医学入门》

147. 以下哪项检查为发现心肌缺血、诊断心绞痛最常用简便的方法（　　）。
A. 心脏 B 超
B. 心尖搏动图
C. 心电图
D. 冠脉造影
E. $^{201}$Ti－心肌显像

148. 厥证急救时，首先应分辨（　　）。
A. 标本
B. 虚实
C. 寒热
D. 表里
E. 气血

149. 以下哪项因素与心悸的形成无关（　　）。
A. 心虚胆怯
B. 心血不足
C. 心阳虚衰
D. 风热外袭
E. 瘀血阻络

150. 以下各症中，不属于厥证临床表现的是（　　）。
A. 突然昏仆
B. 不省人事
C. 四肢厥冷
D. 移时苏醒
E. 手足偏废

151. 下述讨论眩晕病理的主张，哪一条是《丹溪心法》提出的（　　）。
A. 无火不作眩
B. 无虚不作眩
C. 无瘀不作眩
D. 无风不作眩
E. 无痰不作眩

152. 真头痛一名，首见于（　　）。
A.《难经》　B.《伤寒论》
C.《内经》　D.《金匮要略》
E.《证治准绳》

153. 中风病中经络阴虚风动证的代表方是（　　）。
A. 大秦艽汤　B. 牵正散
C. 大七气汤　D. 天麻钩藤饮
E. 镇肝息风汤

154. 除以下哪项外，均为外感头痛的表现（　　）。
A. 掣痛　B. 跳痛
C. 灼痛　D. 空痛
E. 胀痛

155. 痴呆与健忘的鉴别关键是痴呆有（　　）。
A. 善忘前事　B. 表情呆滞
C. 表情淡漠　D. 善忘后事
E. 沉默寡言

156. 半身不遂，口舌㖞斜，舌强言謇，偏身麻木，头晕目眩，舌质暗淡，舌苔薄白或白腻，脉弦滑。证属（　　）。
A. 元神败脱，神明散乱　B. 痰热腑实，风痰上扰
C. 脾肾两亏，气血不足　D. 肝阳暴亢，风火上扰
E. 风痰瘀血，痹阻脉络

157. “上气不足，脑为之不满，耳为之苦鸣，头为之苦倾，目为之眩。”载于（　　）。
A.《证治汇补・上窍门・眩晕》　B.《丹溪心法・头眩》
C.《景岳全书・眩运》　D.《素问玄机原病式・五运主病》
E.《灵枢・口问篇》

158. “逆皆为厥”见于《素问》哪一篇（　　）。
A.《素问・阴阳应象大论篇》　B.《素问・方盛衰论篇》
C.《素问・生气通天论篇》　D.《素问・至真要大论篇》
E.《素问・厥论篇》

159. “厥者，逆也，气逆则乱，故忽为眩仆脱绝，是名为厥……轻则渐苏，重则即死，最为急候”。这段话见于以下何种著作（　　）。
A.《内经》　B.《类经》
C.《千金要方》　D.《金匮要略》
E.《诸病源候论》

160. 病后血虚肝热而不寐者，宜用（　　）。
A. 黄连阿胶汤　　B. 安神定志丸
C. 琥珀多寐丸　　D. 交泰丸
E. 朱砂安神丸

161. 丹参饮治疗胸痹，适用于以下何证型（　　）。
A. 血瘀重型　　B. 痰浊盛型
C. 阴寒盛型　　D. 血瘀轻型
E. 阳气虚衰

162. 肝火头痛部位多在（　　）。
A. 全头　　B. 两颞
C. 巅顶　　D. 枕部
E. 一侧

163. 以下叙述，除哪项外均是不寐的具体治疗方法（　　）。
A. 益气养血　　B. 滋补肝肾
C. 消导和中　　D. 活血化瘀
E. 清火化痰

164. 何证多寐，多有颅脑外伤史（　　）。
A. 湿盛困脾　　B. 阳气虚衰
C. 痰热扰心　　D. 瘀血阻滞
E. 心气不足

165. 寒厥头痛部位多在（　　）。
A. 全头　　B. 枕部
C. 一侧　　D. 两颞
E. 巅顶

166. 中风后遗症期是指发病（　　）。
A. 1 年以上　　B. 3 个月以上
C. 4 个月以上　　D. 5 个月以上
E. 半年以上

167. 眩晕的基本病理变化是（　　）。
A. 气血　　B. 表里
C. 虚实　　D. 阴阳
E. 寒热

168. 以下不是昏迷的病因的是（　　）。
A. 热扰神明　　B. 痰浊闭窍

C. 肝阴不足
D. 瘀阻心窍
E. 浊阴上犯

169. 精神失常有骂詈号叫、打人毁物，多考虑为（　　）。
A. 癫证
B. 厥证
C. 痴呆
D. 郁证
E. 狂证

170. 眩晕的病变部位在于（　　）。
A. 肾
B. 脾
C. 肝
D. 头窍
E. 心

171. 心虚胆怯心悸的特点为（　　）。
A. 心悸不宁，善惊易恐
B. 心悸易惊，心烦失眠
C. 心悸气短，头晕目眩
D. 心悸眩晕，可伴水肿
E. 心悸不安，伴心痛时作

172. 胸痹心痛彻背，肢冷畏寒，苔白脉紧，其最佳的选方为（　　）。
A. 栝蒌薤白半夏汤
B. 栝蒌薤白白酒汤
C. 苏合香丸
D. 丹参饮
E. 枳实薤白桂枝汤

173. 头痛一证首载于（　　）。
A. 《伤寒论》
B. 《难经》
C. 《内经》
D. 《东垣十书》
E. 《丹溪心法》

## 二、A2 型题

1. 患者，男，45 岁。每于发作前常有眩晕、胸闷以及乏力等症状，发则突然尖叫，旋即倒下，抽搐吐涎，二便失常，苔白腻，脉弦滑。治疗宜首选（　　）。
A. 涤痰汤
B. 天麻钩藤饮
C. 镇肝息风汤
D. 定痫丸
E. 礞石滚痰丸

2. 患者，男，47 岁。心下坚满 1 周，自利，利后反快，虽利心下续坚满。舌苔白腻，脉沉弦。应治以何方（　　）。
A. 半夏泻心汤
B. 十枣汤
C. 甘遂半夏汤
D. 香砂六君子汤
E. 枳术丸

3. 患者，男，25 岁。近日气候骤冷，调摄不慎，出现恶风畏寒，头痛时作，痛连项背，遇风尤剧，不渴，苔薄白，脉浮。证属（　　）。

A. 风湿头痛　　B. 肝阳头痛
C. 风热头痛　　D. 风寒头痛
E. 痰浊头痛

4. 患者头痛连及项背，常有拘急收紧感，或伴恶风畏寒，遇风尤剧，口不渴，苔薄白，脉浮紧。用何方治疗为宜（　　）。

A. 半夏白术天麻汤　　B. 芎芷石膏汤
C. 羌活胜湿汤　　D. 川芎茶调散
E. 天麻钩藤饮

5. 患者胸痛绵绵，气短乏力，五心烦热，汗多口干，舌红少苔，脉细无力。用何方治疗（　　）。

A. 生脉散　　B. 血府逐瘀汤
C. 人参汤　　D. 大七气汤
E. 瓜蒌薤白半夏汤

6. 头痛经久不愈，痛处固定不移，痛如针刺，舌质紫黯，或有淤斑、淤点，苔薄白，脉细或细涩。宜选用（　　）。

A. 膈下逐瘀汤　　B. 川芎茶调散
C. 身痛逐瘀汤　　D. 复元活血汤
E. 通窍活血汤

7. 患者，男。眩晕耳鸣，头目胀痛，口苦，失眠多梦，遇烦劳郁怒而加重，甚则仆倒，颜面潮红，急躁易怒，肢麻震颤，舌红，苔黄，脉弦数。宜选用（　　）。

A. 芎芷石膏汤　　B. 龙胆泻肝汤
C. 天麻钩藤饮　　D. 知柏地黄丸
E. 半夏白术天麻汤

8. 患者突然昏仆，不省人事，牙关紧闭，口噤不开，面赤身热，气粗口臭，苔黄腻，脉弦滑数。宜先灌服（　　）。

A. 苏合香丸　　B. 玉枢丹
C. 紫雪丹　　D. 至宝丹
E. 安宫牛黄丸

9. 怔忡时作，气短无力，面色无华，头晕倦怠，不思饮食，大便溏，舌淡，脉细弱。其最佳治疗方是（　　）。

A. 炙甘草汤　　B. 右归丸
C. 天王补心丹　　D. 归脾汤
E. 当归补血汤

10. 患癫病日久不愈，神思恍惚，善悲欲哭，心悸易惊，神倦体惰，食少纳呆，舌淡，苔薄白，脉细弱。宜辨证为（　　）。

A. 痰气郁结　　B. 痰阻

C. 气郁　　D. 心脾两虚

E. 脾虚

11. 患者，女，45 岁。有高血压病病史 3 年。近期因郁怒诱发症状加重，头痛头晕，鼻干鼻衄，烦躁易急，面目红赤，口苦，舌红，脉弦数有力。方剂宜选用（　　）。

A. 天麻钩藤饮　　B. 大黄黄连泻心汤

C. 丹栀逍遥散　　D. 龙胆泻肝汤

E. 玉女煎

12. 患者，女，28 岁。心悸头晕、胸闷痞满时轻时重 2 年余。近日出现水肿，小便短少。诊见：四肢微凉，舌淡胖，脉沉滑。辨证为（　　）。

A. 心虚胆怯　　B. 瘀阻心脉

C. 水饮凌心　　D. 心脾两虚

E. 寒凝心脉

13. 患者，男，56 岁。既往有心肌炎病史 10 年。此次由于劳累发作。现症见：喘促气逆，不能平卧，夜间喘甚，心悸不寐，咯痰清稀量多，形寒肢冷，腰膝酸软，小便不利，舌淡紫，苔白滑，脉沉细。查体：双肺底满布湿啰音，并随体位而改变。诊为“充血性心力衰竭”。其治法是（　　）。

A. 补益心肺，通瘀化痰　　B. 温补心肾，回阳固脱

C. 温补心肾，通阳利水　　D. 温补心肾，泻肺逐饮

E. 补益心肺，利水平喘

14. 突发口眼㖞斜，语言不利，甚或半身不遂，舌质红，苔腻，脉弦细数，属阴虚内动者，宜选用（　　）。

A. 镇肝息风汤　　B. 羚羊钩藤汤

C. 涤痰汤　　D. 天麻钩藤饮

E. 桃核承气汤

15. 头昏胀痛，两侧为重，心烦易怒，夜寐不宁，口苦面赤，或兼胁痛，舌红，苔黄，脉弦。宜选用（　　）。

A. 芎芷石膏汤　　B. 镇肝息风汤

C. 半夏白术汤　　D. 天麻钩藤饮

E. 川芎茶调散

16. 患者，女，67 岁。胸闷、胸痛，反复发作 2 年余，近日加重，现胸闷如窒，气短喘促，肢体沉重，头晕沉如裹，咯白痰，痰多，苔腻，脉沉滑。其中医辨证分型为（　　）。

A. 阴寒凝滞　　B. 痰热中阻

C. 气滞血瘀　　D. 痰浊壅塞

E. 心脾阴虚

17. 患者，女，45 岁。平素性格内向，善惊易恐，来诊时症见心悸不宁，坐卧不安，少寐多梦而易惊醒，恶闻声响，苔薄白，脉弦细。本病治法为（　　）。

A. 补血养心，益气安神　　B. 温补心阳，安神定惊

C. 滋明清火，养心安神　　D. 镇惊定志，养心安神

E. 清热化痰，宁心安神

18. 患者，女，27 岁。3 年前因暴受惊恐出现心悸失眠，多方治疗不能根治。现病人心烦失眠，常被噩梦惊醒，醒后难于入睡，伴心悸气短，自汗，舌淡，脉细。首选方剂为（　　）。

A. 安神定志丸加减　　B. 天王补心丹合朱砂安神丸加减

C. 归脾汤加减　　D. 安神定志丸合酸枣仁汤加减

E. 六味地黄丸合交泰丸

19. 眩晕，头痛，兼见健忘，失眠，心悸，精神不振，耳鸣耳聋，面唇紫黯，舌暗有淤斑，脉涩。宜选用（　　）。

A. 复元活血汤　　B. 补阳还五汤

C. 血府逐瘀汤　　D. 通窍活血汤

E. 镇肝息风汤

20. 头痛且空，眩晕耳鸣，腰膝酸软，神疲乏力，滑精带下，舌红少苔，脉细无力。宜选用（　　）。

A. 左归饮　　B. 杞菊地黄丸

C. 金匮肾气丸　　D. 大补元煎

E. 麦味地黄丸

21. 患者，男，66 岁。有高血压病史 3 年，近日由于情志不遂出现头痛而眩，心烦易怒，失眠，舌红口苦，苔薄黄，脉弦有力。方药宜选（　　）。

A. 芎芷石膏汤　　B. 半夏白术天麻丸

C. 大补元煎　　D. 天麻钩藤饮

E. 以上都不是

22. 患者，女，57 岁。近 1 个月来心悸不宁，少寐心烦，手足心热，耳鸣腰酸，舌红少苔，脉细数，此患者辨证当属（　　）。

A. 心阳不足　　B. 肝阳上亢

C. 阴虚火旺　　D. 心虚胆怯

E. 痰热扰心

23. 患者，男。突发眩晕，耳鸣，头目胀痛，口苦，失眠多梦，遇烦劳、郁怒而加重，甚则仆倒，颜面潮红，急躁易怒，肢麻震颤，舌红苔黄，脉弦或数。证属（　　）。

A. 肾精不足　　B. 肝阳上亢

C. 痰瘀阻窍　　D. 痰火上扰

E. 气血亏虚

24. 患者，女，19岁。2个月来因学习紧张，压力较大，近日难以入睡，有时眠中多梦，伴心悸健忘，肢倦乏力，食欲不振，面色少华，舌质淡，苔薄白，脉细弱。其最佳方剂为（　　）。

A. 安神定志丸　　B. 朱砂安神丸

C. 黄连阿胶汤　　D. 酸枣仁汤

E. 归脾汤

25. 患者，男。近日心悸，头晕，面色不华，倦怠，舌质淡红，脉象细弱。其治法为（　　）。

A. 温补心阳，安神定悸　　B. 补血养心，益气安神

C. 镇惊定志，以安心神　　D. 滋阴清火，养心安神

E. 活血化瘀，理气通络

26. 患者，女，59岁。因失眠多梦10余天就诊，现夜难入眠，兼头重如裹，胸脘满闷，心烦口苦，头晕目眩，痰多质黏，大便不爽，舌红苔黄腻，脉滑。其辨证为（　　）。

A. 阴虚火旺　　B. 肝火上炎

C. 痰热内扰　　D. 痰浊壅塞

E. 心脾两虚

27. 患者，男。午睡后起来突然发现左半身行动不便，语言不利，口眼㖞斜，神志尚清，口角流涎，舌质暗淡，苔薄白，脉弦滑。其治疗首选方是（　　）。

A. 天麻钩藤饮　　B. 化痰通络汤

C. 补阳还五汤　　D. 星蒌承气汤

E. 羚角钩藤汤

28. 患者，男，44岁。眩晕而头重如蒙，胸闷恶心，头目胀痛，心烦而悸，口苦，舌苔黄腻，脉弦滑。治疗最佳方剂是（　　）。

A. 半夏白术天麻汤　　B. 天麻钩藤饮

C. 龙胆泻肝汤　　D. 二陈汤

E. 温胆汤

29. 患者，女，45岁。现症见心悸不宁，胸闷，头晕且痛，四肢发麻，烦躁易怒，夜寐梦多，口苦咽干，舌红，苔黄腻，脉沉弦数。检查：心电图示室性心动过速，血钾正常，未用过洋地黄。除予利多卡因治疗外，并用中医辨证论治。其证型是（　　）。

A. 心胆失调证　　B. 痰瘀阻络证

C. 气滞血瘀证　　D. 心肝失调证

E. 痰饮凌心证

30. 患者，女，48岁。每于劳累时出现心悸不宁，胸闷气短，动则尤甚，面色苍白，形寒肢

冷，舌淡苔白，脉虚弱。治法为（　　）。
A. 镇惊定志，养心安神　　B. 温补心阳，安神定悸
C. 滋阴清火，养心安神　　D. 补血养心，益气安神
E. 振奋心阳，宁心安神

31. 心血瘀阻证，如心悸、胸闷而痛，痛引肩背，口唇及指甲紫绀，舌质暗红，脉细涩者，可选用以下何方（　　）。
A. 瓜蒌薤白半夏汤　　B. 桃红四物汤
C. 少腹逐瘀汤　　D. 桃仁红花煎
E. 血府逐瘀汤

32. 患者，男，45 岁。有高血压病史 3 年，近日情志不遂头痛而眩，心烦易怒，夜眠不宁，两胁胀痛，面红口苦，苔薄黄，脉弦有力。根据上述临床辨证特点及主要治疗方法以下方药宜选用（　　）。
A. 芎芷石膏汤　　B. 半夏白术天麻丸加减
C. 大补元煎加减　　D. 天麻钩藤饮加减
E. 以上都不是

33. 患者，男，64 岁。今晨半身不遂，口舌㖞斜，舌强言謇，偏身麻木，烦躁失眠，眩晕耳鸣，手足心热，舌质红绛，少苔，脉细弦。治疗应首选（　　）。
A. 参附汤　　B. 涤痰汤
C. 天麻钩藤饮　　D. 左归丸
E. 镇肝息风汤

34. 患者，女，57 岁。胸痛反复发作 2 个月，现胸部刺痛，夜间尤甚，持续 10 分钟左右，痛处固定，多由于生气及受寒后加重，时有心悸，舌质紫黯，脉象沉涩。首选方为（　　）。
A. 瓜蒌薤白半夏汤　　B. 参附汤合右归饮
C. 瓜蒌薤白白酒汤　　D. 乌头赤石脂丸
E. 血府逐瘀汤

35. 患者，女，74 岁。胸闷、胸痛反复发作 4 年余，近期胸痛发作比较频繁，每天发作 2~3 次，疼痛剧烈，心痛彻骨，感寒尤甚，伴身寒肢冷，喘息不得卧，舌苔白，脉沉紧。其最佳方剂应选（　　）。
A. 真武汤　　B. 参附龙牡汤
C. 栝蒌薤白白酒汤　　D. 栝蒌薤白桂枝汤
E. 乌头赤石脂丸和苏合香丸

36. 患者，男。眩晕，头重昏蒙，或伴视物旋转，胸闷恶心，呕吐痰涎，食少多寐，舌苔白腻，脉濡滑。治宜（　　）。
A. 天麻钩藤饮　　B. 黄连温胆汤

C. 藿香正气散　　D. 半夏白术天麻汤
E. 半夏厚朴汤

37. 患者，男，70岁。某日蹲地修理水桶，起立时突然昏倒，幸其子在旁，扶坐椅上，其时见病人神志渐清，面色苍白，唇青，呼吸微弱，肢冷汗出，大便失禁，但额尚温，舌质淡，脉沉微。此证治疗方剂用（　　）。
A. 人参养营汤　　B. 理中汤
C. 补中益气汤　　D. 大补元煎
E. 四味回阳饮

38. 患者，女，50岁。症见心胸剧痛，持续难解，心悸气短，神疲乏力，自汗盗汗，甚则大汗淋漓，手足心热，口渴心烦，舌质紫黯，舌下络脉青紫，脉细数无力。检查：心电图示前侧壁心梗。其治法是（　　）。
A. 益气温阳，化瘀通络　　B. 益气温阳，祛瘀通络
C. 益气养阴，祛瘀通络　　D. 益气滋阴，健脾化痰
E. 益气补血，化痰祛瘀

39. 患者胸闷刺痛，痛有定处，口中黏腻，头晕目眩，心悸气短，两目黯青，舌质紫黯，苔白腻，脉弦滑。其最佳治疗方剂（　　）。
A. 通窍活血汤　　B. 二陈汤
C. 大七气汤　　D. 旋覆花汤
E. 复元活血汤

40. 患者，男，56岁。心悸多年，时发时止，情志波动易发。现症见心悸，失眠多梦，口干口苦，小便黄，大便秘结，舌红苔黄，脉弦滑。本病应辨证为（　　）。
A. 心血瘀阻挟痰热　　B. 阴虚挟瘀热
C. 心虚胆怯　　D. 痰热扰心
E. 心脾两虚挟痰饮

41. 阳痿不振，心悸易惊，胆怯多疑，夜多噩梦，常有被惊吓史，苔薄白，脉弦细。宜选方（　　）。
A. 归脾汤　　B. 济生肾气丸
C. 左归饮　　D. 启阳娱心丹
E. 左归丸

42. 患者，女，17岁。2个月来因学习紧张，压力较大，夜间经常难以入睡，有时眠中多梦，伴心慌健忘，肢倦乏力，纳少，面色少华，舌质淡，苔薄白，脉细弱。其辨证为（　　）。
A. 心胆气虚　　B. 血虚肝热
C. 阳虚火　　D. 心脾两虚
E. 心肾不交

43. 患者，女，42 岁。近 1 个月以来感觉胸部刺痛，固定不移，晚上疼痛加重，时或心悸不宁，舌质暗紫，脉象沉涩。辨证应当属于（ ）。

A. 阴寒凝滞
B. 痰浊闭阻
C. 心肾阴虚
D. 痰热中阻
E. 心血瘀阻

44. 中风闭证，如果兼见面白唇紫，静卧不烦，四肢不温，痰涎壅盛，苔白腻，脉沉滑缓。辨证为（ ）。

A. 风痰瘀阻证
B. 气虚络瘀证
C. 痰浊瘀闭证
D. 痰火瘀闭证
E. 痰热腑实证

45. 眩晕日久不愈，精神萎靡，腰酸膝软，少寐多梦，健忘，两目干涩，视力减退；或遗精、滑泄，耳鸣，齿摇；或颧红咽干，五心烦热，舌红少苔，脉细数。证属（ ）。

A. 瘀血阻窍
B. 痰浊中阻
C. 肾精不足
D. 肝阳上亢
E. 气血亏虚

46. 患者，女，55 岁。突然昏倒不省人事，面色潮红、紫红，继之转为青紫，口唇青紫，牙关紧闭，两目上视，项背强直，四肢抽搐，口吐涎沫，喉中痰鸣，二便失禁，移时苏醒，一如常人。舌质红，苔黄腻，脉弦滑。此属（ ）。

A. 阴痫
B. 阳痫
C. 痰火扰神
D. 风痰闭阻
E. 肝肾阴虚

47. 患者头痛昏蒙，胸脘痞闷，呕恶痰涎，舌苔白腻，脉弦滑。其治方为（ ）。

A. 温胆汤
B. 半夏白术天麻汤
C. 顺气导痰汤
D. 苓桂术甘汤
E. 二陈汤

48. 患者，男。平素眩晕头痛，有“高血压”病史。睡眠醒来发现左半身活动不便，语言不利，口眼㖞斜，神志尚清，并症见面红目赤，口苦咽干，心烦身热，尿赤便干，舌质红绛，舌苔薄黄，脉弦有力。其病机为（ ）。

A. 脉络空虚，风邪扶痰窜犯经络
B. 风阳痰火上扰；蒙蔽清窍
C. 痰热腑实，风痰上扰
D. 气虚血滞，脉络瘀阻
E. 肝阳暴亢，风火上扰，横窜脉络

49. 患者，男，54 岁。曾诊为冠心病。胸闷，心前区阵发性隐痛。每遇阴天发作频繁。伴心烦口苦，睡眠差，头重肢沉，形体肥胖，舌偏红，苔黄腻，脉滑数。宜用（ ）。

A. 血府逐瘀汤
B. 黄连温胆汤加郁金、丹参

C. 龙胆泻肝汤加郁金、降香　　D. 瓜蒌薤白半夏汤和涤痰汤

E. 枳实薤白桂枝汤和当归四逆汤

50. 心悸不安，胸闷不舒，心痛时作，痛如针刺，唇甲青紫，舌质紫暗或有淤斑，脉涩或结或代。证机概要为（　　）。

A. 脾肾阳虚，水饮内停，上凌于心　　B. 心阳虚衰，无以温养心神

C. 痰火扰心，心神不安　　D. 心脉瘀阻，心失所养

E. 心血亏损，心神失养

51. 患者，女，64 岁。胸痹反复发作 2 个月，现胸部刺痛，夜间尤甚，每次发作持续时间大约 10 分钟，能够自行缓解，多因生气或者劳累后诱发，平时有心慌，舌质紫暗，脉象沉涩。首选方为（　　）。

A. 栝蒌薤白半夏汤　　B. 参附汤合右归饮

C. 乌头赤石脂丸　　D. 血府逐瘀汤

E. 栝蒌薤白白酒汤

52. 患者，男，27 岁。记忆力明显减退，伴心悸失眠、神疲乏力、纳呆腹胀，舌淡，脉细弱。应辨证为（　　）。

A. 心气不足　　B. 脾气不足

C. 痰浊扰心　　D. 肾精亏耗

E. 心脾不足

53. 患者，男。失眠，性情急躁易怒，不思饮食，口渴喜饮，目赤口苦，小便黄赤，大便秘结，舌质红、苔黄，脉弦数。其病机为（　　）。

A. 心肾阴虚，虚火扰神　　B. 痰热内阻，上扰心神

C. 心脾两虚，心神失养　　D. 肝郁化火，上扰心神

E. 心胆气虚，神不内守

54. 患者，男。左侧胸部剧烈疼痛 2 小时，因过劳而诱发，疼痛向左肩放射，伴心悸，气短，头晕，乏力，大汗，四肢厥冷，舌淡紫，苔白腻，脉沉细弦。其治疗原则为（　　）。

A. 补益心气，活血化瘀　　B. 宣通胸阳，散寒化浊

C. 益气温阳，活血通络　　D. 益气养阴，活血化瘀

E. 通阳泄浊，豁痰开结

55. 患者，女，53 岁。既往有“冠心病”病史。症见心痛如绞，手足厥冷，冷汗出，心悸气短，苔薄白，脉微。本病治法为（　　）。

A. 祛寒活血，宣痹通阳　　B. 疏调气机，和血舒脉

C. 通阳泄浊，豁痰开窍　　D. 温振心阳，回阳救逆

E. 活血化瘀，通脉止痛

56. 患者，男。心痛彻背，背痛彻心，痛剧而无休止，身寒肢冷，喘息不得卧，舌苔白，脉

沉紧。治疗主方是（　　）。

A. 栝蒌薤白半夏汤　　B. 参附汤

C. 血府逐瘀汤　　D. 瓜蒌薤白白酒汤

E. 乌头赤石脂汤合苏合香丸

57. 患者，女，45 岁。1 年前头部外伤后常自觉头晕头痛，健忘失眠，耳鸣，精神不振，面唇紫暗，舌暗红，脉弦涩。本病治疗方药宜首选（　　）。

A. 血府逐瘀汤　　B. 身痛逐瘀汤

C. 桃红四物汤　　D. 通窍活血汤

E. 补阳还五汤

58. 患者，女，48 岁。平素忧郁，且有“高血压病”病史。某日与邻居发生口角后即自觉心痛阵发，脘腹胀闷，嗳气频作，苔薄，脉细弦。本病治疗主方宜选用（　　）。

A. 当归四逆汤　　B. 丹栀逍遥散

C. 柴胡疏肝散　　D. 栝蒌薤白半夏汤

E. 甘麦大枣汤

59. 患者，男，42 岁。眩晕而头重如蒙，胸闷恶心，头目胀痛，心烦而悸，口苦，舌苔黄腻，脉弦滑。治疗最佳方剂是（　　）。

A. 半夏白术天麻汤　　B. 天麻钩藤饮

C. 龙胆泻肝汤　　D. 温胆汤

E. 二陈汤

60. 患者，女，50 岁。症见头晕头胀，口干口苦，烦躁易怒，目赤耳鸣，大便秘结，小便短赤，舌红苔黄，脉弦数，本病治法应（　　）。

A. 平肝潜阳　　B. 活血化瘀

C. 燥湿祛痰开窍　　D. 清肝泻火

E. 清化痰热

61. 患者，男，67 岁。平素纳呆胸闷，刻下症见头痛，昏蒙，胸脘满闷，呕恶痰涎，苔白腻，脉滑。治法宜（　　）。

A. 疏散风热　　B. 化痰降逆

C. 养阴补肾　　D. 平肝潜阳

E. 清热化痰

62. 患者，男，60 岁。形体肥胖，有“高血压病”病史。家人代诉患者早上 7 时自觉胸部憋闷，恶心呕吐，痰多气短，头痛乏力，当时测血压为 110/85mmHg，予服降压药后症状缓解不明显，现除见上症外，诉心胸隐痛，胃脘胀满不适，苔白腻，脉弦滑。本病诊断首先考虑为（　　）。

A. 呕吐　　B. 胸痹

C. 胃痛　　D. 头痛

E. 真心痛

63. 患者，男。中风遗留半身不遂，语言不利，口眼㖞斜，面色㿠白，气短乏力，舌淡紫，脉涩无力。治疗首选方是（　　）。

A. 地黄饮子　　B. 解语丹

C. 补阳还五汤　　D. 活络效灵丹

E. 化痰通络汤

64. 患者，男，47 岁。症见心胸时作闷痛，心悸，烦热不安，腰膝酸软，头晕耳鸣，口干咽燥，盗汗，舌红少津，苔剥，脉结。本病治疗方剂宜选用（　　）。

A. 天王补心丹　　B. 左归丸

C. 六味地黄丸　　D. 丹栀逍遥散

E. 柴胡疏肝散

65. 不寐，多梦，易于惊醒，胆怯心悸，倦怠气短，脉弦细。最佳治疗方剂是（　　）。

A. 安神定志丸　　B. 天王补心丹

C. 黄连阿胶汤　　D. 归脾汤

E. 柴胡疏肝散

66. 胸痛彻背，感寒尤甚，胸闷气短，心悸不适，肢冷，舌苔薄白，脉沉紧。辨证应属（　　）。

A. 心阳欲脱　　B. 心血瘀阻

C. 寒凝心脉　　D. 痰浊壅滞

E. 心肾阳虚

67. 患者，女，35 岁。不寐，多梦，易于惊醒，胆怯心悸，倦怠气短，脉弦细。最佳治疗方剂是（　　）。

A. 黄连阿胶汤　　B. 天王补心丹

C. 柴胡疏肝散　　D. 归脾汤

E. 安神定志丸

68. 头痛时作，痛连项背，恶风畏寒，遇风尤剧，口不渴，苔薄白，脉浮紧。治法宜首选（　　）。

A. 疏风清热和络　　B. 疏散风寒止痛

C. 平肝潜阳息风　　D. 祛风胜湿通窍

E. 健脾燥湿化痰

69. 患者，男。突然昏仆，不省人事，牙关紧闭，口噤不开，歪僻不遂，颜面潮红，气粗口臭，躁扰身热，四肢厥冷，舌红苔黄腻，脉弦滑数。应首先灌服（　　）。

A. 紫雪丹　　B. 苏合香丸

C. 独参汤　　D. 安宫牛黄丸

E. 至宝丹

70. 患者，男，21 岁。学生，近半年由于学业压力较大，精神紧张，经常失眠，伴心烦，心悸不安，头晕，耳鸣，健忘，口干咽燥，手足心热，舌质红，脉细数。其辨证为（　　）。

A. 心胆气虚　　B. 心火偏亢

C. 肝郁化火　　D. 阴虚火旺

E. 痰热内扰

71. 患者，女，47 岁。症见心烦不寐，胸闷泛恶，头重目眩，口苦，舌红苔黄腻，脉滑数。本证治法宜（　　）。

A. 清心泻火，安神宁心　　B. 益气镇惊，安神定志

C. 滋阴降火，养心安神　　D. 清化痰热，和中安神

E. 燥湿化痰，镇静安神

72. 患者，女，突然昏仆，不省人事，口噤不开，两手握固，肢体强痉而不温，面白唇黯，喉有痰声，脉沉滑。应首选灌服（　　）。

A. 至宝丹　　B. 参附汤

C. 紫雪丹　　D. 安宫牛黄丸

E. 苏合香丸

73. 患者，男，突然昏仆，不省人事，目合口开，鼻鼾息微，手撒肤冷，汗出不止，二便失禁，肢体瘫软，舌痿，脉微欲绝。急救宜用（　　）。

A. 独参汤　　B. 参附汤合生脉散

C. 紫雪丹　　D. 苏合香丸

E. 安宫牛黄丸

74. 患者胸闷重而胸心痛轻微，肥胖体沉，痰多气短，近日适逢阴雨天而症状加重，舌质暗红，苔白腻，脉弦滑。以下处理哪些是不正确的（　　）。

A. 治以活血化瘀　　B. 胖人多虚重视补气

C. 方选栝蒌薤白半夏汤　　D. 治以通阳泄浊，豁痰开窍

E. 证属痰浊闭阻

75. 患者，男，42 岁。每天睡眠时间 5～6 小时，没有其他症状，不影响工作，查体正常。考虑为（　　）。

A. 不寐　　B. 暂时性失眠

C. 老年人生理状态　　D. 生理性少眠

E. 其他病影响

76. 患者，女，53 岁。平素体胖，某日晨起不适，初感头昏神疲，继则突然昏倒，不省人事，牙关紧闭，舌謇痰鸣，即送医院急诊，就诊时能自诉胸闷，四肢麻木。舌苔白腻，脉沉而滑，此属（　　）。

A. 中风　　B. 昏迷（痰闭）

C. 痰厥　　D. 气厥

E. 痫证（肝风痰浊）

77. 患者，男，33 岁。患者发作前常有头晕头痛，情绪不稳，胸闷，乏力。发作时突然尖叫，跌仆于地，神识不清，牙关闭，四肢抽搐，口吐涎沫，二便失禁，舌苔白腻，脉弦滑。脑电图示高幅的弥漫性波 10 周/秒。其治法是（　　）。

A. 健脾益气，和胃化浊　　B. 清肝泻火，涤痰开窍

C. 息风化痰，开窍定痫　　D. 滋补肝肾，熄风止痫

E. 活血化瘀，通窍止痫

78. 患者，女，69 岁。左侧胸部剧烈疼痛 3 小时，过劳后诱发，疼痛向左肩放射。伴心悸，气短，头晕，乏力，大汗出，四肢厥冷，舌淡紫，苔白腻，脉沉细弦。其治则宜（　　）。

A. 补益心气，活血化瘀　　B. 宣通胸阳，散寒化浊

C. 益气温阳，活血通络　　D. 益气养阴，活血化瘀

E. 通阳泄浊，豁痰开结

## 三、A3/A4 型题

（1~3 题共用题干）

患者，女，65 岁。胸闷痛反复发作 8 年，加重半小时，现胸闷痛彻背，心悸，大汗出，面色唇甲青紫，四肢厥冷，脉沉微欲绝。

1. 根据上述临床表现及病史，按照中医的辨证理论，考虑诊断及辨证分型为（　　）。

A. 气阴两虚　　B. 心阳欲脱

C. 胸阳虚衰　　D. 阴寒凝滞

E. 心肾阳虚

2. 按照中医治疗体系，应相应的采取的治疗方法为（　　）。

A. 益气养阴　　B. 辛温通阳

C. 补益心肾　　D. 回阳救逆固脱

E. 通阳豁痰

3. 按照上述辨证特点及治疗原则，应选用的最佳方剂为（　　）。

A. 乌头赤石脂丸　　B. 参附汤合右归饮

C. 参附汤合左归饮　　D. 生脉散

E. 参附龙牡汤

（4~6 题共用题干）

患者，女，60 岁。平素咳嗽咯痰，刻下症见头痛，昏蒙，胸脘满闷，呕恶痰涎，苔白腻，脉滑。

4. 根据患者上述临床表现，中医辨证应诊断为（　　）。
A. 肝阳头痛　　B. 血虚头痛
C. 肾虚头痛　　D. 痰浊头痛
E. 以上都不是

5. 根据患者上述诊断特点，以下哪项为本病主要治法（　　）。
A. 平肝潜阳　　B. 养阴补肾
C. 养血为主　　D. 化痰降逆
E. 以上都不是

6. 根据上述临床辨证特点及主要治疗方法以下方药宜选用（　　）。
A. 大补元煎加减　　B. 天麻钩藤饮加减
C. 半夏白术天麻汤加减　　D. 加味四物汤加减
E. 以上都不是

（7~10 题共用题干）

患者，男，50 岁。主诉：头目眩晕 3 年。患者 3 年来经常头晕，时轻时重。重则头如捆扎绷带，不能站立，伴心中烦躁，全身无力，食欲不振。曾被诊为："脑动脉硬化""梅尼埃综合征"治疗效果不明显。血压 120/80mmHg，体格中等，胸腹部无其他阳性体征。颈椎 X 线片未见异常。脑血流图示脑动脉紧张度增高，弹性减退。舌胖，苔白腻，脉弦。

7. 该病中医诊断是（　　）。
A. 虚劳　　B. 头痛
C. 眩晕　　D. 胸痹
E. 以上都不是

8. 该病证候分型是（　　）。
A. 以下都不是　　B. 气血亏虚，夹有痰浊
C. 瘀血阻络，夹有痰浊　　D. 痰浊中阻
E. 肾虚及脾，水湿上犯

9. 该病治疗方法是（　　）。
A. 益气养血，燥湿化痰　　B. 瘀血阻络，燥湿化痰
C. 补肾养阴，燥湿化痰　　D. 燥湿化痰
E. 温肾补阳，化气利水

10. 该病首选方药是（　　）。
A. 归脾汤加减　　B. 左归丸加减
C. 通窍活血汤加减　　D. 半夏白术天麻汤加减
E. 真武汤合苓桂术甘汤

(11~13 题共用题干)

患者，女，30 岁。症见入寐困难，胸闷胁胀，急躁易怒，伴头晕头胀，口干口苦，纳差，小便短赤，舌红苔黄，脉弦数。

11. 该病人的证候为（　　）。

A. 阴虚火旺　　B. 痰热内扰
C. 心脾两虚　　D. 肝郁化火
E. 心胆气虚

12. 其治法是（　　）。

A. 滋阴降火，养心安神　　B. 清心泻火，安神宁心
C. 清肝泻火，佐以安神　　D. 补益心脾，养血安神
E. 益气镇惊，安神定志

13. 本病治疗方剂宜选用（　　）。

A. 泻心汤　　B. 滋水清肝饮
C. 龙胆泻肝汤　　D. 当归龙荟丸
E. 礞石滚痰丸

(14~15 题共用题干)

患者，男，68 岁。近半年来睡眠时间明显延长，心神昏浊，倦怠嗜卧，言语謇涩含糊，伴畏寒肢冷，健忘，脉沉无力，舌淡，苔薄白。

14. 其治法为（　　）。

A. 健脾益气　　B. 活血通络
C. 益气养血　　D. 燥湿健脾
E. 益气温阳

15. 其宜用何方（　　）。

A. 四君子汤　　B. 八珍汤
C. 香砂六君子汤　　D. 附子理中汤合人参益气汤
E. 肾气丸

(16~18 题共用题干)

患者，女，59 岁。素有冠心病房颤，1 个月前突然中风，经抢救治疗好转。现症：语言不利，右肢不遂，夜不能寐，情绪激动，舌红少苔，脉不整。

16. 其诊断为（　　）。

A. 肝肾亏虚　　B. 风痰瘀阻

C. 气虚络瘀　　D. 阴虚火旺

E. 痰浊瘀闭

17. 其治疗为（　　）。

A. 搜风化痰，行瘀通络　　B. 化痰息风，宣郁开窍

C. 益气养血，化瘀通络　　D. 滋阴降火，安神通络

E. 滋养肝肾

18. 其选方（　　）。

A. 解语丹　　B. 涤痰汤

C. 补阳还五汤　　D. 知柏地黄丸

E. 左归丸

（19~21 题共用题干）

患者，男，63 岁。去年曾患有“急性广泛前壁心肌梗死”，近日心悸不安，胸闷气短，四肢发凉，面色苍白，舌淡苔白，脉沉弱。

19. 根据上述患者临床表现、中医辨证特点，以下治疗方法中哪项最为符合（　　）。

A. 温阳行水健脾补肾　　B. 温补心阳安神定悸

C. 滋阴补肾利水消肿　　D. 补血养心养心安神

E. 健脾益气利水消肿

20. 如果患者迁延失治，而症见心悸目眩，形寒肢冷，脘痞纳呆，渴不欲饮，小便短少，舌淡苔水滑，脉弦滑。治疗方剂宜选（　　）。

A. 桃红四物汤加味　　B. 桂枝甘草龙骨牡蛎汤加味

C. 苓桂术甘汤加减　　D. 归脾汤加减

E. 炙甘草汤加减

21. 如果病情未及诊治，进一步加重出现心悸喘咳，不能平卧，小便不利，下肢浮肿，畏寒肢冷，舌淡苔水滑，脉弦滑，此为（　　）。

A. 心脾两虚，血不养心　　B. 肺气不足，通调水道失司

C. 脾气虚弱，健运失司　　D. 肾阳虚衰不能制水，水气凌心

E. 心阳不足，心失温养

（22~25 题共用题干）

患者，女，45 岁。主诉：突然头晕伴视物旋转 14 小时。患者昨晚进餐之后，于晚 6 时突然感到头晕，倒地，挣扎欲起，眼见周围天旋地转，似若房倒地陷，闭目卧地，恶心欲吐，耳中呼呼作响。张目晕眩更甚，卧床不起。平素性格急躁，近因工作繁忙，常加班加点，夜深方归。检查：眼球水平震颤（+）。舌红，苔黄腻，口中干，脉弦滑。

22. 该病中医诊断（　　）。

A. 中风　　B. 头痛

C. 眩晕　　D. 呕吐

E. 以上都不是

23. 该病证候分型（　　）。

A. 肾精不足，夹有痰火　　B. 气血亏虚，夹有痰火

C. 肝阳上亢，夹有痰火　　D. 痰浊中阻

E. 外邪阻窍，夹有痰火

24. 该病治疗方法（　　）。

A. 益气养血，清化痰热　　B. 清化痰热

C. 补肾养阴　　D. 平肝潜阳，清化痰热

E. 瘀血阻络，清化痰热

25. 该病首选方药（　　）。

A. 归脾汤加减　　B. 左归丸加减

C. 天麻钩藤饮加减　　D. 半夏白术天麻汤加减

E. 通窍活血汤加减

（26~28 题共用题干）

患者，男，30 岁。症见突然昏倒，不省人事，口噤拳握，呼吸气粗，或四肢厥冷，苔薄白，脉沉弦。

26. 此患者应诊断为（　　）。

A. 痰厥　　B. 血厥

C. 气厥　　D. 食厥

E. 暑厥

27. 此患者应用何法治疗（　　）。

A. 补气回阳　　B. 补气养血

C. 活血顺气　　D. 顺气开郁

E. 行气豁痰

28. 此患者应首选何方（　　）。

A. 通瘀煎　　B. 四味回阳饮

C. 五磨饮子　　D. 人参养营汤

E. 导痰汤

（29~31 题共用题干）

患者，女，25 岁。平素胆怯，前日晚间突闻惊雷之声后，有心悸不安，善惊易恐，晚

间多梦，舌苔薄白，脉象弦。

29. 根据上述临床表现，按照中医辨证理论，该病例应诊断辨证为（　　）。
A. 阴虚火旺之心悸
B. 心阳不足之心悸
C. 心虚胆怯之心悸
D. 肝火上炎之心悸
E. 水饮凌心之心悸

30. 患者失治日久，出现心中悸动，不能自控，面色不华，体倦乏力，舌淡红苔薄白，脉细弱无力。治疗方药宜选（　　）。
A. 炙甘草汤加减
B. 真武汤加减
C. 安神定志丸
D. 归脾汤加减
E. 桂枝甘草龙骨牡蛎汤

31. 如果患者过服温燥补剂，出现心悸不宁，心烦少寐，口干，五心烦热，梦遗腰酸。治疗方剂最宜选用（　　）。
A. 归脾汤
B. 朱砂安神丸
C. 六味地黄丸
D. 沙参麦冬汤
E. 知柏地黄丸

（32~34 题共用题干）

患者，女，54 岁。平素易怒，面红目赤。1 天前因恼怒突然昏倒不省人事，牙关紧闭，面红赤而唇紫，经抢救半小时后清醒，见头痛、头晕。无口眼㖞斜、半身不遂，舌红苔少，脉弦有力。

32. 应辨病辨证为（　　）。
A. 痫病
B. 中风、闭证
C. 郁病
D. 血厥实证
E. 气厥实证

33. 治法为（　　）。
A. 通腑泻热，息风化痰
B. 清热泻火，化痰开窍
C. 开窍，顺气，活血
D. 平肝潜阳，理气通瘀
E. 补气，回归，醒神

34. 宜选何方（　　）。
A. 羚羊钩藤汤加减
B. 通瘀煎加减
C. 通关散合五磨饮子加减
D. 黄连温胆汤加减
E. 龙胆泻肝汤和涤痰汤加减

（35~38 题共用题干）

患者，男，46 岁。主诉：眩晕、耳鸣 6 年，加重 2 个月。伴有失眠多梦，时觉心悸，两目干燥，视物不清，腰困无力。后项部板硬不灵活，面有烘热感，心中烦闷。平时血压高时服降压片。本次虽服上药血压有所下降，但症状不消。检查：血压160/96mmHg。舌红少苔，脉细。

35. 该病的中医诊断是（　　）。
A. 头痛　　B. 眩晕
C. 中风　　D. 胸痹
E. 以上都不是

36. 该患者证候分型是（　　）。
A. 以下都不是　　B. 气血亏虚
C. 肾精不足　　D. 瘀血阻窍
E. 痰浊中阻

37. 该病治疗方法是（　　）。
A. 益气养血　　B. 祛瘀活血，温经通窍
C. 燥湿化痰　　D. 补肾益精
E. 以上都不是

38. 该病首选方药是（　　）。
A. 通窍活血汤加减　　B. 左归丸加减
C. 归脾汤加减　　D. 半夏白术天麻汤加减
E. 以上都不是

（39~41题共用题干）

患者，男。性情急躁，由于郁怒不解，诱发狂证发作，狂乱无知，逾垣上屋，骂詈叫号，不食不眠，气力逾常，舌质红绛，苔黄腻，脉弦滑数。

39. 根据上述临床表现及中医的辨证特点，该病例中医治法应选用（　　）。
A. 清心泻火，醒神开窍　　B. 化痰除湿，清心宁神
C. 清肝泻火，息风定惊　　D. 平肝息风，清心安神
E. 镇心涤痰，泻肝清火

40. 狂躁不安，大便燥结，数日不行，舌苔转黄糙，脉实大有力者，方剂可选（　　）。
A. 白虎汤　　B. 麻子仁丸
C. 当归龙荟丸　　D. 加减承气汤
E. 导赤散

41. 狂证日久，多言善惊，精神衰惫，方剂可选用（　　）。
A. 归脾汤　　B. 天五补心丹
C. 养心汤　　D. 酸枣仁汤
E. 《千金》定志丹

（42～45 题共用题干）

患者，男，63 岁。5 月份初诊。主诉：发作性头晕 4 年，患者头晕时发、失眠已经 4 年。眩晕严重时，眼前发黑，耳鸣，心慌心跳。平时食欲不振，时腹胀，大便不实。检查：闭目懒言，面色㿠白，唇甲不花。舌质淡，苔薄，脉细弱。血压 140/60mmHg。化验：红细胞 $2.9\times10^{12}/L$，血红蛋白 90g/L。骨髓检查结论：缺铁性贫血。

42. 该病中医诊断（　　）。

A. 泄泻　　B. 耳鸣
C. 虚劳　　D. 眩晕
E. 头痛

43. 该病证候分型（　　）。

A. 瘀血阻络　　B. 肾精不足，脑失所养
C. 痰浊中阻　　D. 气血亏虚，脑失所养
E. 以上都不是

44. 该病治疗方法（　　）。

A. 燥湿化痰　　B. 补肾养阴
C. 益气养血，健脾养心　　D. 活血化瘀
E. 以上都不是

45. 该病首选方药（　　）。

A. 通窍活血汤加减　　B. 左归丸加减
C. 归脾汤加减　　D. 半夏白术天麻汤加减
E. 以上都不是

（46～50 题共用题干）

患者，女，70 岁。素有“脑动脉硬化”病史，近半年逐渐出现善忘，反应迟钝，表情呆滞，有时痛哭不自止，有时大笑不能自控，近 3 天终自不语，不思饮食。症见体胖，口流涎沫，舌淡苔白腻，脉滑。

46. 其辨病辨证为（　　）。

A. 癫证，痰气郁结　　B. 癫证，心脾两虚
C. 痴呆，痰浊蒙窍　　D. 痴呆，脾肾两虚
E. 痴呆，髓海空虚

47. 治法为（　　）。

A. 豁痰开窍，健脾化浊　　B. 补肾健脾，益气生精
C. 补肾益髓，填精养神　　D. 理气解郁，化痰醒神
E. 通阳泄浊，豁痰宣痹

48. 首选方剂为（　　）。

A. 温胆汤加减　　B. 逍遥散合顺气导痰汤加减

C. 还少丹加减　　D. 涤痰汤加减

E. 七福饮加减

49. 如果病人舌红、苔黄腻、脉滑数，则应（　　）。

A. 改用温胆汤　　B. 改用龙胆泻肝汤

C. 改用黄连温胆汤　　D. 加黄柏、栀子、龙胆草

E. 改制南星为胆南星加瓜蒌、栀子、天竺黄等

50. 如果病人兼眩晕、嗜睡、肢体麻木阵作，脉弦滑，应（　　）。

A. 改用天麻钩藤饮加减　　B. 改用镇肝息风汤加减

C. 加地龙、桃仁、红花　　D. 加龙骨、牡蛎、地龙

E. 改用半夏白术天麻汤加减

（51~53 题共用题干）

患者，男，56 岁。刻下症：眩晕耳鸣，头痛且胀，每因烦劳或恼怒而头晕、头痛加剧，面时潮红，急躁易怒，少寐多梦，口苦，舌质红，苔黄，脉弦。

51. 此患者应诊断为（　　）。

A. 肾阴虚眩晕　　B. 肾阳虚眩晕

C. 痰浊中阻眩晕　　D. 气血亏虚眩晕

E. 肝阳上亢眩晕

52. 其治法宜为（　　）。

A. 补养气血，健运脾胃　　B. 补肾助阳

C. 补肾滋阴　　D. 平肝潜阳，滋养肝肾

E. 以上都不是

53. 治疗方药宜选用（　　）。

A. 左归丸加减　　B. 归脾汤加减

C. 天麻钩藤饮加减　　D. 右归丸加减

E. 以上都不是

（54~57 题共用题干）

患者，女，39 岁。近 20 天以来崩漏不止。于今晨起床时突然昏倒，面色口唇苍白，汗出肢冷，呼吸微弱，舌淡脉芤。

54. 其辨证为（　　）。

A. 气厥实证　　B. 气厥虚证

C. 痫病　　D. 痰厥

E. 血厥虚证

55. 其治法首选（　　）。

A. 补气止血　　B. 补益心脾

C. 补气养血　　D. 补血醒神

E. 收敛止血

56. 宜选何方（　　）。

A. 通关散　　B. 四味回阳饮

C. 通关散合四物汤　　D. 急灌独参汤，继服人参养营汤

E. 羚羊钩藤汤加减

57. 除以上措施外，同时还应必须采取何措施（　　）。

A. 输液补充血容量　　B. 中枢兴奋剂

C. 人工呼吸　　D. 输血、输液、止血

E. 心内注射肾上腺素

（58～62 题共用题干）

患者，女，56 岁。平时房颤，2 个月前突然中风神昏，经抢救治疗好转。现口舌㖞斜，舌强不语，烦躁失眠，眩晕，舌质暗红少苔，脉细弦数。

58. 其诊断为（　　）。

A. 风痰瘀阻　　B. 痰浊瘀闭

C. 气虚络瘀　　D. 阴虚风动

E. 肝肾亏虚

59. 其治疗为（　　）。

A. 通腑泻热，息风化痰　　B. 回阳救阴，益气固脱

C. 搜风化痰，行瘀通络　　D. 化痰息风，宣郁开窍

E. 滋阴潜阳，息风通络

60. 其选方（　　）。

A. 解语丹　　B. 涤痰汤

C. 补阳还五汤　　D. 镇肝息风汤

E. 左归丸

61. 患者心烦失眠，可加（　　）。

A. 茯神、百合　　B. 钩藤、菊花

C. 半夏、远志　　D. 黄芩、栀子、夜交藤、珍珠母

E. 生龙骨、牡蛎

62. 患者头痛重，可加（　　）。
A. 郁金、青皮　　B. 菖蒲、远志
C. 石决明、夏枯草　　D. 磁石、远志
E. 首乌、橘红

（63~65 题共用题干）

患者，女，24 岁。有痫证病史近 5 年。平素性急易怒，心烦失眠，夜梦纷纭，发则昏不知人，四肢抽动，喉中痰鸣，口吐涎沫，舌红，苔黄腻，脉弦滑数。

63. 根据患者上述临床表现，该病例中医辨证当为（　　）。
A. 痰火内盛　　B. 心火扰动
C. 肝火化风　　D. 气逆痰阻
E. 湿热阻滞

64. 目前针对上述病机特点，以下治疗方法中哪项最为准确（　　）。
A. 清心泻火，开窍定痫　　B. 清肝泻火，化痰开窍
C. 息风化痰，开窍定痫　　D. 清肝泻火，开窍定痫
E. 化痰理气，开窍定痫

65. 治疗本病的最佳的方剂，以下哪项最为适合（　　）。
A. 龙胆泻肝汤　　B. 涤痰汤加减
C. 定痫丸加减　　D. 牛黄清心丸加减
E. 龙胆泻肝汤合涤痰汤加减

（66~69 题共用题干）

患者，女。抑郁成疾，神志痴呆，语无伦次，喜怒无常，舌苔白腻，脉象弦滑。系痰气郁结之癫证。

66. 本病例与郁证鉴别之关键在于（　　）。
A. 有无胸胁胀满、疼痛症状　　B. 有无精神抑郁、情绪不宁
C. 是中青年患者，还是老年病人　　D. 有无梅核气症状
E. 有无神识迷乱、精神失常症状

67. 如见痰浊壅盛，胸膈瞀闷，口多痰涎，脉象滑大有力等痰气郁结重症、实证，可暂用（　　）。
A. 十枣汤　　B. 龙虎丸
C. 至宝丹　　D. 控涎丹、三圣散
E. 礞石滚痰丸

68. 癫证患者，表情呆钝，言语错乱，目瞪不瞬，舌苔白腻。为痰迷心窍，治宜（　　）。
A. 先用苏合香丸，芳香开窍，继用养心汤化裁

B. 用顺气导痰汤加远志、郁金、菖蒲等
C. 先用至宝丹，继用二陈汤加味
D. 用礞石滚痰丸
E. 先用苏合香丸，芳香开窍，继用四七汤加味

69. 癫证日久，神思恍惚，心烦不宁，失眠多梦，舌暗红，苔黄腻，脉弦滑数。其中医辨证应为（　　）。
A. 痰气互阻　　B. 久病伤心、心神不宁
C. 久病伤肾、阴虚火旺　　D. 久病伤脾、湿热内生
E. 气郁化热、痰热交阻

（70~76 题共用题干）

患者，女，59 岁。2 年前曾患“中风”经治已愈，之后逐渐出现善忘呆滞，言语模糊不清，行为古怪，孤僻，时哭时笑，诊见两目晦黯、舌黯、脉细涩。

70. 应诊断为（　　）。
A. 痴呆　　B. 健忘
C. 郁证　　D. 中风恢复期
E. 中风后遗证

71. 其辨证为（　　）。
A. 风痰瘀阻　　B. 气虚络瘀
C. 瘀血内阻　　D. 髓海不足
E. 痰浊蒙窍

72. 治法为（　　）。
A. 祛风化痰通络　　B. 益气养血，化瘀通络
C. 搜风化痰，行瘀通络　　D. 豁痰开窍，健脾化浊
E. 活血化瘀，开窍醒神

73. 首选方剂为（　　）。
A. 涤痰汤加减　　B. 七福饮加减
C. 还少丹加减　　D. 通窍活血汤加减
E. 天麻钩藤饮加减

74. 如果病人日久兼气血不足应（　　）。
A. 改用归脾汤　　B. 加熟地、党参、黄芪等
C. 改用补中益气汤　　D. 改用八珍汤
E. 加熟地、当归、白芍等

75. 若病人以气虚血瘀为主，应（　　）。
A. 加用党参、黄芪　　B. 改用归脾汤加减

C. 改用补阳还五汤加减　　D. 改用血府逐瘀汤加减
E. 改用桃红四物汤加减

76. 若气滞血瘀为主者应改用（　　）。
A. 桃红四物汤加减　　B. 柴胡疏肝煎加减
C. 桃仁红花煎加减　　D. 血府逐瘀汤加减
E. 逍遥散加减

（77~81 题共用题干）

患者，女，34 岁。因过度悲伤，哭啼过程中突然昏倒，不知人事，四肢厥冷，口噤握拳，呼吸气粗，苔薄白，脉沉弦。

77. 其辨病为（　　）。
A. 痫病　　B. 中风
C. 厥证　　D. 郁证
E. 痉证

78. 其辨证为（　　）。
A. 血厥实证　　B. 气厥虚证
C. 气厥实证　　D. 血厥虚证
E. 痰气郁结痫病

79. 治法为（　　）。
A. 行气化痰　　B. 补气，温阳醒神
C. 平肝潜阳，理气通瘀　　D. 补养气血
E. 开窍，顺气，解郁

80. 宜选何方（　　）。
A. 生脉注射液等　　B. 导痰汤加减
C. 羚角钩藤汤加减　　D. 通关散和五磨饮子加减
E. 以上均不宜

81. 病人若反复发作，平时应用何类方子调理（　　）。
A. 补气类方药　　B. 疏肝理气解郁方药
C. 补气养血方药　　D. 平肝潜阳类方药
E. 行气豁痰类方药

（82~83 题共用题干）

患者，女，41 岁。有高血压病史 2 年，近日情志不遂头痛而眩，心烦易怒，夜眠不宁，两胁胀痛，面红口苦，苔薄黄，脉弦有力。

82. 根据患者上述临床表现，此患者中医辨证应诊断为（　　）。
A. 风热头痛　B. 风湿头痛
C. 肾虚头痛　D. 痰浊头痛
E. 肝阳头痛

83. 根据患者上述诊断特点，以下哪项为本病主要治法（　　）。
A. 疏散风热　B. 化痰降逆
C. 养阴补肾　D. 平肝潜阳
E. 以上都不是

（84~87 题共用题干）

患者，女，38 岁。主诉：头晕 6 天。病史：3 月 19 日开始感到头晕不适，咽喉拘紧，发热恶寒。自服速效感冒胶囊，恶寒发热消退，头晕稍减。昨日偶然左耳中刺痛，瞬时消失。同时胸闷，心烦，口中干苦。小便黄，大便干 3 天未解。今晨头晕加重，左侧头痛，烦躁。月经正常，黄带量少。舌红，苔黄，脉象弦数。咽壁充血。血压、血象正常。

84. 该病中医诊断（　　）。
A. 便秘　B. 感冒
C. 头痛　D. 眩晕
E. 以上都不是

85. 该病证候分型（　　）。
A. 以下都不是　B. 痰浊中阻，夹有腑实
C. 肾精不足，夹有腑实　D. 肝火上炎，夹有腑实
E. 瘀血阻络，夹有腑实

86. 该病治疗方法（　　）。
A. 以下都不是　B. 瘀血阻络，兼通腑实
C. 补肾养阴，兼通腑实　D. 清化痰热，兼通腑实
E. 清肝泻火，兼通腑实

87. 该病首选方药（　　）。
A. 左归丸　B. 半夏白术天麻汤加减
C. 通窍活血汤加减　D. 龙胆泻肝汤加味
E. 以上都不是

（88~90 题共用题干）

患者，女，65 岁。生气后突然昏倒，不省人事，牙关紧闭，口噤不开，两手握固，大小便闭，肢体强痉。

88. 如果还兼见：面赤身热，气粗口臭，躁扰不宁，苔黄腻，脉弦滑而数等症，治宜（　　）。
A. 祛风养血通络　B. 滋阴潜阳，息风通络
C. 益气回阳，救阴固脱　D. 豁痰息风，辛温开窍
E. 清肝息风，辛凉开窍

89. 如果经治疗患者出现：面白唇暗，静卧不烦，四肢不温，痰涎壅盛，苔白腻，脉沉滑缓，方药宜选（　　）。
A. 急用局方至宝丹，并用羚羊角汤　B. 急用安宫牛黄丸，并用羚羊角汤
C. 急用苏合香丸并用涤痰汤　D. 急用苏合香丸，并用温胆汤
E. 以上都不是

90. 若病情进一步发展而出现目合口张，鼻鼾息微，手撒肢冷，汗多，大小便自遗，肢体软瘫，舌痿，脉微欲绝，此时治宜（　　）。
A. 清肝息风，辛凉开窍　B. 滋阴潜阳，息风通络
C. 豁痰息风，辛温开窍　D. 益气回阳，救阴固脱
E. 以上都不是

（91～93 题共用题干）

患者，男，45 岁。2 年前由于“颅脑外伤”而住院，出院后时有头痛，位于右侧顶部，痛时伴左侧上肢抽搐。舌质略黯，苔白，脉涩。

91. 应辨病辨证为（　　）。
A. 瘀血头痛　B. 肝阳头痛
C. 痰火扰神痫病　D. 风痰闭阻痫病
E. 瘀阻脑络痫病

92. 首选何方（　　）。
A. 定痫丸加减　B. 桃红四物汤加减
C. 通窍活血汤加涤痰汤　D. 通窍活血汤加菖蒲、郁金等
E. 通窍活血汤加地龙、僵蚕

93. 若病人流涎、苔腻或脉滑宜加（　　）。
A. 茯苓、泽泻　B. 陈皮、半夏
C. 焦神曲、炒麦芽　D. 半夏、胆南星、竹茹
E. 藿香、佩兰、苍术

（94～96 题共用题干）

患者，女，43 岁。心悸半月余，伴胸闷烦躁，失眠多梦，口干苦，大便干结，小便短赤，舌红，苔黄腻，脉弦滑。

94. 辨证为（　　）。

A. 痰阻心脉　　B. 水饮凌心

C. 肝火扰心　　D. 痰火扰心

E. 痰热瘀结

95. 代表方为（　　）。

A. 血府逐瘀汤　　B. 顺气导痰汤

C. 涤痰汤　　D. 黄连温胆汤

E. 龙胆泻肝汤

96. 宜加何药（　　）。

A. 栀子、瓜蒌、生龙骨、远志　　B. 酸枣仁、柏子仁、远志、菖蒲

C. 当归、郁李仁、火麻仁、肉苁蓉　　D. 大黄、芒硝、火麻仁、郁李仁

E. 大黄、栀子、瓜蒌、生龙骨

（97~103 题共用题干）

患者，男，50 岁。素有高血压，近月余眩晕、耳鸣、头目胀痛，伴口苦心烦，失眠多梦，遇情志不遂而加重，心悸易怒，舌红苔黄，脉弦数。

97. 其诊断为（　　）。

A. 中风　　B. 眩晕

C. 感冒　　D. 头痛

E. 耳鸣

98. 其辨证为（　　）。

A. 痰湿中阻　　B. 瘀血阻窍

C. 肝阳上亢　　D. 气血亏虚

E. 肾精不足

99. 其治法为（　　）。

A. 息风开窍　　B. 泻肝清热

C. 镇肝息风　　D. 平肝潜阳，泻火息风

E. 疏肝清热

100. 其选方为（　　）。

A. 银翘散　　B. 镇肝息风汤

C. 天麻钩藤饮　　D. 龙胆泻肝汤

E. 滋肾通关丸

101. 若患者目赤便秘，可选加（　　）。

A. 大黄、黄柏　　B. 枳实、厚朴

C. 槟榔、枳壳　　D. 生地、枳实

E. 当归龙荟丸

102. 若患者眩晕剧烈、手足麻木或震颤者，可加（　　）。

A. 羌活、川芎　　B. 黄芩、夏枯草

C. 丹皮、生地　　D. 羚羊角、石决明、龙骨、牡蛎

E. 僵蚕、地龙

103. 如果患者烦躁易怒、口苦目赤、属肝火上炎者，宜加（　　）。

A. 生地、玄参　　B. 黄连、黄柏

C. 蒲公英、地丁　　D. 大黄、芒硝

E. 龙胆草、丹皮、夏枯草

（104~106 题共用题干）

患者，男。心悸易惊，心烦失眠，五心烦热，口干，盗汗，思虑劳心则症状加重，伴耳鸣腰酸，头晕目眩，舌红少津，苔少，脉象细数。

104. 该患者的证机概要为（　　）。

A. 心虚胆怯，心神不安　　B. 心血亏耗，心神失养

C. 痰火扰心，心神不宁　　D. 心阳虚衰，无以温养心神

E. 心肾阴虚，虚火内动，扰动心神

105. 其治法为（　　）。

A. 清热化痰，宁心安神　　B. 补血养心，益气安神

C. 镇惊定志，养心安神　　D. 温补心阳，安神定悸

E. 滋阴清火，养心安神

106. 其首选方是（　　）。

A. 桂枝甘草龙骨牡蛎汤合参附汤　　B. 归脾汤

C. 黄连温胆汤　　D. 安神定志丸

E. 天王补心丹合朱砂安神丸

（107~109 题共用题干）

患者，女，17 岁。最近几个月由于学习紧张压力较大，夜间经常难以入睡，有时眠中多梦，伴心悸健忘，肢倦乏力，纳少，面色少华，舌质淡，苔薄白，脉细弱。

107. 根据上述临床表现及病史，按照中医的辨证理论，考虑诊断及辨证分型为（　　）。

A. 心胆气虚之失眠　　B. 血虚肝热之失眠

C. 阴虚火旺之失眠　　D. 心脾两虚之失眠

E. 心肾不交之失眠

108. 按照中医治疗体系，应采取以下哪种治疗方法（　　）。

A. 交通心肾，引火归元　　B. 滋阴降火，养心安神

C. 益气镇惊，安神定志　　D. 养血清肝，镇惊安神

E. 补养心脾，以生气血

109. 此时，根据上述辨证特点，应选用的最佳方剂为（　　）。

A. 黄连阿胶汤　　B. 归脾汤

C. 酸枣仁汤　　D. 朱砂安神丸

E. 安神定志丸

（110~112 题共用题干）

患者，男，70 岁。近年来记忆力，计算力明显减退，继之神情呆滞，语不达意，喜闭门独居，回答问题迟钝，常有口误，伴腰膝酸软，步履艰难，舌瘦色淡，苔薄白，脉沉细。

110. 其辨病辨证为（　　）。

A. 心脾不足健忘证　　B. 肾精亏耗健忘证

C. 痰浊蒙窍痴呆证　　D. 脾肾两虚痴呆证

E. 髓海不足痴呆证

111. 其治法为（　　）。

A. 豁痰开窍，健脾化浊　　B. 补肾健脾，益气生精

C. 补肾益髓，填精养神　　D. 补益心脾，养血安神

E. 滋阴降火，交通心肾

112. 应首选何法治疗（　　）。

A. 还少丹加减　　B. 归脾汤加减

C. 涤痰汤加减　　D. 七福饮加减

E. 六味地黄和交泰丸加减

（113~115 题共用题干）

患者，女，43 岁。以长期忧郁诱发本病。表情淡漠，神识呆钝；喃喃独语，喜怒无常，言语有头无尾，污秽不避，终日不思饮食，舌苔腻，脉弦滑。

113. 根据上述临床表现，该病例中医诊断应为（　　）。

A. 郁证　　B. 脏躁证

C. 癫病　　D. 痴呆

E. 百合病

114. 按照中医辨证体系，该病例应辨证为（　　）。

A. 痰气郁结　　B. 肝气郁结

C. 痰湿内阻 D. 心脾不足
E. 脾虚痰阻

115. 如见不寐易惊、躁烦不安、舌红苔黄、脉象滑数等症，则应用（　　）。
A. 黄连汤加减 B. 温胆汤加减
C. 半夏厚朴汤 D. 涤痰汤加减
E. 牛黄清心丸

（116~120 题共用题干）

患者，男，62 岁。今晨发现半身不遂，口舌㖞斜，舌强不语，偏身麻木，头晕，舌质暗淡，苔薄白，脉弦滑。

116. 其诊断为（　　）。
A. 风阳上扰证 B. 肝肾亏虚证
C. 肝阳上亢证 D. 气虚血瘀证
E. 风痰入络证

117. 其治法为（　　）。
A. 平肝潜阳 B. 滋补肝肾
C. 搜风化痰，行瘀通络 D. 益气养血，化瘀通络
E. 祛风化痰通络

118. 其选方为（　　）。
A. 解语丹 B. 左归丸
C. 真方白丸子 D. 补阳还五汤
E. 天麻钩藤汤

119. 患者头晕严重，不敢睁眼，可加（　　）。
A. 地鳖虫、当归、川芎 B. 地龙、黄芪、赤芍
C. 天麻、桑枝、鸡血藤 D. 党参、茯苓、白术
E. 菊花、夏枯草

120. 如果患者大便不通可加（　　）。
A. 夜交藤、磁石 B. 大黄
C. 炒枣仁、半夏、茯神 D. 芒硝、枳实
E. 柏子仁、五味子

（121~130 题共用题干）

患者，男，66 岁。3 小时前活动中出现心胸疼痛，胸部闷窒，伴心悸、喘促、汗出，经含化复方丹参滴丸等药治疗无效。现病人仍心前区疼痛、胸中闷窒、动则加重，心中恐惧，

出汗，舌体胖大，舌质黯淡，苔白，脉细无力。

121. 首选方剂为（　　）。
A. 血府逐瘀汤加减
B. 枳实瓜蒌桂枝汤加减
C. 保元汤合血府逐瘀汤加减
D. 四逆加人参汤加减
E. 参附汤合右归饮加减

122. 若病人出现口干、舌红，应（　　）。
A. 改用增液汤
B. 改用益胃汤
C. 加天花粉、沙参
D. 加麦冬、生地
E. 改用天王补心丹合炙甘草汤

123. 如果病人刺痛重，宜加（　　）。
A. 柴胡、郁金
B. 川楝子、元胡
C. 木香、陈皮、砂仁
D. 仅用血府逐瘀汤
E. 莪术、元胡，吞三七粉

124. 辨证为（　　）。
A. 阳虚发热
B. 气虚发热
C. 湿郁发热
D. 瘀血发热
E. 阴虚发热

125. 治则为（　　）。
A. 疏肝理气，解郁泻热
B. 活血化瘀
C. 滋阴清热
D. 益气养血
E. 利湿清热

126. 可选用何方（　　）。
A. 清骨散
B. 三仁汤
C. 玉屏风散
D. 血府逐瘀汤
E. 当归六黄汤

127. 如果盗汗较甚者，可加用（　　）。
A. 党参、白术
B. 黄芩、黄柏
C. 茯苓、桂枝
D. 白芍、当归
E. 牡蛎、浮小麦、糯稻根

128. 失眠者，可加用（　　）。
A. 白芍、甘草
B. 茯苓、麦冬
C. 石菖蒲、当归
D. 酸枣仁、柏子仁、夜交藤
E. 党参、白术

129. 阴虚较甚者，可加用（　　）。
A. 当归、青皮
B. 山萸肉、桑寄生

C. 茯苓、太子参　　D. 玄参、生地

E. 党参、白术

130. 兼有气虚而见头晕气短，体倦乏力者，可加用（　　）。

A. 茯苓、山萸肉　　B. 太子参、麦冬、五味子

C. 丹皮、太子参　　D. 玄参、生地

E. 菟丝子、旱莲草

（131~133 题共用题干）

患者，男。心胸疼痛剧烈，如刺如绞，痛有定处，伴有胸闷，日久不愈，可因暴怒而加重，舌质紫暗，脉弦涩。

131. 该病人证属（　　）。

A. 痰浊壅塞　　B. 心血瘀阻

C. 心肾阳虚　　D. 寒凝心脉

E. 心肾阴虚

132. 其治法是（　　）。

A. 辛温散寒，宣痹通阳　　B. 活血化瘀，通脉止痛

C. 通阳泄浊，豁痰开结　　D. 疏调气机，和血舒脉

E. 温振心阳，回阳救逆

133. 其治疗的首选方是（　　）。

A. 乌头赤石脂丸　　B. 瓜蒌薤白半夏汤

C. 冠心苏合丸　　D. 血府逐瘀汤

E. 天王补心丹

（134~136 题共用题干）

患者心悸眩晕，胸闷痞满，渴不欲饮，小便短少，下肢浮肿，形寒肢冷，伴恶心欲吐，流涎，舌淡胖，苔白，脉沉细而滑。

134. 其病机为（　　）。

A. 心虚胆怯，心神不安　　B. 心脉瘀阻，心失所养

C. 痰火扰心，心神不安　　D. 心阳虚衰，无以温养心神

E. 脾肾阳虚，水饮内停，上凌于心

135. 其治法为（　　）。

A. 清热化痰，宁心安神　　B. 活血化瘀，理气通络

C. 补血养心，益气安神　　D. 温补心阳，安神定悸

E. 振奋心阳，化气行水

136. 其首选方是（　　）。

A. 黄连温胆汤

B. 桃仁红花煎

C. 苓桂术甘汤

D. 桂枝甘草龙骨牡蛎汤

E. 安神定志丸

（137~139 题共用题干）

患者，女，65 岁。左胸闷痛 5 年，近来伴气短喘促，咳嗽，痰多黏腻色白，苔白腻，脉滑。

137. 该病人证属（　　）。

A. 心肾阳虚

B. 寒凝心脉

C. 痰浊壅塞

D. 心血瘀阻

E. 心肾阴虚

138. 其治法是（　　）。

A. 通阳泄浊，豁痰开结

B. 疏调气机，和血舒脉

C. 辛温散寒，宣痹通阳

D. 活血化瘀，通脉止痛

E. 温振心阳，回阳救逆分

139. 其治疗的首选方是（　　）。

A. 乌头赤石脂丸

B. 瓜蒌薤白半夏汤

C. 冠心苏合丸

D. 血府逐瘀汤

E. 天王补心丹

（140~142 题共用题干）

患者，男。症见半身不遂，言语謇涩，偏身麻木，面白无华，气短乏力，口角流涎，自汗出，心悸，舌质暗淡，苔薄白，脉沉细。

140. 本病例诊断为（　　）。

A. 中风中经络风痰阻络

B. 中风中脏腑阴闭

C. 中风中脏腑阳闭

D. 中风中经络气虚血瘀

E. 中风中经络风阳上扰

141. 本病例治法为（　　）。

A. 祛风化痰通络

B. 平肝诸阳，化痰通络

C. 益气活血通络

D. 化痰通腑泻热

E. 辛温开窍，化痰醒神

142. 本病例主治方是（　　）。

A. 星蒌承气汤

B. 化痰通络汤

C. 天麻钩藤饮
D. 补阳还五汤
E. 苏合香丸

(143～145 题共用题干)

患者，男，36 岁。性格内向。症见颜面潮红，眩晕耳鸣，头胀痛，恼怒时加重，失眠多梦，舌红苔黄，脉弦细数。

143. 该证候的主要病机为（　　）。
A. 肾精不足，脑失所养
B. 气血亏虚，清窍失养
C. 痰湿中阻，清阳不升
D. 水不涵木，肝阳上亢
E. 瘀血阻窍，脑失所养

144. 其治法是（　　）。
A. 燥湿祛痰，健脾和胃
B. 活血化瘀，通窍活络
C. 平肝潜阳，滋养肝肾
D. 补养气血，健运脾胃
E. 补肾填精

145. 其治疗首选方是（　　）。
A. 左归丸
B. 归脾汤
C. 天麻钩藤饮
D. 半夏白术天麻汤
E. 通窍活血汤

(146～147 题共用题干)

患者，男。突发神昏，半身不遂，痰鸣，肢体强痉，身热面赤，躁扰不宁，手足厥冷，舌质红绛，苔黄腻，脉弦滑数。

146. 本病例病机为（　　）。
A. 风痰窜扰经络
B. 痰湿蒙蔽清窍
C. 痰火蒙蔽清窍
D. 痰瘀壅塞清窍
E. 风火上扰清窍

147. 本病例治法是（　　）。
A. 祛风化痰通络
B. 平肝潜阳，活血通络
C. 回阳救阴，益气固脱
D. 辛温开窍，化痰醒神
E. 辛凉开窍化痰，清肝息风

(148～150 题共用题干)

患者，女，16 岁。半年来由于学习紧张，思想压力较大，晚上经常难以入眠，或多梦易醒，伴心悸健忘，四肢倦怠，饮食乏味、面色少华，舌质淡，脉细弱。

148. 其辨证为（　　）。

A. 心胆气虚　　B. 忧郁伤神

C. 阴虚火旺　　D. 心脾两虚

E. 痰气郁结

149. 其治法是（　　）。

A. 清肝泻火，佐以安神　　B. 补益心脾，养血安神

C. 滋阴降火，养心安神　　D. 清心泻火，安神宁心

E. 益气镇惊，安神定志

150. 其治疗方剂是（　　）。

A. 黄连阿胶汤　　B. 归脾汤

C. 安神定志丸　　D. 天王补心丹

E. 柴胡疏肝散

（151~153 题共用题干）

患者，男，55 岁。近因操劳过度出现心前区疼痛，症见心痛阵发，心胸憋闷，失眠心烦，腰膝酸软，大便偏干，舌红少津，苔花剥，脉细而时有间歇。

151. 辨证为（　　）。

A. 心肾阴虚　　B. 气阴两虚

C. 心血瘀阻　　D. 心肾阳虚

E. 痰浊闭阻

152. 治法为（　　）。

A. 活血化瘀，通脉止痛　　B. 滋阴清火，养心和络

C. 补血养心，益气安神　　D. 滋阴降火，养心安神

E. 滋阴降火，交通心肾

153. 代表方为（　　）。

A. 血府逐瘀汤加减　　B. 柴胡疏肝散加减

C. 六味地黄丸合交泰丸加减　　D. 生脉散合人参养荣汤加减

E. 天王补心丹合炙甘草汤加减

（154~156 题共用题干）

患者，女，50 岁。眩晕，耳鸣，头目胀痛月余，素有血压高，伴口苦心烦，失眠多梦，遇情志不遂而加重，心悸易怒，BP 160/100mmHg，头颅 CT 示腔隙性脑梗塞，舌红苔黄，脉弦数。

154. 如果患者目赤便秘，可选加（　　）。

A. 大黄、黄柏　　B. 枳实、厚朴

C. 大黄、芒硝　　D. 生地、枳实
E. 槟榔、枳壳

155. 若患者眩晕剧烈，手足麻木或震颤者，可加（　　）。
A. 僵蚕、地龙　　B. 黄芩、夏枯草
C. 丹皮、生地　　D. 羚羊角、石决明、龙骨、牡蛎
E. 羌活、川芎

156. 若患者烦躁易怒、口苦目赤、属肝火上炎者宜加（　　）。
A. 生地、玄参　　B. 黄连、黄柏
C. 蒲公英、地丁　　D. 大黄、芒硝
E. 龙胆草、丹皮、夏枯草

（157~165 题共用题干）

患者，男，37 岁。阵发性头晕 2 年，每遇劳累睡眠不佳时则头晕发作。素日脾胃不好，面色黄白，纳少乏力，头重昏蒙无旋转，苔白腻，脉濡滑。

157. 其诊断为（　　）。
A. 气血亏虚证　　B. 瘀血阻窍证
C. 肾精不足证　　D. 痰湿中阻证
E. 肝阳上亢证

158. 其治法是（　　）。
A. 补益气血　　B. 活血通窍
C. 补肾填精　　D. 化痰祛湿，健脾和胃
E. 平肝潜阳

159. 其选方是（　　）。
A. 归脾汤　　B. 通窍活血汤
C. 左归丸　　D. 半夏白术天麻汤
E. 天麻钩藤饮

160. 如果兼见耳鸣重听者，可加（　　）。
A. 磁石、代赭石　　B. 柴胡、黄芩
C. 桃仁、红花　　D. 郁金、菖蒲
E. 地龙、全蝎

161. 如果脘闷纳呆者，可加（　　）。
A. 厚朴、竹茹　　B. 麦芽、神曲
C. 莪术、草果　　D. 砂仁、白蔻仁
E. 苏梗、苍术

162. 本病例当辨何证（　　）。
A. 痰湿内阻　B. 肺阴不足
C. 肺肾两虚，肾气不固　D. 阴损及阳，精气亏虚
E. 肺脾气虚，脾失健运
163. 本病例的治法为（　　）。
A. 补肺益肾　B. 滋阴补阳
C. 滋阴降火　D. 补气健脾，益气养阴
E. 补脾固肾
164. 本病例的代表方为（　　）。
A. 补天大造丸　B. 参苓白术散
C. 月华丸　D. 归脾汤
E. 四神丸
165. 鉴于该患者畏风怕冷，用上方当加以下哪组药物为宜（　　）。
A. 干姜、肉桂、吴茱萸　B. 附子、肉桂、巴戟天
C. 桂枝、白芍、红枣　D. 熟地、黄芪、补骨脂
E. 乌梅、五倍子、浮小麦

（166~169 题共用题干）

患者，男，50 岁。近年来经常失眠多梦，以入睡困难为主，伴心悸，头晕耳鸣，腰膝酸软，五心烦热，午后面部潮红，舌红苔少而干，脉细数。

166. 其辨证为（　　）。
A. 心脾两虚　B. 心肾不交
C. 肝火扰心　D. 痰热扰心
E. 心胆气虚
167. 宜选何方（　　）。
A. 归脾汤加减　B. 朱砂安神丸加减
C. 酸枣仁汤加减　D. 六味地黄丸合交泰丸加减
E. 黄连温胆汤加减
168. 如果失眠严重，彻夜不眠，最宜加（　　）。
A. 酸枣仁、柏子仁　B. 磁石、龙骨、朱砂等
C. 酸枣仁汤　D. 远志、合欢花
E. 以上皆宜
169. 如果本证五心烦热，午后潮热不明显，以心烦不眠为主者宜用何方（　　）。
A. 朱砂安神丸加减　B. 安神定志丸加减

C. 酸枣仁汤加减　　D. 天王补心丹加减

E. 天王补心丹合炙甘草汤

(170~172 题共用题干)

患者，女，65 岁。咳嗽气喘 10 年。近 2 日来恶寒头痛发热，无汗，全身酸楚，乏力，咳嗽气喘加重，痰多色白，舌淡苔白，脉浮而无力。

170. 本病例诊断为（　）。

A. 痰阻于肺　　B. 气虚感冒

C. 风热感冒　　D. 风寒感冒

E. 阴虚感冒

171. 本病例的治法为（　）。

A. 辛温解表　　B. 滋阴解表

C. 宣肺止咳　　D. 益气解表，化痰止咳

E. 辛凉解表

172. 本病例基本处方为（　）。

A. 参苏饮　　B. 荆防败毒散

C. 麻黄汤　　D. 二陈汤

E. 羌活胜湿汤

(173~175 题共用题干)

患者，女，43 岁。经常失眠心烦，伴胸闷脘满，嗳腐吞酸，头昏沉重，口苦，尿赤，苔黄腻，脉滑数。

173. 其主症为（　）。

A. 肝火扰心　　B. 痰浊上扰

C. 饮食积滞　　D. 痰热扰心

E. 阴虚火旺

174. 治疗主方为（　）。

A. 龙胆泻肝汤加减　　B. 导痰汤加减

C. 保和丸加减　　D. 黄连温胆汤加减

E. 朱砂安神丸加减

175. 其兼证为（　）。

A. 肝火上扰　　B. 饮食积滞

C. 脾胃气虚　　D. 心脾不足

E. 湿盛困脾

(176~178 题共用题干)

患者，男。患狂病日久，心中烦躁，多言善惊，失眠多梦，形体瘦削，面色潮红，舌暗红，脉细而数。

176. 根据上述临床表现及病史，按照中医的辨证理论，此患者辨证诊断为何证（　　）。

A. 痰火内扰　　B. 肾阴不足
C. 气阴两虚　　D. 阴虚火旺
E. 心火扰动

177. 根据上述辨证类型，相应的治疗方法最为符合的是（　　）。

A. 清心涤痰　　B. 益气养阴
C. 清心安神　　D. 滋肾养阴
E. 滋阴降火

178. 针对本病所采用的方药，以下最为符合的是（　　）。

A. 生铁落饮　　B. 二阴煎
C. 温胆汤　　D. 牛黄清心丸
E. 黄连阿胶汤

(179~181 题共用题干)

患者，女，65 岁。十余天前突然出现心前区剧烈疼痛，状若刀绞，痛时面色苍白，四肢发凉出冷汗，数分钟后缓解。以后反复发作，日 2~3 次，受寒易发，但疼痛较轻，含化硝酸甘油后很快缓解。现病人四肢欠温，胸闷，苔薄白，脉沉细。

179. 其辨证为（　　）。

A. 心血瘀阻　　B. 寒凝心脉
C. 痰浊闭阻　　D. 气滞心胸
E. 心肾阳虚

180. 治法为（　　）。

A. 活血化瘀，通脉止痛　　B. 疏肝理气，活血通络
C. 辛温散寒，宣通心阳　　D. 益气养阴，活血通脉
E. 温补阳气，振奋心阳

181. 宜选方剂（　　）。

A. 柴胡疏肝散加减　　B. 瓜蒌薤白半夏汤合涤痰汤加减
C. 参附汤合右归饮　　D. 生脉散合人参养荣汤加减
E. 枳实薤白桂枝汤合当归四逆汤加减

(182~187 题共用题干)

患者，男，59 岁。由于失眠多梦 2 周就诊，现夜难入眠，兼头重如裹，胸脘满闷，心烦口苦，头晕目眩，痰多质黏，大便不爽，舌红苔黄腻，脉滑。

182. 此患者诊断为失眠，其证型为（　　）。

A. 阴虚火旺　　B. 肝火上炎
C. 痰热内扰　　D. 痰浊壅塞
E. 心脾两虚

183. 按照中医治疗体系，应采取以下哪种治疗方法（　　）。

A. 疏肝泻热，佐以安神　　B. 补养心脾，以生气血
C. 滋阴降火，养心安神　　D. 化痰理气，宁心安神
E. 化痰清热，和中安神

184. 此时，根据上述辨证特点，应选用的最佳方剂为（　　）。

A. 归脾汤加味　　B. 黄连阿胶汤加味
C. 黄连温胆汤加味　　D. 龙胆泻肝汤加味
E. 半夏秫米汤加味

185. 患者经治疗后 2 周，症状有所缓解，头重胸闷消失，痰少而黏，仍有心烦不安，有时头晕耳鸣，手足心热，口干津少，大便干，舌红苔少，脉细数。此时治疗宜（　　）。

A. 化痰清热，和中安神　　B. 益气镇惊，安神定志
C. 疏肝泻热，佐以安神　　D. 滋阴降火，养心安神
E. 补养心脾，以生气血

186. 此时根据上述辨证特点，方剂可选用（　　）。

A. 琥珀多寐丸　　B. 归脾汤
C. 交泰丸　　D. 黄连阿胶汤
E. 安神定志丸

187. 如患者兼见面热微红、眩晕、耳鸣，则可加（　　）。

A. 枣仁、柏子仁　　B. 琥珀、夜交藤
C. 龙骨、牡蛎　　D. 牡蛎、磁石
E. 枳实、竹茹

(188~191 题共用题干)

患者，男，45 岁。2 年来经常头晕目眩，血压常在 140/110mmHg 左右，遇情志不遂或失眠则血压升高，头痛加重，性情急躁，面部红赤，大便偏干，食纳可，舌红苔黄，脉弦。

188. 其诊断为（　　）。

A. 风热头痛　　B. 痰浊头痛

C. 肝阳头痛　　D. 风湿头痛
E. 肾虚头痛

189. 其治法为（　　）。
A. 祛风胜湿通窍　　B. 健脾燥湿，化痰降逆
C. 疏风清热和络　　D. 平肝潜阳息风
E. 养阴补肾，填精生髓

190. 如果患者头痛剧烈、目赤口苦、急躁、便秘溲黄者，可加（　　）。
A. 赤芍、石膏、知母　　B. 大黄、黄连
C. 枳实、厚朴、大黄　　D. 夏枯草、龙胆草、大黄
E. 芒硝、大黄、厚朴

191. 如果患者症见头晕目涩、视物不明、遇劳加重、腰膝酸软者，可加（　　）。
A. 山药、当归　　B. 桑椹、菟丝子
C. 川断、桑寄生　　D. 枸杞、白芍、山茱萸
E. 川芎、当归

（192~195 题共用题干）

患者，女，70 岁。主诉：突然昏倒 30 分钟。患者走路时突然昏倒，移动后清醒，但语言謇涩，吐字不清。血压 160/90mmHg。口角流涎，手足微微抽动，患者以手按左侧面颊及头部，似有疼之感，面色潮红。舌质红苔黄燥，脉弦滑而促。

192. 该病人中医诊断是（　　）。
A. 中风　　B. 痹证
C. 厥证　　D. 痫证
E. 以上都不是

193. 该病辨证分型是（　　）。
A. 肝肾阴虚，风阳上扰　　B. 风火内闭，痰热互结
C. 风阳内动，夹痰阻络　　D. 痰热腹实，风痰上扰
E. 以上都不是

194. 该病治疗方法是（　　）。
A. 滋阴潜阳，息风通络　　B. 平肝镇逆，化痰通络
C. 祛风养血通络　　D. 祛痰通络通腑
E. 以上都不是

195. 该病首选方药是（　　）。
A. 镇肝息风汤　　B. 温胆汤
C. 星蒌承气汤　　D. 天麻钩藤饮加减
E. 以上都不是

(196~201 题共用题干)

患者，女，18 岁。其素有“精神病”史。因与同学不和心情抑郁，闷闷不乐，近 5 天来逐渐出现语无伦次，时而自喜，表情淡漠，对周围事物漠不关心，时而喃喃独语，太息，饮食极少，舌苔白腻，脉弦滑。

196. 其诊断为（　　）。
A. 癫证　　B. 痴呆
C. 郁证　　D. 狂证
E. 以上皆非

197. 辨证为（　　）。
A. 风痰闭阻　　B. 痰火扰神
C. 痰热瘀结　　D. 痰气郁结
E. 火盛伤阴

198. 其治法为（　　）。
A. 健脾益气，养心安神　　B. 豁痰化瘀，调畅气血
C. 清心泻火，涤痰醒神　　D. 理气解郁，化痰醒神
E. 以上皆非

199. 其宜选何方（　　）。
A. 逍遥散合顺气导痰汤　　B. 癫狂梦醒汤
C. 生铁落饮加减　　D. 养心汤合越鞠丸
E. 以上皆非

200. 如果病人出现面黯、舌紫、脉涩应（　　）。
A. 改用桃红四物汤　　B. 改用癫狂梦醒汤
C. 改用生铁落饮　　D. 加桃仁、红花、赤芍等
E. 加用四逆散

201. 如果久治不愈出现神思恍惚，心悸易惊，善悲欲哭，体倦乏力，饮食减少，舌淡，苔白脉沉细，宜用（　　）。
A. 归脾汤　　B. 养心汤合越鞠丸
C. 香砂六君子汤　　D. 补中益气汤
E. 二阴煎合琥珀养心丹

(202~204 题共用题干)

患者，男，47 岁。排尿后突然昏倒，不省人事，面色苍白全身汗出，四肢发凉，20 余分钟后苏醒，自觉全身乏力。诊见苔薄白、脉细沉。

202. 应辨病为（　　）。
A. 癫痫
B. 中风
C. 郁证
D. 厥证
E. 眩晕
203. 辨证为（　　）。
A. 气厥实证
B. 血厥虚证
C. 血厥实证
D. 气厥虚证
E. 痰厥
204. 现病人已苏醒，宜用何方调理（　　）。
A. 香砂六君子汤加减
B. 参汤加减
C. 四味回阳饮加减
D. 羚羊钩藤汤加减
E. 以上皆非

（205~207 题共用题干）

患者，女，65 岁。由于胸闷痛反复发作 3 年，近日加重，现胸前闷痛如窒，气短喘促，肢体沉重，头晕沉如裹，咯白痰，苔腻，脉沉滑。

205. 根据上述临床表现及病史，按照中医的辨证理论，考虑诊断及辨证分型为（　　）。
A. 阴寒凝滞之胸痹
B. 痰热中阻之胸痹
C. 气滞血瘀之胸痹
D. 痰浊壅塞之胸痹
E. 心脾两虚之胸痹
206. 按照中医治疗体系，应相应的采取以下哪种治疗方法（　　）。
A. 辛温通阳，开痹散寒
B. 理气活血，通络止痛
C. 补益心脾，通阳止痛
D. 清热化痰，理气止痛
E. 通阳泄浊，豁痰开结
207. 针对本病其最佳方剂应以以下何方为主（　　）。
A. 小陷胸汤
B. 瓜蒌薤白半夏汤
C. 丹参饮
D. 瓜蒌薤白白酒汤
E. 归脾汤

（208~213 题共用题干）

患者，男，19 岁。间断性头痛 1 个月，时轻时重，头痛如裹，肢体困重，胸闷纳呆，大便不实，苔白腻，脉濡。

208. 其诊断为（　　）。
A. 痰浊头痛
B. 内热头痛

C. 肝阳头痛　　D. 风湿头痛
E. 风寒头痛

209. 其治法是（　　）。
A. 疏风清热和络　　B. 健脾燥湿，化痰降逆
C. 祛风胜湿通窍　　D. 平肝潜阳息风
E. 疏风散寒止痛

210. 其选方是（　　）。
A. 川芎茶调散　　B. 芎芷石膏汤
C. 羌活胜湿汤　　D. 天麻钩藤汤
E. 半夏白术天麻汤

211. 患者胸闷脘痞，腹胀便溏明显可加（　　）。
A. 滑石、苡仁、泽泻　　B. 白术、茯苓、党参、白蔻仁
C. 半夏、陈皮、茯苓　　D. 荆芥、防风、老葱
E. 苍术、厚朴、陈皮、藿梗

212. 近日患者恶心呕吐可加（　）。
A. 丁香、柿蒂　　B. 旋覆花、代赭石
C. 苏叶、吴茱萸　　D. 枇杷叶、芦根
E. 半夏、生姜

213. 患者食欲不振，可加（　　）。
A. 陈皮、半夏　　B. 草果、苡仁
C. 苍术、厚朴　　D. 白术、党参
E. 麦芽、神曲

（214~215 题共用题干）

患者，男，37 岁。有“风心病史”10 年。劳累后心悸气喘，未发生过水肿，近日因过劳再发。症见：心悸，胸闷，气短，动则加重，面色苍白，形寒肢冷，舌淡苔白，脉沉细无力。

214. 辨证为（　　）。
A. 心虚胆怯　　B. 心阳不振
C. 寒凝心脉　　D. 心血不足
E. 水饮凌心

215. 代表方为（　　）。
A. 归脾汤　　B. 安神定志丸
C. 苓桂术甘汤　　D. 桂枝甘草龙骨牡蛎汤合参附汤
E. 真武汤

(216~218 题共用题干)

患者，男，31 岁。头部外伤后出现头痛，经久不愈，痛处固定不移，痛如锥刺，舌质紫，苔薄白，脉细涩。

216. 根据患者上述临床表现，考虑此患者的头痛为（　　）。

A. 瘀血头痛　　B. 痰浊头痛
C. 肝阳头痛　　D. 肾虚头痛
E. 以上都不是

217. 根据患者上述诊断特点，以下哪项为本病主要治法（　　）。

A. 养阴补肾　　B. 化痰降逆
C. 活血化瘀　　D. 平肝潜阳
E. 以上都不是

218. 根据上述临床辨证特点及主要治疗方法以下方药宜选用（　　）。

A. 天麻钩藤饮　　B. 大补元煎
C. 半夏白术天麻汤　　D. 通窍活血汤
E. 以上都不是

(219~224 题共用题干)

患者，男，19 岁。“癫痫”病史半年。发作时昏仆，抽搐，吐涎。病情较轻时 10 天左右发作一次，严重时每日发作，现病人易怒心烦，口苦咽干，大便偏干，小便黄赤，舌红，苔黄腻，脉滑。

219. 其应辨何证（　　）。

A. 风痰闭阻证　　B. 痰浊蒙窍证
C. 瘀阻脑络证　　D. 痰火扰神证
E. 痰气郁结证

220. 宜选何方（　　）。

A. 定痫丸　　B. 龙胆泻肝汤合涤痰汤
C. 顺气导痰汤　　D. 黄连温胆汤
E. 以上皆非

221. 如果病人久治不愈，频发不止，出现心悸，健忘失眠，头晕目眩，两眼干涩，腰膝酸软，舌红，脉沉细者，宜辨何证（　　）。

A. 心脾两虚　　B. 肝阳上亢
C. 心肾阳虚　　D. 心肾亏虚
E. 热极生风

222. 首选何方（　　）。
A. 知柏地黄丸　B. 六味地黄丸
C. 左归丸　D. 天麻钩藤饮
E. 左归丸合天王补心丹

223. 病人兼心中烦热应（　　）。
A. 改用朱砂安神丸　B. 加用栀子、莲子心等
C. 改用左归饮　D. 改用酸枣仁汤
E. 以上皆非

224. 病人大便干燥难出宜加（　　）。
A. 麻子仁丸　B. 黄芪汤
C. 济川煎　D. 玄参、当归、火麻仁等
E. 大黄、芒硝等

（225~228 题共用题干）

患者，男，19 岁。2 小时前突然尖叫一声，昏倒不省人事，四肢抽搐，口吐白沫，两眼上吊，二便失禁，20 分钟后清醒，一如常人，对发病过程不知。其有类似病史。诊见舌淡，苔白腻、脉滑。

225. 首先考虑何病（　　）。
A. 厥证　B. 郁证
C. 癫狂　D. 气厥实证
E. 以上皆非

226. 其辨为何证（　　）。
A. 痰火扰神　B. 风痰闭阻
C. 瘀阻脑络　D. 心脾两虚
E. 心肾亏虚

227. 宜用何方（　　）。
A. 顺气导痰汤加减　B. 通窍活血汤加减
C. 定痫丸加减　D. 六君子汤合归脾汤加减
E. 黄连温胆汤加减

228. 如果病人有眩晕、目斜视者可（　　）。
A. 改用通窍活血汤　B. 加生龙骨、生牡蛎、磁石等
C. 改用半夏白术天麻汤　D. 改用天麻钩藤饮
E. 加党参、黄芪等

（229~235 题共用题干）

患者，男，21 岁。平时性情急躁，患痫证，时有发作，昏仆不知人，伴有肢体抽动，口吐涎沫，喉中痰鸣，发作后一如常人。舌红苔黄腻，脉象弦滑而数。乃痰火内盛的痫证。

229. 该病例诊断为痫证，与厥证的鉴别要点是（　　）。

A. 厥证有四肢厥冷症状　　B. 厥证有气机逆乱病机

C. 痫证有发作性　　D. 厥证可一厥不回

E. 痫证突然昏仆，常伴有肢体抽动、吐涎沫、喉中有声等症状

230. 该病例诊断为痫证，而不诊断为中风，其鉴别的要点为（　　）。

A. 有无神识丧失　　B. 是否突然发作

C. 是否有痰浊壅塞病机　　D. 是否有血瘀病机

E. 发作后是否留有后遗症

231. 该病例不诊断为痉证，那么痫证与痉证鉴别要点（　　）。

A. 有无神识丧失　　B. 是否突然发作

C. 是不是发作性神志异常疾病　　D. 有无项背强急、角弓反张症状

E. 发作后有无后遗症

232. 按照中医理论痫证的主要病理基础为（　　）。

A. 心脾肾损伤　　B. 心脾损伤

C. 心肝肾损伤　　D. 肝脾肾损伤

E. 脾肾损伤

233. 按照中医理论及本病的发病特点，以下哪些因素为痫证的基本病理因素（　　）。

A. 心肝火盛，热闭清窍，流窜经络　　B. 风火扰动，蒙闭心窍，流窜经络

C. 风阳痰浊，蒙闭心窍，流窜经络　　D. 气滞血瘀、神机失用

E. 气机逆乱、风阳内动

234. 根据本病的发病特点，按照中医理论痫证频繁发作期，治疗应该（　　）。

A. 先治标为主，后治本　　B. 治本，不治标

C. 治标，不治本　　D. 先治本为主，后治标

E. 标本并重

235. 痰火内盛痫证，痰火壅实，大便干结者，可选方（　　）。

A. 黄连温胆汤　　B. 竹沥达痰丸

C. 涤痰汤　　D. 龙胆泻肝汤

E. 大承气汤

（236~238 题共用题干）

患者眩晕动则加剧，劳累即发，面色无华，神疲乏力，倦怠懒言，唇甲不华，发色不

泽，心悸少寐，纳少腹胀，舌淡苔薄白，脉细弱。

236. 该病人证属（　　）。

A. 肝阳上亢证
B. 肾精不足证
C. 痰湿中阻证
D. 气血亏虚证
E. 瘀血阻窍证

237. 其治法是（　　）。

A. 平肝潜阳，滋养肝肾
B. 补养气血，健运脾胃
C. 燥湿祛痰，健脾和胃
D. 活血化瘀，通窍活络
E. 补肾填精

238. 其治疗首选方是（　　）。

A. 天麻钩藤饮
B. 左归丸
C. 归脾汤
D. 半夏白术天麻汤
E. 通窍活血汤

## 四、B 型题

（1~3 题共用备选答案）

A. 气血凝滞
B. 阳热
C. 虚寒
D. 痰热互结
E. 元气虚衰

1. 脉象迟、结、代者，一般属（　　）。
2. 脉象为结者，一般属（　　）。
3. 脉象为代者，一般属（　　）。

（4~6 题共用备选答案）

A. 心痛剧烈，如刺如绞
B. 心胸绞痛，得寒加重
C. 心胸隐痛，时作时止
D. 胸闷如窒，心痛轻微
E. 心胸灼痛，时作时止

4. 寒凝心脉型胸痹的特点是（　　）。
5. 心血瘀阻型胸痹的特点是（　　）。
6. 痰浊壅塞型胸痹的特点是（　　）。

（7~9 题共用备选答案）

A. 左归丸
B. 归脾汤
C. 天麻钩藤饮
D. 通窍活血汤
E. 半夏白术天麻汤

7. 眩晕肝阳上亢证的代表方宜首选（　　）。
8. 眩晕痰湿中阻证的代表方宜首选（　　）。
9. 眩晕肾精不足证的代表方宜首选（　　）。

（10~12 题共用备选答案）

A. 补阳还五汤　　B. 羚角钩藤汤
C. 天麻钩藤饮　　D. 化痰通络汤
E. 星蒌承气汤

10. 中风中经络风痰入络证，治疗首选方为（　　）。
11. 中风中经络痰热腑实证，治疗首选方是（　　）。
12. 中风中脏脏阳闭急救后应选用（　　）。

（13~15 题共用备选答案）

A. 黄连温胆汤　　B. 龙胆泻肝汤
C. 朱砂安神丸　　D. 归脾汤
E. 保和丸

13. 不寐，脘腹胀满，嗳腐吞酸，大便不爽，舌苔腻，脉滑。方剂宜选（　　）。
14. 不寐，心烦胸闷，泛恶，嗳气，头重目眩，口苦，舌红，苔黄腻，脉滑数。方剂宜选（　　）。
15. 心烦不寐，燥扰不宁，口舌生疮，小便短赤，舌红苔薄黄，脉数。方剂宜选用（　　）。

## 五、X 型题

1. 中风的主要病机有（　　）。

A. 阴阳失调　　B. 胃气上逆
C. 肺气上逆　　D. 气血逆乱
E. 上冲于脑

2. 头痛因于脾的病机为（　　）。

A. 脾虚化源不足　　B. 脾虚生湿
C. 不能上荣于头　　D. 气血亏虚
E. 痰浊上蒙清窍

3. 中风之病性多为（　　）。

A. 本虚为主　　B. 标实为主
C. 下盛上虚　　D. 本虚标实
E. 上盛下虚

4. 患者患狂病日久不愈，面色暗滞而秽，躁扰不宁，妄见妄闻，妄思离奇，头痛心悸而烦，舌质紫暗有淤斑，少苔，脉弦细或涩。以下处理不正确的是（　　）。

A. 方选定狂逐瘀汤　　B. 治以疏瘀通窍
C. 方选癫狂梦醒汤　　D. 治以豁痰化瘀
E. 证属痰热瘀结

5.《内经》将胸痹称为（　　）。

A. 卒心痛　　B. 胸痹
C. 心痛　　D. 厥心痛
E. 心下痛

6. 患者诉心烦难以入睡，心悸多梦，头晕耳鸣，腰膝酸软，潮热盗汗，舌尖红薄黄，脉细数。以下处理正确的是（　　）。

A. 心肾不交　　B. 治以滋阴降火交通心肾
C. 方选六味地黄丸合交泰丸加减　　D. 方选天王补心丹
E. 可选加黄芩、山栀

7. 有关痴呆虚证的治疗，正确（　　）。

A. 常加血肉有情之品　　B. 注意培补后天脾胃
C. 宜峻补　　D. 切忌滋腻太过
E. 不可用鹿茸

8. 临床治疗中风患者。应注意观察其“神”的变化，其主要是指（　　）。

A. 神志　　B. 瞳神
C. 脉象　　D. 气息
E. 言语

9. 以下哪项属于热极生风的临床特点（　　）。

A. 口眼㖞斜　　B. 肌肉颤动
C. 手足抽搐　　D. 壮热如焚
E. 角弓反张

10. 癫证的病机关键在于（　　）。

A. 脏气不平　　B. 情志抑郁
C. 阴阳失调　　D. 痰气郁结
E. 神机逆乱

11. 病人诉眩晕伴头痛，心悸失眠，耳鸣耳聋，面唇紫暗，舌有淤斑，脉弦涩。以下处理正确的是（　　）。

A. 证属瘀血阻窍　　B. 治以祛瘀生新，通窍活血
C. 方选天麻钩藤饮　　D. 方选通窍活血汤
E. 方选半夏白术天麻汤加味

12. 治疗气阴两虚型胸痹宜选用的方剂是（　　）。

A. 参附汤　　B. 生脉散

C. 左归饮　　D. 人参养荣汤

E. 右归饮

13. 以下为头痛治疗的基本原则的有（　　）。

A. 祛邪活络　　B. 调神利窍

C. 祛风胜湿　　D. 滋阴养血

E. 缓急止痛

14. “真心痛”发生后合理护理包括（　　）。

A. 卧床休息　　B. 给氧

C. 保持情绪稳定　　D. 使病人心情舒畅

E. 保持大便通畅

15. 常见的不寐实证有（　　）。

A. 肝火扰心　　B. 心血瘀阻

C. 痰气郁结　　D. 痰浊闭阻

E. 痰热扰心

16. 以下属于内风的常见证型的是（　　）。

A. 风湿相搏　　B. 阴虚风动

C. 生风动血　　D. 肝阳化风

E. 热极生风

17. 心悸病证中较常见的脉象有（　　）。

A. 结脉　　B. 代脉

C. 促脉　　D. 浮脉

E. 弦脉

18. 引起头痛的主要因素包括（　　）。

A. 风　　B. 虚

C. 痰　　D. 火

E. 瘀

19. 多思善虑，心悸胆怯，少寐健忘，面色不华，头晕神疲，食欲不振，舌质淡，脉细弱。治宜（　　）。

A. 滋阴清热　　B. 健脾养心

C. 镇心安神　　D. 化痰利气

E. 益气补血

20.《金匮要略》强调胸痹发生的主要原因是（　　）。

A. 胸阳不足　　B. 气滞血瘀

C. 痰热壅肺　　D. 阴寒阻滞

E. 以上都不是

21. 以下哪几项是眩晕痰湿中阻证的症状特点（　　）。

A. 眩晕，头重昏蒙　　B. 伴视物旋转

C. 胸闷恶心　　D. 食少多寐

E. 呕吐痰涎

22. 与失眠的发病密切相关的脏腑是（　　）。

A. 肝郁　　B. 胆怯

C. 表邪入里　　D. 脾肾亏虚

E. 胃失和降

23. 厥证和昏迷均有意识丧失，以下何项不符合厥证诊断（　　）。

A. 突然发生　　B. 持续时间短暂

C. 持续时间长　　D. 发生缓慢

E. 醒后原发病仍存在

24. 胸痹心痛的主要病因有（　　）。

A. 年老体虚　　B. 药物中毒

C. 寒邪内侵　　D. 情志失调

E. 饮食不节

25. 导致心悸的病因有（　　）。

A. 体虚久病　　B. 感受外邪

C. 七情所伤　　D. 饮食劳倦

E. 药物中毒

26. 以下哪项属痫病风的表现（　　）。

A. 来势急骤、突然昏倒　　B. 口吐涎沫、气粗痰鸣

C. 幻听、错觉、梦游　　D. 口噤牙紧、颈项强直

E. 四肢抽搐

27. 胸痹虚证有哪些证型（　　）。

A. 气阴两虚　　B. 心肾阳虚

C. 心肾阴虚　　D. 心血不足

E. 阴虚阳亢

28. 胸痹心痛辨证属寒凝心脉者，其治法为（　　）。

A. 宣痹　　B. 活血

C. 通阳　　D. 通络

E. 祛寒

29. 中风的临床特征是（　　）。
A. 卒然昏仆
B. 半身不遂
C. 口舌㖞斜
D. 不省人事
E. 失语
30. 癫狂的病理因素以何为主（　　）。
A. 气
B. 痰
C. 风
D. 瘀
E. 火
31.《内经》称痫病为（　　）。
A. 羊角风
B. 胎病
C. 癫疾
D. 癫病
E. 癫痫
32. 中风的诱发因素主要有（　　）。
A. 烦劳
B. 恼怒
C. 醉饱无常
D. 气候变化
E. 外感风寒
33. 心悸辨证要点是（　　）。
A. 分清虚实
B. 辨明惊悸与怔忡
C. 详辨脉象变化
D. 辨清部位
E. 结合辨病
34.《伤寒杂病论》称心悸为（　　）。
A. 惊悸
B. 心下悸
C. 心动悸
D. 怔忡
E. 心中悸
35. 眩晕主症有（　　）。
A. 仆倒
B. 头晕
C. 震颤
D. 走路不稳
E. 眼花
36. 以下检查有助于渗出性胸膜炎诊断的是（　　）。
A. 胸水常规比重 >1.018
B. 蛋白含量 >2.5%
C. B 超探查
D. 胸部 X 线
E. 细胞计数以淋巴细胞为主
37. 眩晕的病因病机是（　　）。
A. 痰湿
B. 肝阳上亢

C. 扰乱清窍　D. 瘀血
E. 气火暴升

38. 不寐虚证不包括（　　）。
A. 心肾不交　B. 肾精亏耗
C. 心脾两虚　D. 心胆气虚
E. 心肾阳虚

39. 半夏白术天麻汤可用治于（　　）。
A. 呕吐之痰浊内阻证　B. 眩晕之痰浊中阻证
C. 聚证之食滞痰阻证　D. 胸痹之痰浊壅塞证
E. 头痛之痰浊中阻证

40. 头痛因于肾的病机是（　　）。
A. 无以生髓　B. 禀赋不足
C. 肾精亏虚　D. 房劳过度
E. 髓海空虚

41. 各型心悸病人均应遵循的饮食习惯是（　　）。
A. 宜进食易消化吸收，营养丰富食物　B. 忌过饱、过饥，戒烟、酒、浓茶
C. 宜低脂、低盐饮食　D. 忌辛辣炙煿
E. 忌肥甘、生冷食物，戒盐

42. “真心痛”最常出现的西医并发症为（　　）。
A. 晕厥　B. 心律失常
C. 心力衰竭　D. 昏迷
E. 心源性休克

43. 以下不是厥证表现的是（　　）。
A. 突然昏倒，不省人事　B. 伴四肢逆冷
C. 醒后伴口歪，半身不遂　D. 发生于任何年龄
E. 昏迷时间长，甚至不能苏醒

44. 痰浊闭阻型胸痹心痛的主症是（　　）。
A. 心痛如绞　B. 胸闷如窒
C. 脘腹胀闷　D. 冷汗自出
E. 体胖痰多

45. 心悸与何脏腑功能密切相关（　　）。
A. 胃、胆　B. 肝、胆
C. 肝、脾　D. 肺、大肠
E. 肺、肾

46. 真心痛发生后最易出现何表现（　　）。
A. 不省人事
B. 亡阴或亡阳
C. 脉结代促
D. 心悸、喘促、水肿
E. 气厥实证

47. 以下选项中不是心阳不振型心悸症状的是（　　）。
A. 渴不欲饮
B. 面色苍白
C. 形寒肢冷
D. 下肢浮肿
E. 胸闷气短

48. 以下哪项属于肝阳化风的临床特点（　　）。
A. 头晕目眩
B. 突然昏仆
C. 壮热如焚
D. 口眼㖞斜
E. 语言不利

49. 心悸的临床症状特点为（　　）。
A. 左胸部发作性憋闷和疼痛
B. 心痛彻背
C. 伴气短、眩晕、胸闷
D. 发作性心慌不安，不能自主
E. 手足青冷至节

50. 瘀血所致的胸痹一般选用（　　）。
A. 通窍活血汤
B. 血府逐瘀汤
C. 膈下逐瘀汤
D. 身痛逐瘀汤
E. 丹参饮

51. 中风脱证的临床表现有（　　）。
A. 神志昏愦无知
B. 目合口开
C. 四肢松软
D. 二便自遗，鼻息低微
E. 手撒肢冷汗出

52. 胸痹患者宜（　　）。
A. 饮食清淡
B. 低盐
C. 食勿宜饱
D. 肥甘肉食
E. 多吃水果及纤维素食物

53. 导致心悸的常见病因为（　　）。
A. 体虚劳倦
B. 外伤
C. 感受外邪
D. 七情所伤
E. 药食不当

54. 对于心悸患者的活动量不正确的是（　　）。
A. 均应卧床休息
B. 均不需卧床休息

C. 轻证可以进行适当的体力活动　　D. 重症患者，待症状消失后，即可活动
E. 活动量以不觉疲劳，不加重症状为度

55. 既是痴呆病的预防措施，又是治疗的重要环节者有（　　）。
A. 精神调摄　　B. 功能锻炼
C. 合理饮食　　D. 智能训练
E. 调节起居

56. 胸痹可放射到（　　）。
A. 肩背　　B. 咽喉
C. 胃脘部　　D. 左侧头部
E. 左上臂内侧

57. 心脾两虚型不寐的常见症状有（　　）。
A. 多梦易醒　　B. 烦躁不安
C. 心悸头晕　　D. 脉细无力
E. 舌苔黄腻

58. 痴呆与郁病的鉴别要点有（　　）。
A. 多发生于老年人　　B. 症状不能自行缓解
C. 间歇性发作，不发作可如常人　　D. 多伴有精神因素的刺激
E. 伴有智能、人格、情感的变化

59. 胸痹临床表现为“本虚”的常为（　　）。
A. 气虚　　B. 阳虚
C. 阴虚　　D. 血虚
E. 津液亏虚

60. 头痛的预防调护正确的有（　　）。
A. 头痛的急性发作期，应适当休息　　B. 不宜食用炸烤辛辣的厚味食物
C. 疏导劝慰以稳定情绪　　D. 不限制烟酒
E. 头痛缓解后应注意情志、饮食及寒温等的调护

61. 中风的病因包括（　　）。
A. 气虚邪中　　B. 内伤积损
C. 饮食不节　　D. 劳欲过度
E. 情志所伤

62. 痫病的典型表现为（　　）。
A. 突然意识丧失或突然昏倒　　B. 强直抽搐，口吐涎沫
C. 两目上视或口中怪叫　　D. 移时苏醒，一如常人
E. 多因精神刺激而发作

63. 虚证眩晕的病因病机为（　　）。
A. 精血不足　　B. 外感六淫
C. 阴阳不调　　D. 气血亏虚
E. 清窍失养

64. 眩晕的治疗原则是（　　）。
A. 化痰息风　　B. 滋养肝肾
C. 调整阴阳　　D. 平肝潜阳
E. 补虚泻实

65. 痰热内扰型不寐的诊断依据为（　　）。
A. 心烦不寐　　B. 痰多胸闷
C. 头重目眩　　D. 口干津少
E. 苔腻而黄

66.《三因极一病证方论》认为痫证的病因是（　　）。
A. 母胎中受惊　　B. 少小感风寒暑湿
C. 痰涎壅塞　　D. 饮食不节
E. 以上都不是

67. 心悸实证治则是（　　）。
A. 化痰　　B. 涤饮
C. 除湿　　D. 清火
E. 活血化瘀

68. 引起厥证的常见病因有（　　）。
A. 情志内伤　　B. 体虚劳倦
C. 感受外邪　　D. 饮食不节
E. 亡津亡血

69. 健忘病证以何脏虚损为主（　　）。
A. 心　　B. 肾
C. 肺　　D. 肝
E. 脾

70. 以下属于虚证之郁的治法的是（　　）。
A. 养心安神　　B. 补益心脾
C. 消食　　D. 降火
E. 滋养肝肾

71. 症见情绪不宁，心悸，健忘，失眠多梦，五心烦热，口咽干燥，证属心肾阴虚者，选方为（　　）。
A. 天王补心丹　　B. 半夏厚朴汤

C. 甘麦大枣汤　　D. 逍遥散
E. 六味地黄丸

72. 导致眩晕的常见病因有（　　）。
A. 年高肾虚　　B. 情志不遂
C. 跌仆损伤　　D. 病后体虚
E. 饮食不节

73. 归脾汤治疗心悸的主要适应证是（　　）。
A. 心悸气短　　B. 头晕目眩
C. 胸闷痞满　　D. 心烦失眠
E. 面色少华

74. 心悸心阳不振证的治疗主方的是（　　）。
A. 桂枝甘草龙骨牡蛎汤　　B. 独参汤
C. 真武汤　　D. 参附汤
E. 栝蒌薤白半夏汤

75. 以下不是引起不寐的原因的是（　　）。
A. 心虚胆怯，心神不安　　B. 思虑劳倦，内伤心脾
C. 胃中不和，痰热内扰　　D. 阴虚火旺，肝阳扰动
E. 气郁痰结，阻闭神明

76. 中风病变多与哪些脏的阴阳失调相关（　　）。
A. 心　　B. 肝
C. 脾　　D. 肾
E. 肺

77. 以下可引起心悸的药物有（　　）。
A. 附子、乌头、麻黄　　B. 雄黄、蟾酥
C. 洋地黄、奎尼丁　　D. 柴胡、青皮、莪术
E. 阿托品、肾上腺素

78. 不寐与哪些脏腑密切相关（　　）。
A. 肝　　B. 脾
C. 肾　　D. 肺
E. 脑

79. 眩晕的病位在于脑，其病变与以下哪些脏腑相关（　　）。
A. 心　　B. 肺
C. 脾　　D. 肝
E. 肾

80. 与心悸最相关脉象为（　　）。
A. 涩、滑　　B. 细、浮
C. 紧、弦　　D. 迟、数
E. 促、结、代
81. 胸痹发作的诱因主要有（　　）。
A. 劳累　　B. 饱餐
C. 寒冷　　D. 工作
E. 情绪激动
82. 水肿治疗原则有（　　）。
A. 化痰　　B. 发汗
C. 利尿　　D. 祛风
E. 泻下逐水
83. 中风的病理因素主要包括（　　）。
A. 阴虚、气虚　　B. 肝火、心火
C. 气逆、血瘀　　D. 风痰、湿痰、热痰
E. 肝风、外风
84. 心悸实证常见证型为（　　）。
A. 寒凝心脉　　B. 瘀阻心脉
C. 水气凌心　　D. 肝火扰心
E. 痰火扰心
85. 真心痛的临床表现包括（　　）。
A. 脉微细或结代　　B. 持续时间较长
C. 心胸猝然剧痛　　D. 四肢厥冷
E. 冷汗淋漓
86. 多寐本虚主要为何脏的阳气不足（　　）。
A. 肝　　B. 心
C. 脾　　D. 肺
E. 肾
87. 水肿的形成机制是（　　）。
A. 肺失通调　　B. 肾失开阖
C. 脾失转输　　D. 肝气郁结
E. 三焦气化不利
88. 眩晕的治疗原则主要是（　　）。
A. 理气解郁　　B. 开窍醒神

C. 调整阴阳
D. 消导和中
E. 补虚泻实

89. 多寐的病位在（　　）。
A. 肾
B. 肝
C. 脾
D. 心
E. 脑

90. 心悸最常见诱发因素有（　　）。
A. 惊恐、紧张
B. 饮酒
C. 暴怒、忧思
D. 劳倦、饱食
E. 安逸过度、素食

91. 关于实厥的治疗正确的是（　　）。
A. 以辛香走窜的药物为主
B. 开窍法适用邪实窍闭之厥
C. 开窍，化痰，辟秽而醒神
D. 应选择丸、散、注射等宜使用的药物
E. 苏醒后辨证治疗

92. 张景岳认为“神不安而不寐”是由于（　　）。
A. 邪气内扰
B. 瘀血阻滞
C. 营气不足
D. 素体阳盛
E. 素体阴盛

93. 与眩晕病的发生有关的是（　　）。
A. 忧思恼怒
B. 外感风邪
C. 饥饱失宜
D. 劳倦过度
E. 失血外伤

94. 心气虚的临床特点是（　　）。
A. 心悸
B. 神疲体倦
C. 劳则尤甚
D. 气短
E. 自汗

95. 外感头痛的病机是（　　）。
A. 外邪上扰清窍
B. 不通则痛
C. 壅滞经络
D. 外邪郁表
E. 络脉不通

96. 不寐的病因主要有（　　）。
A. 饮食不节
B. 劳逸失调
C. 情志失常
D. 病后体虚
E. 亡血亡津

97. 中医内科讨论的“厥证”完整的意义为（　　）。
A. 突然发生的
B. 一时性的
C. 逐渐出现的
D. 持续持久的
E. 昏倒不知人事，伴四肢逆冷

98. 瘀血所致的胸痹一般选用（　　）。
A. 通窍活血汤
B. 血府逐瘀汤
C. 膈下逐瘀汤
D. 身痛逐瘀汤
E. 丹参饮

99. 以下可妨碍正常睡眠的是（　　）。
A. 睡前喝茶、咖啡
B. 晚餐清淡
C. 体力活动或体育锻炼
D. 睡前从事紧张和兴奋的活力
E. 噪音

100. 厥证的辨证要点主要为（　　）。
A. 辨阴阳
B. 辨寒热
C. 辨表里
D. 辨虚实
E. 分气血

101. 在心悸的发病过程中，既为病理产物又为病因产物的是（　　）。
A. 火毒
B. 瘀血
C. 痰饮
D. 水湿
E. 湿热

102. 实厥的特点不包括（　　）。
A. 面红气粗，声高息促
B. 面色苍白，声低息微
C. 口开手撒，汗出肢冷
D. 口噤拳握，痰涎壅盛
E. 脉洪大有力

103. 以下不是“惊悸”的表现特点的是（　　）。
A. 多与情绪有关
B. 多由久病体虚，心脏受损所致
C. 不受精神因素影响，活动加重
D. 多为阵发，病情较轻
E. 不发时亦兼见脏腑虚损症状

104. 胸痹的临床主症为（　　）。
A. 胸部闷痛
B. 气短
C. 心中悸动
D. 胸胁胀痛，持续不解
E. 喘息不得卧

105. 脏躁的临床特点有（　　）。
A. 多见于中青年女性
B. 反复发作

C. 缠绵难愈　　D. 不发作时如常人

E. 常在情绪刺激下呈间歇性发作

106. 治疗气阴两虚型癫证，宜选方（　　）。

A. 养心汤　　B. 四君子汤

C. 琥珀养心丹　　D. 大补阴丸

E. 越鞠丸

107. 关于癫证表现错误的是（　　）。

A. 精神抑郁，表情淡漠　　B. 骂詈毁物，动而多怒

C. 沉默痴呆，语无伦次　　D. 静而多喜

E. 狂躁不安，喧扰不宁

108. 痫证神机受累引起元神失控，意识丧失，轻者见（　　）。

A. 动作中断，手中物件落地　　B. 头突然向前倾下，迅速抬起

C. 项背强直　　D. 症状发作后全然不知

E. 两目上吊数秒乃至数分钟即可恢复

109. 西医何病易致厥证（　　）。

A. 癔症　　B. 高血压脑病、脑血管痉挛

C. 低血糖　　D. 神经衰弱

E. 各种休克

110. 中风眩晕等病是因何病理结果引起痴呆（　　）。

A. 脑髓失养　　B. 脑脉痹阻

C. 脾肾两虚　　D. 痰浊内生

E. 心气不足

111. 痴呆常见虚证包括（　　）。

A. 髓海不足证　　B. 心胆气虚证

C. 心肾脾虚证　　D. 脾肾两虚证

E. 心气不足

112. 发作或加重与气候有关的胸痹是何证型（　　）。

A. 痰浊闭阻　　B. 气滞心胸

C. 心血瘀阻　　D. 寒凝心脉

E. 气阴两虚

113. 与眩晕发病无关的脏器是（　　）。

A. 心　　B. 肝

C. 脾　　D. 胆

E. 肾

114. 心悸虚证常见证型为（　　）。

A. 心虚胆怯　　B. 心血不足

C. 阴虚火旺　　D. 气阴两虚

E. 心阳不振

115. 厥证的辨证关键在（　　）。

A. 辨气血　　B. 辨寒热

C. 辨缓急　　D. 辨轻重

E. 辨虚实

116. 真头痛的临床特点有（　　）。

A. 突发剧烈的头痛　　B. 肢厥抽搐

C. 起病急骤　　D. 呕吐如喷

E. 持续不解，阵发加重

117. 痫证的典型表现为（　　）。

A. 突然意识丧失或突然昏倒　　B. 强直抽搐，口吐涎沫

C. 移时苏醒，一如常人　　D. 多因精神刺激而发作

E. 两目上视或口中怪叫

118. 痫证发病常常有（　　）。

A. 多有先天因素或家族史　　B. 多有先兆症状

C. 多有七情失调　　D. 起病多急骤

E. 多发于青少年

119. 西医哪些疾病心悸可参照中医“心悸”辨证论治（　　）。

A. 各种心律失常　　B. 心功能不全

C. 肺心病　　D. 心肌炎

E. 部分神经官能症

120. 引起不寐的病因常见有（　　）。

A. 情志所伤　　B. 饮食不节

C. 感受外邪　　D. 禀赋不足

E. 久病年迈

121. 狂证的病因病机是（　　）。

A. 情志过激　　B. 痰火上扰

C. 气血凝滞　　D. 阴阳失调

E. 痰瘀痹阻

122. 不寐患者常伴有（　　）。

A. 头痛头昏　　B. 神疲乏力

C. 多梦　　D. 视物不清
E. 心悸健忘

123. 以下哪项不是胸痹疼痛的特点（　　）。
A. 胸胁胀痛、持续不解　　B. 胁间饱满，伴咳嗽、咯痰
C. 咳嗽、转侧、呼吸时加重　　D. 历时短暂，休息或用药后缓解
E. 当胸闷痛，引及左肩或左肩内侧

124. 临床判断不寐的依据是（　　）。
A. 睡眠深度　　B. 能否恢复体力
C. 能否消除疲劳　　D. 睡眠时间
E. 能否恢复精力

125. 西医何病可参照"癫狂"辨证论治（　　）。
A. 癫痫　　B. 狂躁抑郁症
C. 精神分裂症　　D. 癔症
E. 更年期精神病

126. 不寐，在古医籍中多称为（　　）。
A. 目不瞑　　B. 不得卧
C. 不眠　　D. 失眠
E. 不得眠

127. 不寐在临床上可表现为（　　）。
A. 入睡困难　　B. 寐而不酣
C. 彻夜不寐　　D. 醒后不能再寐
E. 时寐时醒

128. 眩晕的常见病因有（　　）。
A. 情志不遂　　B. 饮食不调
C. 跌仆外伤　　D. 外感六淫
E. 体虚年高

129. 中风病的辨证要点包括有（　　）。
A. 辨中经络，中脏腑　　B. 中脏腑辨闭证与脱证
C. 辨阴阳气血　　D. 辨病期
E. 闭证当辨阳闭和阴闭

130. 头痛治法的基本原则（　　）。
A. 调神利窍　　B. 缓急止痛
C. 疏风清热　　D. 祛风胜湿
E. 平肝潜阳

131. 患者心胸部隐痛阵作，胸闷气短，动则气喘加重，倦怠乏力，自汗出，舌质淡红，舌体较胖边有齿痕，脉细。以下处理正确的是（　　）。

A. 证属心气阴两不足
B. 方选生脉散合人参养荣汤
C. 治用益气养阴活血通络
D. 方选血府逐瘀汤
E. 可酌情加入活血之药

132. 患者素有咳嗽咯痰病史，近日复感外邪，咳喘再发，剧烈咳嗽后，突然昏厥，喉中有痰鸣，呼吸粗大，舌苔白腻，脉沉滑。以下处理正确的是（　　）。

A. 病属痰厥
B. 治以行气豁痰
C. 方选六磨汤
D. 病属气厥实证
E. 方选导痰汤

133. 癫狂是哪些病证的合称（　　）。

A. 癫痫
B. 癫病
C. 厥证
D. 郁证
E. 狂病

134. 胸痹常见病因为（　　）。

A. 寒邪内侵
B. 劳倦内伤
C. 情志失节
D. 饮食失调
E. 年迈体虚

135. 痫病神机受累引起元神失控，意识丧失，重者可见（　　）。

A. 突然仆倒，昏不知人
B. 两目上视，口吐涎沫
C. 二便失禁
D. 发则怪叫，移时苏醒
E. 四肢抽搐，项背强直

136. 以下何因素与癫狂发生关系不密切（　　）。

A. 七情内伤
B. 感受外邪
C. 饮食失节
D. 先天不足
E. 体虚劳倦

137. 以下何邪易致心悸症状（　　）。

A. 风寒湿三气杂至
B. 风邪
C. 寒邪
D. 温病、疫毒
E. 湿邪

138. 痫病发生与哪些病因关系不密切（　　）。

A. 饮食不节
B. 七情失调
C. 脑部外伤
D. 先天因素
E. 年迈体衰

139. 不寐的主要病机有（　　）。
A. 阳盛阴衰
B. 阴阳失交
C. 心肾不交
D. 阴盛阳衰
E. 阳不入阴

140. 以下是中风后遗症的治法范围的是（　　）。
A. 搜风通络
B. 化瘀通络
C. 滋阴补阳
D. 化痰通络
E. 益气行血

## 六、案例分析题

（1~6题共用题干）

患者，女，67岁。近2年每遇劳累或情绪激动后即出现胸闷如窒，偶胸部刺痛，每次持续数分钟，休息后可缓解，倦怠，心悸，形体肥胖，时有白痰。舌质紫暗，边有淤斑，脉弦滑。

1. 该患者应考虑为何病证（　　）。
A. 胸痹心血瘀阻
B. 胸痹痰浊内阻
C. 胸痹气滞血瘀
D. 胸痹阴寒凝滞
E. 胸痹气虚血瘀
F. 胸痹痰瘀互结

2. 该患者在辨为痰瘀互结证时，应抓住哪些主症（　　）。
A. 胸闷如窒
B. 心悸
C. 倦怠
D. 胸部刺痛
E. 形体肥胖
F. 时有白痰
G. 舌质紫暗，边有淤斑，苔白腻
H. 脉弦滑

3. 该患者此时的治法应为（　　）。
A. 活血化瘀
B. 行气活血，通络止痛
C. 益气活血，通络止痛
D. 通阳泄浊，豁痰开结
E. 活血化瘀，通阳化痰
F. 辛温通阳，开痹散寒

4. 目前该患者可采用哪个方药加减治之（　　）。
A. 生脉散合桃红四物汤
B. 二陈汤合血府逐瘀汤
C. 丹参饮合黄连温胆汤
D. 瓜蒌薤白白酒汤合血府逐瘀汤
E. 瓜蒌薤白半夏汤合血府逐瘀汤
F. 金铃子散血府逐瘀汤

5. 如果出现痰黄质稠，大便干，苔黄腻，脉滑数，可加用以下哪几种药物（　　）。
A. 黄连
B. 竹茹
C. 郁金
D. 石菖蒲
E. 全瓜蒌

6. 患者在真心痛发作时，在护理方面要注意哪些问题（　　）。
A. 立即吸氧
B. 绝对卧床，避免搬动
C. 保持情绪稳定
D. 进食大量油腻之品以增加营养
E. 通利大便
F. 注意意识、呼吸、疼痛、脉象的变化

（7~12 题共用题干）

患者，女，53 岁。因“头痛 1 年、加重 1 周”来诊。患者 1 年前绝经后就出现头痛，痛无定处，精神抑郁，情绪容易波动，伴胸部满闷，不思饮食，眠差多梦。近 1 周来头痛加重，以胀痛为主，两侧为甚，夜间加重，心烦易怒，口苦。见舌质暗红，苔薄黄，脉弦。

7. 目前该患者应考虑为何病证（　　）。
A. 头痛，瘀血阻络，气行不畅
B. 头痛，肝气郁结，血行不畅
C. 头痛，肝阳偏亢，血行不畅
D. 头痛，肝气郁结，郁而化热
E. 头痛，瘀血阻络，复感风热

8. 此时该患者宜用哪几种治法（　　）。
A. 活血化瘀
B. 清肝泻热
C. 平肝潜阳
D. 疏肝解郁
E. 行气止痛
F. 疏散风热

9. 该患者可采用哪个方药加减治疗（　　）。
A. 通窍活血汤
B. 柴胡疏肝汤
C. 芎芷石膏汤
D. 丹栀逍遥散
E. 天麻钩藤饮

10. 该患者应选哪组引经药（　　）。
A. 羌活、蔓荆子
B. 葛根、白芷
C. 苍术、细辛
D. 藁本、吴茱萸
E. 柴胡、川芎

11. 头痛辨证时首先要分清什么（　　）。
A. 所属经络
B. 病性虚实
C. 疼痛性质
D. 病情缓急
E. 外感内伤

12. 头痛与真头痛鉴别时应主要抓住哪些症状要点（　　）。
A. 眩晕
B. 神昏
C. 颈项强直
D. 发热
E. 抽搐

(13~18 题共用题干)

患者，女，60 岁。心悸反复发作 3 年，平日喜食肥甘厚腻，形体肥胖，伴胸闷胀满，头昏沉，心烦易怒，口苦眠差，未予重视。来诊时诉胸闷如窒而痛 1 天，伴心悸气短，喘憋，夜寐不安，舌质暗红，苔黄腻，脉弦数。

13. 此时该患者应辨为何病证（　　）。

A. 心悸，痰浊壅塞　　B. 胸痹，肝胆火盛
C. 心悸，痰热内扰　　D. 胸痹，痰热瘀阻
E. 心悸，气滞血瘀

14. 此时该患者应用何治法（　　）。

A. 理气活血清热　　B. 滋阴潜阳活血
C. 清肝泻火活血　　D. 理气化痰通络
E. 清热化痰活血

15. 此时宜立即使用何药治疗（　　）。

A. 含服丹参滴丸　　B. 含服至宝丹
C. 含服苏合香丸　　D. 口服独参汤
E. 静推参附注射液

16. 患者可利用以下何种方剂进行治疗（　　）。

A. 龙胆泻肝汤合丹参饮　　B. 镇肝息风汤合丹参饮
C. 柴胡疏肝散　　D. 血府逐瘀汤
E. 小陷胸汤合失笑散

17. 如果患者突然出现面色唇甲青紫、大汗出、四肢厥冷、脉沉微欲绝，此时最佳方剂是（　　）。

A. 左归饮　　B. 生脉散
C. 右归饮　　D. 参附汤
E. 丹参饮

18. 如果病情迁延不愈，又出现心悸，喘促，不能平卧，动则甚，肢体浮肿，四肢不温，舌质淡，苔白滑，脉沉细。选用何方剂进行治疗（　　）。

A. 参附汤　　B. 右归饮
C. 真武汤　　D. 生脉散
E. 左归饮

(19~25 题共用题干)

患者，女，61 岁。2 年来在劳累、情绪激动时感觉左胸闷痛，痛引左侧肩背，每次发作时持续数分钟，休息后可缓解，曾住院治疗，诊疗不详。今日因工作紧张，再次发病而来急诊。

症见：左胸闷痛，有如巨石压迫感，痛引左侧肩背，精神恐慌，倦怠懒言，心悸眩晕，气短自汗。检查：神志清，形体肥胖，面色无华，口唇淡紫，呼吸稍促，舌红少津，苔少，脉细弱。

19. 针对患者目前情况，下面急用可以起效的药物有（　　）。

A. 速效救心丹　　B. 左归丸
C. 参附针　　D. 至宝丹
E. 六味地黄丸　　F. 复方丹参滴丸

20. 该病诊断的依据是（　　）。

A. 左胸闷痛，痛引左侧肩背　　B. 每次发作时持续数分钟，休息后可缓解
C. 服用芳香温通药物可缓解　　D. 疼痛有时持续几小时至几天
E. 脉细弱　　F. 舌红少津，苔少
G. 多在劳累情绪激动时发生

21. 该病人经服用复方丹参滴丸后缓解，接下来考虑汤药调理，中医辨证为（　　）。

A. 心血瘀阻　　B. 气阴两虚
C. 阴寒凝滞　　D. 痰浊内阻
E. 心肾阴虚　　F. 心肾阳虚

22. 目前症状缓解可考虑用哪方加减治之（　　）。

A. 冠心Ⅱ号方　　B. 左归饮合四君子汤
C. 归脾汤　　D. 温胆汤
E. 参附汤合右归饮　　F. 生脉散合人参营养汤
G. 六味地黄丸

23. 本病的辨证要点是（　　）。

A. 辨疼痛性质　　B. 辨阴虚阳虚
C. 辨气虚血虚　　D. 辨虚实
E. 辨气滞、血瘀、痰阻、寒凝　　F. 辨寒热

24. 本病如经服用芳香药物不能缓解，考虑发展为真心痛，对于真心痛病情顺逆的辨证要点论述正确的是（　　）。

A. 病人烦躁不安属病重　　B. 舌苔颜色由深变浅者属顺证
C. 舌苔由薄变厚腻属逆证　　D. 病人安静少语属病重
E. 舌苔颜色由深变浅者属逆证　　F. 如出现心悸、心脱提示预后不良

25. 本病的护理要点包括（　　）。

A. 注意饮食，避免肥膏厚腻　　B. 宜清淡饮食，少食多餐
C. 保持心情乐观，避免情绪激动　　D. 出现胸闷不适，立刻口服芳香温通药物
E. 适当进食补品以增加营养　　F. 多配合各种辅助治疗，如针灸、推拿
G. 多积极进行体育锻炼，增强体质

(26~31 题共用题干)

患者，男，65 岁。平素时头晕头痛，今日晚上 7 时与家人争吵时突然昏仆，不省人事，牙关紧闭，口噤不开，左侧肢体无力，面红，口臭，烦躁，喉间痰鸣，脉弦数。

26. 该患者应考虑为何病证（　　）。

A. 中风中脏腑，风火闭窍　　B. 中风中脏腑，痰湿蒙窍
C. 中风中脏腑，阴虚阳亢　　D. 中风中脏腑，元气衰败
E. 中风中脏腑，痰火闭窍　　F. 中风中脏腑，风痰阻络

27. 该患者在辨为阳闭证时，应抓的主症有（　　）。

A. 左侧肢体无力　　B. 牙关紧闭
C. 口噤不开　　D. 突然昏仆，不省人事
E. 面红　　F. 口臭
G. 烦躁　　H. 喉间痰鸣
I. 脉弦数

28. 该患者此时的治法应为（　　）。

A. 化痰息风通络　　B. 清热涤痰，醒神开窍
C. 滋阴潜阳，息风通络　　D. 豁痰息风，芳香开窍
E. 平肝潜阳，清热化痰　　F. 益气回阳，扶正固脱

29. 现患者病情危重，可用于急救的药物有（　　）。

A. 至宝丹　　B. 安宫牛黄丸
C. 清开灵注射液　　D. 参麦注射液
E. 解语丹　　F. 苏合香丸

30. 目前该患者可采用于方药加减治之有（　　）。

A. 鼻饲至宝丹和羚羊角汤　　B. 鼻饲苏合香丸和羚羊角汤
C. 鼻饲安宫牛黄丸和羚羊角汤　　D. 鼻饲天麻钩藤饮
E. 鼻饲镇肝息风汤　　F. 鼻饲涤痰汤和苏合香丸

31. 如患者痰热盛者，可加用的药物有（　　）。

A. 竹沥汁　　B. 胆南星
C. 天竺黄　　D. 猴枣散
E. 石菖蒲　　F. 远志

# 参考答案

## 一、A1 型题

1. E　2. E　3. D　4. D　5. E　6. E　7. C　8. B　9. C　10. B

11. C 12. C 13. C 14. C 15. C 16. D 17. B 18. E 19. E 20. C
21. B 22. D 23. E 24. B 25. D 26. D 27. E 28. C 29. B 30. C
31. C 32. D 33. D 34. C 35. D 36. D 37. D 38. E 39. E 40. B
41. C 42. D 43. D 44. D 45. B 46. B 47. B 48. D 49. D 50. C
51. B 52. C 53. E 54. D 55. D 56. D 57. D 58. C 59. D 60. B
61. B 62. D 63. D 64. C 65. D 66. D 67. E 68. C 69. E 70. E
71. E 72. D 73. C 74. B 75. C 76. D 77. B 78. D 79. B 80. C
81. D 82. E 83. E 84. C 85. B 86. E 87. C 88. B 89. B 90. C
91. D 92. B 93. D 94. E 95. C 96. C 97. C 98. B 99. E 100. C
101. C 102. E 103. B 104. E 105. D 106. B 107. C 108. E 109. D 110. B
111. D 112. B 113. C 114. E 115. C 116. D 117. A 118. D 119. D 120. A
121. D 122. B 123. E 124. C 125. C 126. B 127. C 128. D 129. D 130. E
131. D 132. D 133. A 134. E 135. B 136. A 137. E 138. D 139. C 140. B
141. E 142. D 143. D 144. D 145. D 146. A 147. C 148. B 149. D 150. E
151. E 152. A 153. E 154. E 155. B 156. C 157. E 158. B 159. B 160. C
161. D 162. B 163. B 164. D 165. E 166. E 167. C 168. C 169. E 170. D
171. A 172. E 173. C

**二、A2 型题**

1. D 2. C 3. D 4. D 5. A 6. E 7. C 8. D 9. D 10. D
11. D 12. C 13. D 14. A 15. D 16. D 17. D 18. D 19. D 20. D
21. D 22. C 23. B 24. E 25. B 26. C 27. B 28. E 29. D 30. B
31. E 32. D 33. E 34. E 35. E 36. D 37. E 38. C 39. C 40. D
41. D 42. D 43. E 44. C 45. C 46. B 47. B 48. E 49. B 50. D
51. D 52. E 53. D 54. C 55. D 56. E 57. D 58. C 59. D 60. D
61. B 62. B 63. C 64. B 65. A 66. C 67. E 68. B 69. D 70. D
71. D 72. C 73. B 74. E 75. D 76. B 77. C 78. C

**三、A3/A4 型题**

1. B 2. D 3. E 4. D 5. D 6. C 7. C 8. E 9. E 10. E
11. D 12. C 13. C 14. E 15. D 16. D 17. D 18. D 19. B 20. C
21. D 22. C 23. C 24. D 25. C 26. C 27. D 28. C 29. C 30. D
31. E 32. D 33. D 34. B 35. B 36. D 37. B 38. A 39. E 40. D
41. E 42. E 43. D 44. C 45. C 46. C 47. A 48. D 49. E 50. E
51. E 52. D 53. C 54. E 55. C 56. D 57. D 58. D 59. E 60. D

61. D　62. C　63. A　64. B　65. E　66. E　67. D　68. E　69. E　70. A
71. C　72. E　73. D　74. B　75. C　76. D　77. C　78. C　79. E　80. D
81. B　82. E　83. D　84. D　85. D　86. E　87. D　88. E　89. C　90. D
91. E　92. E　93. D　94. D　95. D　96. E　97. B　98. C　99. D　100. C
101. E　102. D　103. E　104. E　105. E　106. E　107. D　108. E　109. B　110. E
111. C　112. D　113. C　114. A　115. B　116. E　117. E　118. C　119. E　120. B
121. C　122. D　123. E　124. E　125. C　126. A　127. E　128. D　129. D　130. B
131. B　132. B　133. D　134. E　135. E　136. C　137. C　138. A　139. B　140. D
141. C　142. D　143. D　144. C　145. C　146. C　147. E　148. D　149. B　150. B
151. A　152. B　153. E　154. C　155. D　156. E　157. D　158. D　159. D　160. D
161. D　162. E　163. D　164. B　165. C　166. B　167. D　168. B　169. D　170. B
171. D　172. A　173. D　174. D　175. B　176. D　177. E　178. B　179. B　180. C
181. E　182. C　183. E　184. C　185. D　186. D　187. D　188. C　189. D　190. D
191. D　192. A　193. C　194. B　195. D　196. A　197. D　198. D　199. A　200. D
201. B　202. D　203. D　204. A　205. D　206. E　207. B　208. D　209. C　210. C
211. E　212. E　213. E　214. B　215. D　216. A　217. C　218. D　219. D　220. B
221. D　222. E　223. B　224. D　225. E　226. B　227. C　228. B　229. E　230. E
231. C　232. D　233. C　234. A　235. B　236. D　237. B　238. C

## 四、B型题

1. C　2. A　3. E　4. B　5. A　6. D　7. C　8. E　9. A　10. D
11. E　12. B　13. E　14. A　15. C

## 五、X型题

1. ADE　2. ABCDE　3. DE　4. CDE　5. ACD
6. ABC　7. ABD　8. AB　9. CDE　10. ABCDE
11. ABD　12. BD　13. BE　14. ABCE　15. AE
16. BDE　17. ABCE　18. ABCDE　19. BE　20. AD
21. ABCDE　22. ABDE　23. CDE　24. ACDE　25. ABCDE
26. ADE　27. ABC　28. ABCDE　29. ABCDE　30. ABDE
31. BD　32. ABCD　33. ABCE　34. ABCE　35. BE
36. ABE　37. ABCDE　38. BE　39. BE　40. ABCDE
41. ABC　42. BCE　43. CE　44. BE　45. CE
46. BCD　47. AD　48. ABDE　49. CD　50. BE
51. ABCDE　52. ABCE　53. ACDE　54. ABD　55. ACDE

| | | | | |
|---|---|---|---|---|
| 56. ABCE | 57. ACD | 58. ABE | 59. ABC | 60. ABCE |
| 61. ABCDE | 62. ABCDE | 63. ADE | 64. CE | 65. ABCE |
| 66. ABD | 67. ABE | 68. ABCDE | 69. ABE | 70. ABE |
| 71. AE | 72. ABCDE | 73. ABE | 74. AD | 75. ABCDE |
| 76. ABCD | 77. ABCE | 78. ABC | 79. CDE | 80. DE |
| 81. ABCE | 82. BCE | 83. ABCDE | 84. BCE | 85. ABCDE |
| 86. BCE | 87. ABCE | 88. CE | 89. CD | 90. ABD |
| 91. ABCDE | 92. ABCD | 93. ACDE | 94. ABCDE | 95. ABCE |
| 96. ABCD | 97. ABE | 98. BE | 99. ADE | 100. DE |
| 101. BC | 102. BC | 103. BCE | 104. ABE | 105. ABCE |
| 106. ABC | 107. BE | 108. ABDE | 109. ABCE | 110. AB |
| 111. AD | 112. AD | 113. AD | 114. ABCE | 115. AE |
| 116. ABCDE | 117. ABCDE | 118. ABCDE | 119. ABDE | 120. ABE |
| 121. ABD | 122. ABCE | 123. ABC | 124. ABCDE | 125. BCE |
| 126. ABE | 127. ABCDE | 128. ABCE | 129. ABE | 130. AB |
| 131. ABC | 132. ABE | 133. BE | 134. ABCDE | 135. ABCDE |
| 136. BE | 137. ABCDE | 138. AE | 139. ABCE | 140. ABCDE |

## 六、案例分析题

| | | | | |
|---|---|---|---|---|
| 1. F | 2. ADG | 3. E | 4. BE | 5. ABCE |
| 6. ABCEF | 7. C | 8. AC | 9. E | 10. E |
| 11. E | 12. BCE | 13. D | 14. E | 15. C |
| 16. E | 17. D | 18. C | 19. AF | 20. ABCG |
| 21. B | 22. F | 23. ABCE | 24. ABCF | 25. ABCE |
| 26. E | 27. BCDEFGHI | 28. B | 29. ABC | 30. AC |
| 31. ABCD | | | | |

# 第五章　脾胃系病证

## 一、A1 型题

1. 以腹痛的部位辨证，少腹疼痛、掣及两胁者，多属于（　　）。

A. 肠痈　　B. 虫证

C. 肝胆病　　D. 胃痛

E. 胁痛

2. 如果食物中毒呕吐者，为防止腐败食物被吸收，探吐可用（　　）。

A. 玉枢丹　　B. 祛暑丸

C. 烧盐方　　D. 益元散

E. 生萝卜汁

3. 以下除何项外均为热秘的辨证要点（　　）。

A. 口干口臭　　B. 尿赤便秘

C. 腹胀腹痛　　D. 肠鸣矢气

E. 苔黄燥，脉滑实

4. 首倡便秘分“虚”“实”两类的是（　　）。

A. 刘完素　　B. 李东垣

C. 张洁古　　D. 张仲景

E. 王清任

5. “噎膈”病位在（　　）。

A. 胃　　B. 食管

C. 小肠　　D. 大肠

E. 咽部

6. “反胃”之名源于何书（　　）。

A.《金匮要略》　　B.《诸病源候论》

C.《景岳全书》　　D.《丹溪心法》

E.《太平圣惠方》

7. 何书首立“胃脘痛”一门，以区别于心痛（　　）。

A.《外台秘要》　　B.《三因极一病证方论》

C. 《医学正传》
D. 《证治准绳》
E. 《兰室秘藏》

8. 最早记载胃脘痛病名的是（　　）。
A. 《医宗必读》
B. 《金匮要略》
C. 《诸病源候论》
D. 《丹溪心法》
E. 《内经》

9. 以下不是引起呕吐主要原因的是（　　）。
A. 外邪侵袭
B. 情志失调
C. 饮食不节
D. 湿邪困脾
E. 脾胃虚弱

10. 呕吐黄水味苦，多为（　　）。
A. 食积内腐
B. 痰饮中阻
C. 肝气犯胃
D. 胆热犯胃
E. 胃阴不足

11. 寒邪内阻型腹痛的治法是（　　）。
A. 温中补虚，缓急止痛
B. 疏肝解郁，理气止痛
C. 温中健脾，行气
D. 益气散寒，止痛
E. 温里散寒，理气止痛

12. 最早记载泄泻病名的是以下哪一部医著（　　）。
A. 《医宗必读》
B. 《金匮要略》
C. 《诸病源候论》
D. 《丹溪心法》
E. 《内经》

13. 提出噎膈为“脘管窄隘”的是（　　）。
A. 《内经》
B. 《诸病源候论》
C. 《证治准绳》
D. 《临证指南医案》
E. 《金匮要略》

14. 噎膈津亏热结型的舌质是（　　）。
A. 舌质偏红
B. 舌质紫暗
C. 舌质红绛
D. 舌质淡红
E. 舌质红干

15. 鼻衄、血色鲜红，口渴欲饮，鼻干，口干臭秽，烦躁，便秘，舌红，苔黄，脉数。其辨证为（　　）。
A. 肝火犯肺证
B. 阴虚火旺证
C. 燥热伤肺证
D. 胃热炽盛证
E. 肝火上炎证

16. 泄泻是由于哪脏腑功能失调造成的（　　）。

A. 肺　　B. 肝
C. 心　　D. 肾
E. 脾

17. 腹痛虚证常见何证（　　）。

A. 脾胃虚弱　　B. 阴虚津亏
C. 脾胃阳虚　　D. 脾肾阳虚
E. 中虚脏寒

18. 噎膈津亏热结的治法是（　　）。

A. 理气化痰　　B. 温补脾肾
C. 滋养津液　　D. 破结行瘀
E. 滋阴养血

19. 以下不是泄泻病的病因的是（　　）。

A. 感受外邪　　B. 饮食所伤
C. 房劳过度　　D. 体虚久病
E. 情志失调

20.《内经》认为吐酸主要与何病因有关（　　）。

A. 风　　B. 寒
C. 湿　　D. 热
E. 燥

21.《内经》将呃逆称为（　　）。

A. 反胃　　B. 呃
C. 膈　　D. 哕
E. 痞

22. 肝胃郁热型胃痛的特点是（　　）。

A. 隐痛　　B. 刺痛
C. 胀痛　　D. 灼痛
E. 暴痛

23. 将便秘分为阴结与阳结的是（　　）。

A.《圣济总录》　　B.《难经》
C.《内经》　　D.《诸病源候论》
E.《伤寒论》

24. 以下不是肝气犯胃型胃痛的主证的是（　　）。

A. 胃脘胀满，攻撑作痛，脘痛连胁　　B. 舌苔薄白

C. 嗳气频繁
D. 每因情志因素而痛作
E. 脉象弦数

25. 最早记载呃逆病名的医著是（　　）。
A.《医宗必读》
B.《金匮要略》
C.《诸病源候论》
D.《丹溪心法》
E.《内经》

26. 以下不是便秘的主要病因病机的是（　　）。
A. 胃热过盛、津伤液耗
B. 肺脾气虚、大肠传送无力
C. 肝气郁结、气机壅滞
D. 肺气不宣、气化不行
E. 肾阴阳不足、肠道失润、阴寒凝滞

27. 吐酸常与何病证兼见（　　）。
A. 嘈杂
B. 呕吐
C. 呃逆
D. 胃脘痛
E. 痞满

28. 最早记载呕吐病名的医著是（　　）。
A.《医宗必读》
B.《金匮要略》
C.《诸病源候论》
D.《丹溪心法》
E.《内经》

29. 患者胃脘灼痛，痛势急迫，遇热痛甚，得寒减轻。为何证（　　）。
A. 实证
B. 虚证
C. 热证
D. 寒证
E. 气滞

30. 脐腹疼痛，时作时止，饥饿时发作者为（　　）。
A. 气痛
B. 虫痛
C. 寒痛
D. 虚痛
E. 热痛

31. 最早记载腹痛病名的医著是（　　）。
A.《金匮要略》
B.《内经》
C.《诸病源候论》
D.《丹溪心法》
E.《医宗必读》

32. 张景岳称之为“饱食之息”的是（　　）。
A. 呃逆
B. 嗳气
C. 反胃
D. 噎膈
E. 呕吐

33. 因食积导致腹痛的主要表现的疼痛是（　　）。
A. 冷痛拒按而喜温　B. 胀痛引两胁
C. 冷痛喜温喜按　D. 胀满疼痛，拒按
E. 刺痛固定不移

34. 提出呃逆与膈相关的是（　　）。
A. 孙思邈　B. 葛洪
C. 李中梓　D. 张景岳
E. 陈无择

35. 便秘的基本病机是（　　）。
A. 腑气郁滞、通降失调　B. 气血亏虚、传导无力
C. 肠胃积热、肠道失润　D. 阴寒内生、胃肠凝滞
E. 肠传导功能失常

36. 以下哪项不是便秘的主要病因（　　）。
A. 体虚年高　B. 饮食所伤
C. 情志失调　D. 饮食不洁
E. 感受外邪

37. 便秘的病位主要在以下哪个脏腑（　　）。
A. 胃　B. 脾
C. 大肠　D. 肺
E. 肝

38. 血虚便秘的审证要点是（　　）。
A. 便秘干结和阴虚火旺之象共见　B. 排便困难，伴脾肾阳虚见症
C. 大便干结和肠热腑实见症　D. 粪质并不干硬，便难排出和气虚证并见
E. 便秘和血虚证并见

39. 热秘若热势较甚、痞满燥实坚者，可选用（　　）。
A. 更衣丸　B. 青麟丸
C. 大承气汤　D. 当归龙荟丸
E. 三物备急丸

40. 阴虚便秘的特点是（　　）。
A. 便干兼腹胀口臭　B. 便干，面唇无华
C. 大便干结，如羊屎状　D. 便不干，努挣乏力
E. 便而不爽兼矢气

41. 由于饮食积滞引起呕吐的主要表现是（　　）。
A. 突然呕吐　B. 呕吐吞酸

C. 呕吐清水痰涎　　D. 呕吐酸腐

E. 呕吐日久，反复发作

42. 湿热壅滞的腹痛，治疗主方为（　　）。

A. 小承气汤　　B. 甘露消毒丹

C. 大承气汤　　D. 龙胆泻肝汤

E. 柴胡疏肝散

43. 因稍有饮食不慎或稍进油腻食物引起的泄泻是以下哪种（　　）。

A. 寒湿泄泻　　B. 湿热泄泻

C. 食滞胃肠　　D. 肾阳虚衰

E. 脾胃虚弱

44. 因肾阳虚衰起泄泻的主要表现是（　　）。

A. 泄泻清稀，甚则如水样

B. 泄泻腹痛，泻下急迫，或泻而不爽

C. 腹痛肠鸣，泻下粪便臭如败卵，泻后痛减

D. 久泻日久，泄泻多在黎明前后

E. 大便时溏时泻，迁延反复，稍进油腻食物则发

45. 胃痛是由于哪些脏腑功能失调造成的（　　）。

A. 肺肝肾　　B. 心肝肾

C. 肺脾肝　　D. 脾肝肾

E. 胃肝脾

46. 以下哪项不是胃痛病的病因（　　）。

A. 感受外邪　　B. 饮食所伤

C. 情志抑郁　　D. 房劳过度

E. 脾胃虚弱

47. 因脾胃虚弱引起泄泻的主要表现是（　　）。

A. 泄泻清稀，甚则如水样

B. 泄泻腹痛，泻下急迫，或泻而不爽

C. 腹痛肠鸣，泻下粪便臭如败卵，泻后痛减

D. 久泻日久，泄泻多在黎明前后

E. 大便时溏时泻，迁延反复，稍进油腻食物则发

48. 腹痛是由于哪些脏腑功能失调造成的（　　）。

A. 心肺肝肾　　B. 心肝肾

C. 心肺脾肝　　D. 心脾肝肾

E. 胆肝胃脾肾大肠小肠膀胱

49. 因胃火上逆引起呃逆的主要表现是（　　）。

A. 呃声短促而不得续

B. 呃声低弱无力，气不得续

C. 呃逆连声，常因情志不畅而诱发或加重

D. 呃声沉缓有力，得热则减，遇寒更甚

E. 呃声洪亮有力，冲逆而出，口臭烦渴

50. 因瘀阻胃络导致胃痛的主要表现的疼痛是（　　）。

A. 冷痛拒按而喜温　　B. 刺痛固定不移

C. 冷痛喜温喜按　　D. 胀痛引两胁

E. 灼痛隐隐

51. 以下泻下的粪便中符合食积泄泻的特点的是（　　）。

A. 泄泻清稀　　B. 泻下粪臭如败卵

C. 泻下粪黄褐而臭　　D. 泻下如水样便

E. 完谷不化

52. 呕吐主要是由于哪脏腑功能失调引起的（　　）。

A. 肺　　B. 心

C. 脾　　D. 肝

E. 胃

53. 因胃阴不足引起呕吐的主要表现是（　　）。

A. 突然呕吐　　B. 呕吐酸腐

C. 呕吐清水痰涎　　D. 呕吐日久，反复发作

E. 呕吐吞酸

54. 以下哪项不是腹痛病的病因（　　）。

A. 感受外邪　　B. 饮食所伤

C. 情志抑郁　　D. 房劳过度

E. 脾胃虚弱

55. 因血瘀导致腹痛的主要表现的疼痛是（　　）。

A. 冷痛拒按而喜温　　B. 胀痛引两胁

C. 冷痛喜温喜按　　D. 胀满疼痛，拒按

E. 刺痛固定不移

56. 因脾胃虚寒导致泄泻的主要表现是（　　）。

A. 泄泻清稀，甚则如水样

B. 泄泻腹痛，泻下急迫，或泻而不爽

C. 腹痛肠鸣，泻下粪便臭如败卵，泻后痛减

D. 久泻日久，泄泻多在黎明前后

E. 大便时溏时泻，迁延反复，稍进油腻食物则发

57. 呃逆是由于哪些脏腑功能失调造成的（　　）。

A. 肺肝肾　　B. 心肝肾

C. 肺脾肝　　D. 脾肝肾

E. 胃肝脾肺肾

58. 因情志所伤导致的胃痛，和情绪关系密切可能是（　　）。

A. 刺痛　　B. 隐痛

C. 灼痛　　D. 胀痛

E. 冷痛

59. 因食滞胃肠导致泄泻的主要表现是（　　）。

A. 泄泻清稀，甚则如水样

B. 泄泻腹痛，泻下急迫或泻而不爽

C. 久泻日久，泄泻多在黎明前后

D. 大便时溏时泻，迁延反复，稍进油腻食物则发

E. 腹痛肠鸣，泻下粪便臭如败卵，泻后痛减

60. 因胃阴不足导致呃逆的主要表现是（　　）。

A. 呃声低弱无力，气不得续

B. 呃声短促而不得续

C. 呃逆连声，常因情志不畅而诱发或加重

D. 呃声洪亮有力，冲逆而出，口臭烦渴

E. 呃声沉缓有力，得热则减，遇寒更甚

61. 以下哪项是胃痛与肝关系密切的表现（　　）。

A. 刺痛　　B. 隐痛

C. 灼痛　　D. 胀痛

E. 冷痛

62. 由于情志所伤引起的腹痛，与情绪关系密切可能是（　　）。

A. 刺痛　　B. 胀痛

C. 灼痛　　D. 隐痛

E. 冷痛

63. 因虚寒导致腹痛的主要表现的疼痛是（　　）。

A. 冷痛喜温喜按　　B. 胀痛引两胁

C. 冷痛拒按而喜温　　D. 刺痛固定不移

E. 胀满疼痛，拒按

64. 嗜睡多卧，倦怠乏力，饭后尤其甚，首先考虑为（　　）。

A. 湿盛困脾　　B. 瘀血阻滞
C. 气血不足　　D. 阳气虚弱
E. 脾气虚弱

65. 因胃阴不足导致胃痛的主要表现的疼痛是（　　）。

A. 冷痛拒按而喜温　　B. 胀痛引两胁
C. 冷痛喜温喜按　　D. 灼痛隐隐
E. 刺痛固定不移

66. 以下不是痢疾与泄泻的鉴别的是（　　）。

A. 有无里急后重　　B. 有无因情志不舒诱发
C. 有无腹痛肠鸣　　D. 有无脓血便
E. 有无排便次数增多

67. 以下不是呕吐病的病因的是（　　）。

A. 外邪犯胃　　B. 饮食不节
C. 情志失调　　D. 房劳过度
E. 体虚病后

68. 以下哪项是腹痛与肝关系密切的表现（　　）。

A. 刺痛　　B. 隐痛
C. 灼痛　　D. 胀痛
E. 冷痛

69. 因气滞引起腹痛的主要表现的疼痛是（　　）。

A. 冷痛拒按而喜温　　B. 刺痛固定不移
C. 冷痛喜温喜按　　D. 胀痛引两胁
E. 胀满疼痛，拒按

70. 因脾胃阳虚引起呕吐的主要表现是（　　）。

A. 突然呕吐　　B. 呕吐酸腐
C. 饮食稍有不慎即易呕吐　　D. 呕吐吞酸
E. 呕吐清水痰涎

71. 以下能表现泄泻与肝关系密切的是（　　）。

A. 泄泻腹痛，泻下急迫，或泻而不爽
B. 平素多见胸胁胀闷，嗳气食少，每因抑郁恼怒或情绪紧张之时，发生腹痛即泻
C. 腹痛肠鸣，泻下粪便臭如败卵，泻后痛减
D. 大便时溏时泻，迁延反复，稍进油腻食物则发
E. 久泻日久，泄泻多在黎明前后

72. 因湿热导致泄泻的主要表现是（　　）。

A. 泄泻清稀，甚则如水样

B. 腹痛肠鸣，泻下粪便臭如败卵，泻后痛减

C. 泄泻腹痛，泻下急迫，或泻而不爽

D. 大便时溏时泻，迁延反复，稍进油腻食物则发

E. 久泻日久，泄泻多在黎明前后

73. 治疗湿热泄泻的主方是（　　）。

A. 藿香正气散　　B. 胃苓汤

C. 保和丸　　D. 参苓白术散

E. 葛根芩连汤

74. 以下寒性腹痛的疼痛特点（　　）。

A. 腹部胀痛，攻窜不定　　B. 腹痛绵绵，时作时止

C. 腹部胀满，疼痛拒按　　D. 饥则痛甚，得食稍减

E. 腹痛急暴，得温痛减

75. 以下不是腹痛的治疗原则的是（　　）。

A. 温中散寒　　B. 活血化瘀

C. 温中补虚，和里缓急　　D. 疏肝解郁，理气止痛

E. 健脾益胃，降逆

76. 因寒凝引起腹痛的主要表现的疼痛是（　　）。

A. 胀满疼痛，拒按　　B. 胀痛引两胁

C. 冷痛喜温喜按　　D. 刺痛固定不移

E. 冷痛拒按而喜温

77. 因情志不和引起的呃逆，和情绪关系密切可能是以下哪个症状有关（　　）。

A. 刺痛　　B. 隐痛

C. 灼痛　　D. 胀痛

E. 冷痛

78. 以下除哪项外均为泄泻的治疗原则（　　）。

A. 消食导滞　　B. 清热利湿

C. 芳香化湿，疏表散寒　　D. 清热解毒利湿，调气行血导滞

E. 健脾益气，化湿止泻

79. 因脾胃阳虚导致呃逆的主要表现是（　　）。

A. 呃声短促而不得续

B. 呃声洪亮有力，冲逆而出，口臭烦渴

C. 呃逆连声，常因情志不畅而诱发或加重

D. 呃声低弱无力，气不得续

E. 呃声沉缓有力，得热则减，遇寒更甚

80. 以下不是泄泻的证型的是（　　）。

A. 寒湿泄泻　　B. 湿热泄泻

C. 胃阳不足　　D. 脾胃虚弱

E. 食滞胃肠

81. 热病之后，胃阴耗伤所致呃逆者，其特点是（　　）。

A. 呃声沉缓，得寒则去　　B. 呃声洪亮，冲逆而出

C. 呃声急促，常不连续　　D. 呃声低弱，气难接续

E. 呃逆连声，遇怒加重

82. 以下哪项是呕吐与肝关系密切的表现（　　）。

A. 刺痛　　B. 隐痛

C. 灼痛　　D. 胀痛

E. 冷痛

83. 由于肝气犯胃引起呕吐的主要表现的疼痛是（　　）。

A. 冷痛拒按而喜温　　B. 刺痛固定不移

C. 冷痛喜温喜按　　D. 胀痛引两胁

E. 灼痛隐隐

84. 以下哪一项不是腹痛的证型（　　）。

A. 寒凝腹痛　　B. 痰阻腹痛

C. 血瘀腹痛　　D. 气滞腹痛

E. 虚寒腹痛

85. 少腹拘急冷痛，苔白，脉沉紧。其病理为（　　）。

A. 阴寒内盛。外寒入侵　　B. 肾阳不足，寒邪内侵

C，脾阳不振，寒邪内侵　　D. 寒邪内侵，阳气不运

E. 寒邪凝滞，中阳被遏，脉络痹阻

86. 以下哪项是呃逆与肝关系密切的表现（　　）。

A. 呃声沉缓有力　　B. 气不得续

C. 口臭烦渴　　D. 胸胁满闷，脘腹胀满

E. 大便秘结

87. 由于气机郁滞引起呃逆的主要表现是（　　）。

A. 呃声短促而不得续　　B. 呃声低弱无力，气不得续

C. 呃声沉缓有力，得热则减，遇寒更甚　　D. 呃声洪亮有力，冲逆而出，口臭烦渴

E. 呃逆连声，常因情志不畅而诱发或加重

88. 呃逆的主要病理是（　　）。

A. 肝气犯胃
B. 中气耗伤，胃失和降
C. 胃失和降，气逆上行
D. 阳明腑实，气逆于上
E. 胃失和降，气逆动膈

89. 以下除哪项外均为呃逆的治疗原则（　　）。

A. 温补脾胃，和中降逆
B. 养胃生津，降逆止呃
C. 顺气解郁，和胃降逆
D. 温补脾胃，和中降逆
E. 化瘀通络，和胃止痛

90. 噎膈的产生除了与食管、胃有关外，还与哪些脏腑有关（　　）。

A. 心、脾、肾
B. 心、肝、肺
C. 肺、脾、肾
D. 肝、脾、肺
E. 肝、脾、肾

91. 以下除哪项外均为呕吐的治疗原则（　　）。

A. 温中化饮，和胃降逆
B. 消食化滞，和胃降逆
C. 温中健脾，和胃止痛
D. 疏肝理气，和胃降逆
E. 疏邪解表，化浊和中

92. 因外邪犯胃引起呕吐的主要表现是（　　）。

A. 呕吐清水痰涎
B. 呕吐酸腐
C. 突然呕吐
D. 呕吐吞酸
E. 呕吐日久，反复发作

93. 噎膈在哪一期治疗时要加入滋阴润燥之品（　　）。

A. 初期
B. 中期
C. 恢复期
D. 后期
E. 以上都不是

94. 以下不是呕吐的证型的是（　　）。

A. 脾胃阳虚
B. 痰气交阻
C. 肝气犯胃
D. 胃阴不足
E. 饮食停滞

95. 以下除哪项外，都是胃阴不足呕吐的主症（　　）。

A. 呕吐反复或时作干呕
B. 似饥不欲食
C. 舌红少津，脉细
D. 口干咽燥
E. 嗳气吞酸

96. 以下除哪项外均为胃痛的治疗原则（　　）。

A. 温胃散寒，行气止痛
B. 化瘀通络，和胃止痛

C. 疏肝解郁，理气止痛　　D. 疏肝泻热，和胃止痛
E. 消食导滞，降逆止呕

97. 因脾胃虚寒引起胃痛的主要表现的疼痛是（　　）。
A. 冷痛拒按而喜温　　B. 胀痛引两胁
C. 灼痛隐隐　　D. 刺痛固定不移
E. 冷痛喜温喜按

98. 首先指出噎膈的基本病理为“食管窄隘使然”者，是（　　）。
A. 张景岳　　B. 徐灵胎
C. 叶天士　　D. 王清任
E. 朱丹溪

99. 以下哪一项不是呃逆的证型（　　）。
A. 胃中寒冷　　B. 胃炎上逆
C. 气机郁滞　　D. 瘀血停着
E. 脾胃阳虚

100. 治疗外邪犯胃呕吐的主方为（　　）。
A. 藿香正气散　　B. 新加香薷饮
C. 荆防败毒散　　D. 半夏厚朴汤
E. 保和丸

101. 因胃中寒冷导致呃逆的主要表现是（　　）。
A. 呃声短促而不得续
B. 呃声低弱无力，气不得续
C. 呃逆连声，常因情志不畅而诱发或加重
D. 呃声沉缓有力，得热则减，遇寒更甚
E. 呃声洪亮有力，冲逆而出，口臭烦渴

102. 以下不是实证呕吐的特点的是（　　）。
A. 发病急　　B. 病程较短
C. 多由外邪及饮食所伤而发　　D. 时发时止
E. 有邪实之象

103. 治疗阳虚便秘的主方是（　　）。
A. 黄芪汤　　B. 增液汤
C. 六磨汤　　D. 润肠丸
E. 济川煎

104. 热秘可选用（　　）。
A. 更衣丸　　B. 黄芪汤

C. 当归龙荟丸　　D. 麻子仁丸
E. 青麟丸

105. 痞满的主要病机在于（　　）。
A. 胃失和降　　B. 中焦气机阻滞
C. 腑气不通　　D. 脾失升清
E. 肝气横逆

106. 痞满的治疗原则为（　　）。
A. 疏肝理气　　B. 健脾益气
C. 降逆和胃　　D. 下气通腑
E. 苦辛通降，理气消痞

107. 以下哪一项不是胃痛的证型（　　）。
A. 痰饮内阻　　B. 肝气犯胃
C. 脾胃虚寒　　D. 胃阴不足
E. 外邪犯胃

108. 胃痛属寒邪客胃者，治疗当（　　）。
A. 疏肝理气　　B. 消食导滞
C. 散寒止痛　　D. 活血化瘀
E. 温中健脾

109. 气虚便秘的特征是（　　）。
A. 大便干结，腹中冷痛　　B. 大便干结，形体消瘦
C. 大便干结，腹胀腹痛　　D. 大便干结，面色无华
E. 虽有便意，努挣乏力

110. 粪质不甚干结，排便不爽，伴腹胀肠鸣矢气，辨证多为（　　）。
A. 气滞　　B. 阴寒凝滞
C. 气虚　　D. 燥热内结
E. 血虚

111. 以下哪项不是脾胃虚寒型呕吐的症状（　　）。
A. 饮食稍不慎即呕吐　　B. 四肢不温
C. 面色苍白　　D. 朝食暮吐
E. 呕吐时作时止

112. 因寒邪犯胃引起胃痛主要表现的疼痛是（　　）。
A. 冷痛喜温喜按　　B. 胀痛引两胁
C. 冷痛拒按而喜温　　D. 刺痛固定不移
E. 灼痛隐隐

113. 肾阳虚衰泄泻的临床主症，以下哪项是错误的（　　）。
A. 泄泻多在黎明之前　　B. 粪便黄褐而臭
C. 形寒肢冷　　D. 泻后痛减
E. 腰膝酸软

114. 因肝气犯胃导致胃痛的主要表现的疼痛是（　　）。
A. 冷痛拒按而喜温　　B. 刺痛固定不移
C. 冷痛喜温喜按　　D. 胀痛引两胁
E. 灼痛隐隐

115. 噎膈，在以下何期治疗时需加入滋阴养血润燥之品（　　）。
A. 后期　　B. 中期
C. 初期　　D. 恢复期
E. 以上都不是

116. 大便干结，口干口臭，腹胀，心烦，舌红，苔黄，脉滑数。此属（　　）。
A. 热秘　　B. 虚秘
C. 气秘　　D. 实秘
E. 冷秘

117. 腹痛疼处有热感，时轻时重，得凉痛减，伴便秘是何证特点（　　）。
A. 伤食痛　　B. 血瘀痛
C. 实痛　　D. 气滞痛
E. 热痛

118. 积聚与便秘均可出现腹部包块，以下不是便秘之征的是（　　）。
A. 包块在左下腹　　B. 为条索状
C. 排便后即消失或减少　　D. 与肠形一致
E. 排便后包块不消失

119. 脾胃虚寒型胃痛最佳选方为（　　）。
A. 香苏散　　B. 黄芪建中汤
C. 养胃汤　　D. 良附丸
E. 以上都不是

120. 以下哪项有关便秘病机转化的说法是错误的（　　）。
A. 热邪久延可伤阴，由实秘转为虚秘
B. 气郁日久可化热，导致气滞与热结并存
C. 寒积日久可伤阳，形成阳气虚衰因实致虚证
D. 阴血不足常易化热而形成热结便秘
E. 气虚阳虚之人，常致阴寒内生而成冷秘转为实证

121. 噎膈气虚阳微型的病机是（　　）。

A. 阳损及阴　　B. 气血虚弱

C. 阴寒内盛　　D. 阴损及阳

E. 痰瘀互结

122. 脾气虚者，应选方（　　）。

A. 归脾汤　　B. 加味四君子汤

C. 益胃汤　　D. 补中益气汤

E. 附子理中汤

123. 提出呃逆“治当降气化痰和胃为主，随其所感而用药”的治疗法则的是（　　）。

A. 孙思邈　　B. 陈无择

C. 张景岳　　D. 李中梓

E. 秦景明

124. 呃逆连声，常由情志不遂诱发，伴胸胁胀满，辨证为（　　）。

A. 肝脾不调证　　B. 脾胃虚弱证

C. 肝气乘脾证　　D. 气机阻滞证

E. 痰气交阻证

125. 以下哪一项不是呕血与咳血的鉴别要点（　　）。

A. 血来自于肺，还是胃

B. 出血混有痰涎，还是食物残渣

C. 出血前有咳嗽咽痒胸闷症状，还是有胃脘不适、胃痛恶心症状

D. 大便隐血试验是否阳性

E. 出血后是否痰中带血，是否有便血

126. 最早认识到，呕吐有时是人体排出胃中有害物质的保护性反应的是（　　）。

A. 华佗　　B. 张景岳

C. 刘完素　　D. 李时珍

E. 张仲景

127. 引起泄泻发生的最重要因素在于（　　）。

A. 肝气不舒　　B. 食滞肠胃

C. 感受外邪　　D. 脾虚湿盛

E. 脾胃虚弱

128. 噎膈的产生除与食管、胃有关外，还与哪些脏腑有关（　　）。

A. 心、脾、肾　　B. 肺、脾、肾

C. 肝、脾、肺　　D. 肝、脾、肾

E. 心、肝、肺

129. 瘀血停滞之胃痛实证应首选（　　）。
A. 加味逍遥散　B. 调营敛肝饮
C. 失笑散加味　D. 少腹逐瘀汤
E. 木香顺气散

130. 饮食不节关系最密切的胃脘痛是（　　）。
A. 瘀血停胃　B. 寒邪客胃
C. 饮食伤胃　D. 胃阴亏耗
E. 脾胃虚寒

131. 胃痛的治疗，最主要的治法是（　　）。
A. 疏肝和胃止痛　B. 调和脾胃止痛
C. 益气健脾止痛　D. 理气活血止痛
E. 理气和胃止痛

132. 以下不是《景岳全书》关于痞满的认识的是（　　）。
A. 有邪有滞而痞满者，实痞也　B. 无物无滞而痞者，虚痞也
C. 有胀有痛而满者，实满也　D. 实痞实满者，可消可散
E. 满而不痛者，此为痞

133. 如果虚寒腹痛见症较重、呕吐肢冷脉微者，首选何方治疗（　　）。
A. 大建中汤　B. 通脉四逆汤
C. 附子粳米汤　D. 附子理中汤
E. 理中丸

134. 噎膈痰气交阻型的治法是（　　）。
A. 温补脾肾，益气回阳　B. 滋养津液，泻热散结
C. 开郁化痰，润燥降气　D. 破结行瘀，滋阴养血
E. 顺气解郁，和中降逆

135. 治疗虚劳脾胃阴虚者，应首选（　　）。
A. 玉女煎　B. 麦门冬汤
C. 沙参麦冬汤　D. 益胃汤
E. 一贯煎

136. 呃逆的病理主要是（　　）。
A. 脾失升清，浊气上逆　B. 阳明腑实，气行不顺
C. 肾失摄纳，气逆于上　D. 胃失和降，胃气上逆动膈
E. 肝气上逆，乘胃犯脾

137. 呕吐在病理上主要是（　　）。
A. 清浊相干，乱于胃肠　B. 胃失和降，胃气上逆

C. 胃失和降，胆气上逆
D. 胃失和降，痰饮内停
E. 邪气壅滞，传导失司

138. 气虚便秘的特点是（　　）。
A. 大便干或不干，排出困难
B. 大便干结，面色无华
C. 大便干结，肠鸣矢气
D. 大便不干硬，排便困难
E. 大便干结，伴潮热盗汗

139. 噎膈面色黧黑，肌肤枯燥，舌质紫暗，兼有胸膈胀痛者，宜加用（　　）。
A. 火麻仁、全瓜蒌
B. 玉枢丹
C. 旋覆代赭汤
D. 血府逐瘀汤
E. 六味地黄丸

140. 食积腹痛重证宜用以下何方（　　）。
A. 小承气汤
B. 保和丸
C. 枳实导滞丸
D. 大承气汤
E. 补中益气汤

141. 湿热腹痛证宜选方（　　）。
A. 龙胆泻肝汤
B. 玉女煎
C. 大承气汤
D. 大黄黄连泻心汤
E. 泻青丸

142. 呃逆声短促而不得续，伴口干咽燥，食后饱胀，大便干，舌红苔少而干。应辨证为（　　）。
A. 温热中阻
B. 胃火上逆
C. 津亏热结
D. 胃阴不足
E. 肝火犯胃

143. 气虚导致的便秘应当（　　）。
A. 泻热通腑
B. 益气润肠
C. 养血润肠
D. 行气导滞
E. 润肠通便

144. 吐酸一证虽有寒热之分，总以治何脏为根本（　　）。
A. 胃
B. 肺
C. 脾
D. 肝
E. 肾

145. 以下除哪项外，均为胃阴不足型呕吐的主症（　　）。
A. 呕吐反复或时作干呕
B. 似饥而不欲食
C. 舌红少津，脉细
D. 口干咽燥
E. 嗳气吞酸

146. 腹痛，里急后重，下痢赤白，肛门灼热，小便赤涩，苔黄腻，脉滑数。其治法宜（　　）。
A. 清热和中，化湿止泻
B. 清热导滞，调气行血
C. 清热除湿，健脾和中
D. 清热燥湿，凉血解毒
E. 清热解毒，调气行血

147. 大肠癌之肝肾阴虚型的首选方为知柏地黄丸，如果便秘甚者加（　　）。
A. 大黄、芒硝
B. 桃仁、大黄
C. 泽泻、丹皮
D. 郁李仁
E. 丹皮、生地

148. 外邪犯胃胃痛的发病以何邪最为常见（　　）。
A. 寒邪
B. 暑邪
C. 风邪
D. 湿邪
E. 热邪

149. 呃声沉缓，膈间及胃脘不舒，遇寒加剧，得热则减，舌苔白润，脉沉缓。证属（　　）。
A. 阳虚呃逆
B. 阴虚呃逆
C. 胃寒呃逆
D. 胃热呃逆
E. 以上都不是

150. 胃痛寒邪郁久化热，寒热错杂，可用何方（　　）。
A. 清胃散
B. 丹栀逍遥散
C. 丹参饮
D. 半夏泻心汤
E. 吴茱萸汤

151. 腹痛较剧，痛如针刺，痛处固定，舌质紫暗，脉细涩者，治疗主方为（　　）。
A. 桃核承气汤
B. 复元活血汤
C. 失笑散合丹参饮
D. 大黄牡丹皮汤
E. 少腹逐瘀汤

152. 提出“凡有邪有滞而痞者，实痞也，无邪无滞而痞者，虚痞也”的医家是（　　）。
A. 张仲景
B. 叶天士
C. 李士材
D. 张景岳
E. 朱丹溪

153. 以下不是气逆痰阻型呃逆的主证的是（　　）。
A. 呃逆连声，胸胁胀闷
B. 恶心纳呆
C. 头目眩晕
D. 苔薄腻，脉弦滑
E. 得热则减，得寒则甚

154. 治疗肝胃郁热胃痛的主方是（　　）。
A. 保和丸
B. 柴胡疏肝散

C. 逍遥散　　D. 一贯煎

E. 化肝煎

155. 呃逆的发生，除由于胃气上逆所致以外，尚与下述何脏腑有关（　　）。

A. 脾　　B. 肝

C. 胆　　D. 肾

E. 肺

156. 治疗湿热泄泻的主方是（　　）。

A. 藿香正气散　　B. 胃苓汤

C. 保和丸　　D. 参苓白术散

E. 葛根芩连汤

157. 瘀血停滞兼阴血不足所致胃痛，治疗宜选（　　）。

A. 加味四物汤　　B. 复元活血汤

C. 调营敛肝汤　　D. 当归补血汤

E. 桃仁红花煎

158. 呕吐的治疗原则是（　　）。

A. 和胃解表　　B. 攻逐肠胃

C. 和胃降逆　　D. 活血和胃

E. 疏肝和胃

159. 以下哪项不是胃阴亏虚之胃痛的主证（　　）。

A. 胃脘隐痛　　B. 大便干燥

C. 口燥咽干　　D. 泛酸嘈杂

E. 舌红少津，脉细数

160. 提出忧愁、劳积、酒色与噎膈有关的是（　　）。

A. 张仲景　　B. 张景岳

C. 严用和　　D. 朱丹溪

E. 巢元方

161. 呃逆，时断时续，气怯声低乏力，多属（　　）。

A. 虚证　　B. 血虚

C. 阴虚　　D. 寒证

E. 热证

162. 寒凝厥阴之肝系病，而见少腹冷痛及寒疝，可用何方治疗（　　）。

A. 金匮肾气丸　　B. 桂枝茯苓丸

C. 通瘀煎　　D. 暖肝煎

E. 沉香散

163. 呃逆相当于西医何病（　　）。

A. 扩张　　B. 胃炎

C. 膈肌痉挛　　D. 脑血管病

E. 尿毒症

164. 胃脘胀痛，攻撑连胁，胸闷嗳气，大便不畅，得嗳气、矢气则舒，遇烦恼郁怒加重，舌苔薄白，脉弦。治宜选用（　　）。

A. 清中汤　　B. 化肝煎

C. 柴胡疏肝散　　D. 良附丸

E. 沉香散

165. 腹痛的治疗大法为（　　）。

A. 补　　B. 泻

C. 通　　D. 清

E. 利

166. 腹痛部位的范围在（　　）。

A. 歧骨以下胃脘之处　　B. 脐以下，耻骨毛际以上

C. 剑突下脐以上　　D. 胃脘以下，耻骨毛际以上

E. 剑突下，耻骨毛际以上

167. 大便干结，腹部胀满，腹痛拒按，面红身热，口干口臭，小便短赤，舌红，舌苔黄燥，脉数。其辨证属于（　　）。

A. 冷秘　　B. 气秘

C. 热秘　　D. 血虚秘

E. 气虚秘

168. 汉唐时代，泄泻称为（　　）。

A. 肠澼　　B. 下利

C. 滞下　　D. 肠癖

E. 下痢

169. 寒邪客胃型胃痛的主症是（　　）。

A. 胃脘灼痛　　B. 胃脘胀痛

C. 胃痛暴作　　D. 胃脘胀满

E. 胃脘隐痛

170. 感受寒邪引起腹痛的病机为（　　）。

A. 气滞血瘀　　B. 寒凝痰瘀

C. 寒凝血瘀　　D. 寒凝气滞

E. 气滞痰瘀

171. 肝肾阴虚型大肠癌的治法为（　　）。
A. 补血养肝　　B. 温补脾肾
C. 滋补肾阴　　D. 滋肾养肝
E. 益气滋阴

172. 肝气犯胃型胃痛的治法是（　　）。
A. 温胃散寒，理气止痛　　B. 消食导滞，和胃止痛
C. 清热化湿，理气和胃　　D. 疏肝理气，泄热和胃
E. 疏肝理气，和胃止痛

173. 呃逆的发生，除了缘于胃气上逆动膈以外，与哪一脏关系最密切（　　）。
A. 心　　B. 肺
C. 肝　　D. 脑
E. 肾

174. 便秘的病变在大肠，其总的病机为（　　）。
A. 阴寒积滞　　B. 燥热内结
C. 肠燥津枯　　D. 大气传导功能失常
E. 肾阳不足

175. 引起泄泻的基本病机是（　　）。
A. 脾胃虚弱　　B. 食滞胃肠
C. 脾虚湿盛　　D. 脾肾阳虚
E. 感受外邪

176. 除以下哪项外，都与呕吐的发生有关（　　）。
A. 肝　　B. 脾
C. 胃　　D. 肺
E. 心

177. 肠胃积热型便秘的治疗主方是（　　）。
A. 六磨汤　　B. 大黄附子汤
C. 黄芪汤　　D. 麻子仁丸
E. 润肠丸

178. 便秘的病理关键是（　　）。
A. 热盛伤津，肠道津枯　　B. 阴寒内生，胃肠凝滞
C. 气机阻滞，胃肠障碍　　D. 气血亏虚，大肠无力
E. 大肠传导功能失常

179.《四明心法》在评述吞酸之病理时说河间主热，东垣主寒，东垣是言（　　）。
A. 其化　　B. 其果

C. 其因　　D. 其标

E. 其变

180. “绞肠痧”的成因是（　　）。

A. 伤于饮食　　B. 先感秽浊之气，又伤饮食

C. 秽浊之气　　D. 饮食先伤脾胃，又感秽浊之气

E. 以上都不是

181. “呕吐者，胃气上而不下也”出于何书（　　）。

A.《古今医统》　　B.《金匮要略》

C.《圣济总录》　　D.《证治汇补》

E.《景岳全书》

182. 保和丸可用于以下除哪项以外的病证（　　）。

A. 饮食停滞型胃痛　　B. 食滞肠胃型泄泻

C. 食滞痰阻型积聚　　D. 饮食积滞型腹痛

E. 饮食停滞型呕吐

183. 便血紫黯，甚则黑色，腹部隐痛，喜热饮，神倦懒言，便溏，舌淡，脉细。治宜（　　）。

A. 归脾汤　　B. 黄土汤

C. 补中益气汤　　D. 小蓟饮子

E. 赤石脂丸

184. 导致泄泻发生的重要因素为（　　）。

A. 脾胃虚弱　　B. 肾阳虚衰

C. 感受外邪　　D. 脾虚湿盛

E. 食滞肠胃

185. 肝胃郁热型胃痛的主症之一为（　　）。

A. 胃痛暴作　　B. 胃脘胀痛

C. 胃脘灼痛　　D. 胃脘刺痛

E. 胃脘隐痛

186. 如果虚寒腹痛见证较重、呕吐肢冷脉微者，首选何方治疗（　　）。

A. 大建中汤　　B. 通脉四逆汤

C. 附子粳米汤　　D. 附子理中汤

E. 理中丸

187. 呃逆总的病机为（　　）。

A. 胃失和降气逆　　B. 阳明腑实气逆

C. 肝气逆乘犯胃　　D. 胃气上逆动膈

E. 中虚胃失和降

188. 干呕指的是（　　）。
A. 噫
B. 哕
C. 有物无声
D. 有声有物
E. 无物有声

189. 治疗久泻，不宜过用（　　）。
A. 固涩
B. 健脾
C. 补肾
D. 升提
E. 分利

190. 呃逆古称为（　　）。
A. 噫
B. 哕
C. 嗳气
D. 干呕
E. 噎

191. 大便色鲜红，暗红或紫红，甚或黑如柏油样，次数增多，有胃肠或肝病史，当诊断为（　　）。
A. 痔疮
B. 痢疾
C. 便血
D. 肛裂
E. 肠炎

192. 有关胃癌论述的观点错误的是（　　）。
A. 江浙沿海一带多见
B. 病位主要在胃
C. 与肝、脾、肾有关
D. 占消化道癌肿第一位
E. 胃癌的发病女比男多

193. 以下有关胃热可以导致的病证，错误的是（　　）。
A. 吐血
B. 衄血
C. 呃逆
D. 消渴
E. 反胃

194. 饮食伤胃证、脘腹胀甚者，一般加（　　）。
A. 陈皮、木香等
B. 苏子、莱菔子、白芥子
C. 香附、郁金、柴胡
D. 大黄、芒硝、厚朴
E. 枳实、槟榔、砂仁

195. 以下泄下为湿热泄泻的特点的是（　　）。
A. 泄泻清稀
B. 泻下如水样便
C. 时溏时泄，水谷不化
D. 泻下粪便臭如败卵
E. 泻下粪色黄褐而臭

196. 治疗瘀血停滞之胃痛实证应首选（　　）。
A. 加味逍遥散
B. 调营敛肝饮

C. 木香顺气散
D. 失笑散加味
E. 少腹逐瘀汤

197. 暴怒后，症见胁肋胀痛，走窜不定，嗳气频作者，当辨证为（　　）。
A. 脾虚湿阻
B. 寒邪直中
C. 肝郁气滞
D. 脾肾两虚
E. 饮食伤胃

## 二、A2 型题

1. 患者，男，少腹拘急冷痛，苔白，脉沉紧，为下焦虚寒，厥阴之气失于疏泄。宜用以下何方（　　）。
A. 暖肝煎
B. 正气天香散
C. 良附丸
D. 乌头桂枝汤
E. 枳实导滞丸

2. 患者，男，15 岁。卒发腹痛，拒按恶食，嗳腐吞酸，腹痛泻后痛减，舌苔厚，脉滑实有力。应诊断为（　　）。
A. 饮食积滞型胃脘痛
B. 湿热泄泻
C. 湿热壅滞型腹痛
D. 饮食积滞型腹痛
E. 气机郁滞型腹痛

3. 患者，男，35 岁。胃痛暴作，疼痛剧烈，得温痛减，遇寒加剧，口淡不渴，或喜热饮，舌淡苔薄白，脉弦紧。其主要病机为（　　）。
A. 瘀血内停，脉络不通
B. 饮食停滞，胃失和降
C. 肝气郁滞，胃失和降
D. 湿热中阻，胃失和降
E. 寒邪犯胃，胃气不通

4. 腹痛拘急，疼痛暴作，坚满急痛，遇冷痛剧，得热则减为（　　）。
A. 热痛
B. 实痛
C. 虚痛
D. 寒痛
E. 气滞痛

5. 突然呕吐，胸脘满闷，不思饮食，常伴有发热恶寒，头身疼痛，舌苔白腻，脉濡缓。其主要病机为（　　）。
A. 肝气郁滞，胃失和降
B. 饮食停滞，胃失和降
C. 外邪犯胃，胃气上逆
D. 湿热中阻，胃失和降
E. 瘀血内停，脉络不通

6. 暴食诱发腹痛，嗳腐吞酸，得矢气痛减，大便不畅，苔厚腻，脉滑。此病证为（　　）。
A. 气滞腹痛
B. 血瘀腹痛

C. 湿热腹痛　　D. 食滞腹痛
E. 寒实腹痛

7. 腹痛急暴，得温则减，遇冷痛甚，畏寒，手足不温，口淡不渴，小便清利，或见大便溏薄，舌苔白腻，脉沉紧。其主要病机为（　　）。
A. 中虚脏寒，经脉失于温养　　B. 湿热内结，气机壅滞
C. 寒邪入侵，阳气不运　　D. 气机郁滞不畅
E. 瘀血内停，脉络不通

8. 患者，男，21 岁。卒发腹痛，拒按恶食，嗳腐吞酸，腹痛泻后痛减，舌苔厚，脉滑实有力。应诊断为（　　）。
A. 饮食积滞型胃脘痛　　B. 湿热泄泻
C. 湿热壅滞型腹痛　　D. 饮食积滞型腹痛
E. 气机郁滞型腹痛

9. 患者，男，3 天前出现腹痛泄泻，经治无效。现泄泻清稀，甚者如水样，腹痛肠鸣，脘闷纳少，苔薄白或白腻，脉濡数。应诊断为（　　）。
A. 湿热泄泻　　B. 脾虚泄泻
C. 食滞泄泻　　D. 寒湿泄泻
E. 肾虚泄泻

10. 患者，女，65 岁。经常呃逆，常因天寒食冷而发。诊见：呃声低长无力，伴泛吐清水，脘腹不适，喜温喜按，手足不温，舌淡苔白，脉细弱。首选方为（　　）。
A. 黄芪建中汤　　B. 香砂六君子汤
C. 小建中汤　　D. 金匮肾气丸
E. 理中丸加减

11. 病人腹胀，嗳气，有时上腹痛，加剧时可伴恶心呕吐，上腹有压痛。X 线钡餐检查可见幽门管增宽，十二指肠球部呈降落伞状变形。可能的诊断为（　　）。
A. 消化性溃疡　　B. 慢性胃炎
C. 胃癌　　D. 胃黏膜脱垂症
E. 幽门溃疡

12. 患者，女，56 岁。既往有胃病 20 余年。每次均因饮食不慎，出现呕吐，时作时止，面色少华，倦怠乏力，脘腹痞闷，大便溏薄，舌质淡，苔薄白，脉濡弱。最佳治疗方剂为（　　）。
A. 理中丸　　B. 小半夏汤
C. 苓桂术甘汤　　D. 香砂六君子汤
E. 大半夏汤

13. 患者，男，39 岁。下腹部疼痛半年余，痛如针刺，痛处固定，每于夜间加重，痛处拒按

喜温，舌紫暗，脉涩。首选方剂为（ ）。

A. 小建中汤　　B. 大建中汤

C. 少腹逐瘀汤　　D. 失笑散合丹参饮

E. 良附丸合正气天香散

14. 大便色鲜红，暗红或紫红，甚者黑如柏油样，次数增多，有胃肠或肝病史。当诊断为（ ）。

A. 痔疮　　B. 痢疾

C. 便血　　D. 肛裂

E. 肠炎

15. 患者，男，胃脘疼痛，干噫食臭，肠鸣下利，舌苔黄白相兼，脉弦数。其治法为（ ）。

A. 温中化湿，健运脾胃　　B. 辛开苦降，和胃消痞

C. 温中健脾，消导和胃　　D. 消食导滞，理气和胃

E. 泻热和中，健运脾胃

16. 呃声沉缓有力，胸膈及胃脘不舒，得热则减，遇寒更甚，纳食减少，喜食热饮，口淡不渴，舌苔白润，脉迟缓。其主要病机是（ ）。

A. 耗伤胃阴，胃失濡润，难以和降　　B. 胃肠蕴积实热

C. 情志抑郁，肝气犯胃，胃气上冲　　D. 脾胃虚弱，虚气上逆

E. 寒邪阻遏，肺胃之气失降

17. 患者腹大胀满，按之如囊裹水，得热则舒，精神困倦，怯寒懒动，尿少便溏，舌苔白腻，脉缓。其治法是（ ）。

A. 行湿散满，理气消胀　　B. 健脾益气，通阳利水

C. 健脾化湿，理气消胀　　D. 温中散寒，理气消胀

E. 温中健脾，行气利水

18. 患者，女，56 岁。呕吐清水痰涎，脘腹痞闷，不能进食，伴头晕头重，苔白腻，脉滑。应辨证为（ ）。

A. 外邪犯胃　　B. 食滞内停

C. 痰气郁结　　D. 脾胃气虚

E. 痰饮内阻

19. 呃声短促而不得续，口干咽燥，心烦不安，不思饮食，大便干结，舌质红，苔少而干或有裂纹，脉细数。其首选取方为（ ）。

A. 丁香散加减　　B. 五磨饮子加减

C. 丹栀逍遥散或化肝煎加减　　D. 藿香正气散加减

E. 竹叶石膏汤加减

20. 呕吐酸腐，脘腹胀满，吐后反快，嗳气厌食，大便臭秽或溏或结，舌苔厚腻，脉滑实。

其治法是（　　）。

A. 温胃散寒，行气止痛　　B. 疏肝泻热，和胃止痛
C. 疏肝解郁，理气止痛　　D. 消食导滞，和胃降逆
E. 化瘀通络，和胃止痛

21. 患者，女，45 岁。嗜食辛辣。现胃脘痞满，灼热急迫，按之满甚，心中烦热，咽干口燥，渴喜饮冷，身热汗出，大便干结，小便短赤，舌红苔黄，脉滑数。属于（　　）。

A. 邪热内陷　　B. 痰热中阻
C. 阴虚火旺　　D. 食积化热
E. 饮食停滞

22. 患者腹大坚满，脘腹撑急，烦热口苦，渴不欲饮，小便赤涩，大便秘结，舌边尖红，苔黄腻，脉弦滑。此证候为（　　）。

A. 肝胃郁热　　B. 肝胆湿热
C. 肝脾血瘀　　D. 肝郁脾虚
E. 湿热蕴结

23. 呕吐吞酸，嗳气频作，胸胁胀痛，每因情志不遂发作或加重，舌质红，苔薄腻，脉弦。其治疗首选取方为（　　）。

A. 失笑散合丹参饮加减　　B. 保和丸加减
C. 柴胡疏肝散加减　　D. 丹栀逍遥散或化肝煎加减
E. 四七汤加减

24. 腹胀痛拒按，胸脘痞闷，大便多秘结或溏滞不爽，烦渴引饮，自汗，小便短赤，舌苔黄腻，脉象濡数。其治法是（　　）。

A. 温中散寒　　B. 温中补虚，和里缓急
C. 泻热通腑　　D. 疏肝解郁，理气止痛
E. 活血化瘀

25. 患者，男，26 岁。胃脘疼痛胀满、拒按、嗳腐吞酸、呕吐、吐出物为腐臭未消化食物，吐后痛减，厌食，苔厚腻，脉滑。应辨证为（　　）。

A. 寒邪客胃证　　B. 湿热中阻证
C. 肝气犯胃证　　D. 饮食伤胃证
E. 瘀血内停证

26. 脘腹胀满疼痛，拒按，恶食，嗳腐吞酸，或痛而欲泻，泻后痛减，或大便秘结，舌苔腻，脉滑实。其首选取方为（　　）。

A. 良附丸合正气天香散加减　　B. 小建中汤加减
C. 少腹逐瘀汤加减　　D. 保和丸加减
E. 柴胡疏肝散加减

27. 泄泻清稀，甚则如水样，纳呆脘闷，腹痛肠鸣，兼恶寒，发热，头痛，肢体酸痛，舌苔白或白腻，脉濡缓。其主要病机为（　　）。

A. 脾胃虚弱，运化无权　　B. 泄泻日久，肾阳虚衰

C. 外感寒湿，侵袭肠胃　　D. 饮食不节，宿食内停

E. 湿热阻遏，传化失常

28. 久泻日久，泄泻多在黎明前后，脐下疼痛，肠鸣即泻，完谷不化，泻后则安，腹部喜暖，常伴形寒肢冷，腰膝酸软，舌淡苔白，脉沉细。其首选取方为（　　）。

A. 藿香正气散加减　　B. 保和丸加减

C. 参苓白术散加减　　D. 葛根芩连汤加减

E. 四神丸加减

29. 遍体浮肿，面色萎黄，晨起头面较甚，动则下肢肿胀，能食而疲倦乏力，大便如常或溏，小便反多，舌苔薄腻，脉软弱。辨证属（　　）。

A. 水气凌心　　B. 肝气不舒

C. 肺气不宣　　D. 脾气虚弱

E. 肾虚不固

30. 呃声洪亮有力，冲逆而出，口臭烦渴，多喜冷饮，大便秘结，小便短赤，苔黄燥，脉滑数。其治法是（　　）。

A. 顺气解郁，和胃降逆　　B. 温补脾胃，和中降逆

C. 温中散寒，降逆止呃　　D. 清胃泻热，降逆止呃

E. 养胃生津，降逆止呃

31. 呕吐日久，反复发作，或时作干呕，胃中嘈杂，似饥而不欲食，口燥咽干，舌红苔少或无苔，脉细数。其主要病机是（　　）。

A. 夏令暑湿浊气，动扰胃腑　　B. 食滞内阻，传导失司

C. 脾不运化，痰饮内停　　D. 胃阴不足，胃失濡润

E. 肝气不疏，横逆犯胃

32. 患者，女，35 岁。2 天前晨起突然出现呕吐痰涎，脘闷不食，头眩心悸，舌苔白滑。应诊断为何种病证（　　）。

A. 外邪犯胃型呕吐　　B. 饮食停滞型呕吐

C. 胃阴不足型呕吐　　D. 肝气犯胃型呕吐

E. 痰饮内停型呕吐

33. 泄泻腹痛，泻下急迫，或泻而不爽，粪色黄褐而臭，肛门灼热，烦热口渴，小便短黄，舌质红，苔黄腻，脉滑数或濡数。其治法是（　　）。

A. 温肾健脾，固涩止泻　　B. 健脾益气，化湿止泻

C. 消食导滞　　D. 芳香化湿，疏表散寒

E. 清热利湿

34. 大便时溏时泻，迁延反复，食少，食后脘腹胀闷不舒，稍进油腻食物，则大便次数明显增加，面色萎黄无华，神疲倦怠，舌质淡，苔白，脉细弱。主要病机是（　　）。
A. 气机不利，肝失条达　　B. 泄泻日久，肾阳虚衰
C. 湿热阻遏，传化失常　　D. 饮食不节，宿食内停
E. 脾胃虚弱，运化无权

35. 呕吐清水痰涎，胸脘痞闷，纳呆，头眩心悸，或胃中辘辘有声，舌苔白腻，脉滑。其首选取方为（　　）。
A. 良附丸加减　　B. 失笑散合丹参饮加减
C. 柴胡疏肝散加减　　D. 丹栀逍遥散或化肝煎加减
E. 小半夏汤合苓桂术甘汤加减

36. 患者，男，45 岁。患胃疾多年，呕吐反复发作，时作干呕，口燥咽干，似饥而不欲食，舌红苔少，脉细数。辨证属（　　）。
A. 脾胃虚寒型呕吐　　B. 胃阴不足型呕吐
C. 痰饮内停型呕吐　　D. 饮食停滞型呕吐
E. 肝气犯胃型呕吐

37. 胃脘疼痛，胀满拒按，嗳腐吞酸，或呕吐不消化食物，其味腐臭，吐后痛减，不思饮食，大便不爽，得矢气或便后稍舒，舌苔厚腻，脉滑。其治法为（　　）。
A. 温胃散寒，行气止痛　　B. 疏肝泻热，和胃止痛
C. 疏肝解郁，理气止痛　　D. 消食导滞，和胃止痛
E. 化瘀通络，和胃止痛

38. 腹痛绵绵，时作时止，喜热恶冷，痛时喜按，饥饿劳累后更甚，得食或休息后稍减，大便溏薄，兼有神疲、气短、怯寒等证，舌淡苔白，脉象沉细。其治疗首选取方为（　　）。
A. 良附丸合正气天香散加减　　B. 大承气汤加减
C. 少腹逐瘀汤加减　　D. 柴胡疏肝散加减
E. 小建中汤加减

39. 呃逆连声，常由于情志不畅而诱发或加重，胸胁满闷，脘腹胀满，嗳气纳减，肠鸣矢气，苔薄白，脉弦。其治疗首选取方是（　　）。
A. 四七汤加减　　B. 柴胡疏肝散加减
C. 五磨饮子加减　　D. 丹栀逍遥散或化肝煎加减
E. 失笑散合丹参饮加减

40. 患者，男，33 岁。患者 3 天前出现腹痛，里急后重，下痢赤白黏冻，肛门灼热，小便赤涩，苔黄腻，脉滑数。其治法为（　　）。
A. 清热除湿，调气行血　　B. 消食导滞，调和脾胃
C. 清热和中，化湿止泻　　D. 清热除湿，凉血解毒
E. 清热除湿，健脾和中

41. 患者，男，大便干或者不干，排出艰涩困难，小便清长，面色淡白或时作眩晕，四肢不温，腹中冷痛，得热则减，腰膝冷痛，舌淡苔白，脉沉迟。其治法为（　）。
A. 滋阴通便　B. 温阳通便
C. 养血润燥　D. 顺气导滞
E. 补气润肠

42. 腹痛肠鸣，泻下粪便臭如败卵，泻后痛减，脘腹胀满，嗳吞腐酸，厌食，舌苔垢浊或厚腻，脉滑。其治疗首选取方为（　）。
A. 四神丸加减　B. 葛根芩连汤加减
C. 参苓白术散加减　D. 保和丸加减
E. 藿香正气散加减

43. 呃声低弱无力，气不得续，泛吐清水，脘腹不舒，喜温喜按，面色苍白，手足不温，食少乏力，大便溏薄，舌质淡，苔薄白，脉细弱。其主要病机是（　）。
A. 寒邪阻遏，肺胃之气失降　B. 脾胃虚弱，虚气上逆
C. 情志抑郁，肝气犯胃，胃气上冲　D. 胃肠蕴积实热
E. 耗伤胃阴，胃失濡润，难以和降

44. 患者，男，36 岁。大便干结或兼腹胀腹痛、面红身热，口干口臭，心烦不安，小便短赤或口舌生疮，舌红、苔黄或黄燥，脉滑数。其主要病机为（　）。
A. 气机郁滞，大肠传导失司　B. 肺脾气虚，传导无力
C. 阴寒凝滞，传导失职　D. 肠胃积热，津伤肠燥
E. 阴液亏虚，肠失濡润

45. 患者，男，51 岁。脘腹满闷，时轻时重，喜温喜按，纳食减少，神疲乏力，大便微溏，舌淡，苔薄白，脉细弱。宜用何方（　）。
A. 保和丸加减　B. 二陈平胃散加减
C. 香砂养胃汤加减　D. 益胃汤加减
E. 补中益气汤加减

46. 腹痛胀闷，痛无定处，攻窜两胁，时聚时散，得嗳气或矢气则舒，遇忧思恼怒则剧，舌苔薄白，脉弦。主要病机是（　）。
A. 寒邪入侵，阳气不运　B. 气机郁滞不畅
C. 中虚脏寒，经脉失于温养　D. 湿热内结，气机壅滞
E. 瘀血内停，脉络不通

47. 患者，男，68 岁。临厕大便，挣则短气汗出，便后疲乏，大便不干结，舌淡苔薄，脉虚。宜选用以下何法（　）。
A. 益气润肠　B. 温阳益气
C. 补肾助阳　D. 养血润肠
E. 以上都不是

48. 患者，男，大便艰涩，腹痛拘急，胀痛拒按，喜热恶寒，手足不温，呃逆呕吐，舌苔白腻，脉弦紧。其治疗首选方为（ ）。

A. 济川煎 B. 润肠丸

C. 黄芪汤 D. 大黄附子汤

E. 六磨汤

49. 患者，男性，55 岁。近日劳累后出现饮食减少，食后胃脘不舒，倦怠乏力，大便溏薄，面色萎黄，舌淡苔薄白，脉弱。其辨证为（ ）。

A. 脾肾阳虚 B. 心脾两虚

C. 脾胃阴虚 D. 脾阳虚

E. 脾气虚

50. 胃脘胀闷，痛连两胁，攻撑走窜，遇烦恼则痛作或痛甚，喜太息，胸闷嗳气，大便不爽，舌苔多薄白，脉弦。其治疗首选取方是（ ）。

A. 良附丸加减 B. 保和丸加减

C. 失笑散合丹参饮加减 D. 丹栀逍遥散或化肝煎加减

E. 柴胡疏肝散加减

51. 患者，女，50 岁。呕吐清水痰涎，脘腹痞闷，不能进食，伴头晕头重，苔白腻，脉滑。应辨证为（ ）。

A. 外邪犯胃 B. 食滞内停

C. 痰气郁结 D. 脾胃气虚

E. 痰饮内阻

52. 患者，男，54 岁。大便干结如羊屎状，形体消瘦，头晕耳鸣，两颧红赤，心烦失眠，潮热盗汗，腰膝酸软，舌红少苔，脉细数。其治疗首选方为（ ）。

A. 增液汤 B. 润肠丸

C. 黄芪汤 D. 济川煎

E. 麻子仁丸

53. 暴食诱发腹痛，嗳腐吞酸，得矢气痛减，大便不畅，苔厚腻，脉滑。此为何病证（ ）。

A. 气滞腹痛 B. 血瘀腹痛

C. 湿热腹痛 D. 食滞腹痛

E. 寒实腹痛

54. 胃脘灼痛，痛势急迫，烦躁易怒，泛酸嘈杂，口干口苦，舌红苔黄，脉弦数。其主要病机是（ ）。

A. 夏令暑湿浊气，动扰胃腑 B. 食滞内阻，传导失司

C. 胃阴不足，胃失濡润 D. 肝气不疏，横逆犯胃

E. 肝气郁结，日久化热

55. 患者，女，38 岁。腹痛痞满拒按，烦渴引饮，大便秘结，潮热汗出，舌质红，苔黄腻，脉滑数。宜用何方（　　）。

A. 清中汤加减　　B. 一贯煎合芍药甘草汤加减

C. 枳实导滞丸加减　　D. 良附丸合正气天香散加减

E. 大承气汤加减

56. 胃痛日久，痛如针刺，痛有定处，疼痛拒按，痛时持久，食后加剧，入夜尤甚，或见呕血、黑便，舌质紫黯或有淤斑，脉涩。其首选取方为（　　）。

A. 良附丸加减　　B. 保和丸加减

C. 失笑散合丹参饮加减　　D. 丹栀逍遥散或化肝煎加减

E. 柴胡疏肝散加减

57. 患者，男，47 岁。平素多食，近期因外感诱发加重，多食易饥，口燥咽干，体重明显减轻，大便干燥，舌红苔黄，脉滑数有力。治法宜用（　　）。

A. 滋肾养阴，益气健脾　　B. 清泻肺胃，养阴增液

C. 清胃泻火，养阴增液　　D. 滋养肺肾，清胃泻火

E. 清热润肺，养阴增液

58. 症见泄泻清稀，甚至如水样，腹痛肠鸣，胸脘痞闷，纳少泛呕，肢体倦怠，舌苔白腻，脉濡缓。治宜选用（　　）。

A. 五苓散　　B. 平胃散

C. 藿香正气散　　D. 胃苓汤

E. 理中汤

59. 腹中雷鸣切痛，胸胁逆满，呕吐，为寒邪上逆。宜以何方温中降逆（　　）。

A. 良附丸　　B. 附子粳米汤

C. 暖肝煎　　D. 乌头桂枝汤

E. 枳实导滞丸

## 三、A3/A4 型题

（1~5 题共用题干）

患者，女，39 岁。突然上腹部疼痛，喜温拒按，遇寒加重，欲加衣被，蜷卧，手足寒冷，大便正常，舌淡苔薄白，脉沉紧。

1. 该患者诊断为（　　）。

A. 痛经　　B. 腹痛

C. 呕吐　　D. 胃痛

E. 噎膈

2. 其应辨证为（　　）。

A. 饮食伤胃　　B. 痰气交阻

C. 肝气犯胃
D. 寒邪内阻
E. 脾胃虚寒

3. 宜选何方（　　）。
A. 黄芪建中汤加减
B. 香苏散合良附丸加减
C. 少腹逐瘀汤加减
D. 良附丸合正气天香散加减
E. 附子理中汤加减

4. 如果病人腹中雷鸣切痛，胸胁逆满，呕吐，应（　　）。
A. 改用附子理中汤
B. 改用少腹逐瘀汤
C. 改用四逆汤
D. 改用藿香正气散
E. 改用附子粳米汤

5. 如果病人大便不通，应（　　）。
A. 改用附子理中汤
B. 改用大承气汤
C. 改用小承气汤
D. 改用大黄附子汤
E. 改用藿香正气散

（6~9 题共用题干）

患者，男，18 岁。一天前进食海鲜后出现皮下紫斑遍身，并有鼻衄、齿衄，腹痛，便血尿血，发热，四肢关节疼痛，舌红苔黄，脉弦数。

6. 根据中医辨证治疗体系，以下方剂中哪项是治疗本病的常用方剂（　　）。
A. 黄连解毒汤合十灰散
B. 大黄黄连泻心汤合十灰散
C. 犀角地黄汤合十灰散
D. 玉女煎
E. 茜根散

7. 如病情加重，热毒炽盛，发热，出血广泛者，可加用（　　）。
A. 玄参、麦冬、紫草，冲服至宝丹
B. 生石膏、龙胆草、紫草，冲服紫雪丹
C. 生石膏、玄参、紫草，冲服安宫牛黄丸
D. 生石膏、龙胆草、紫草，冲服三七粉
E. 玄参、麦冬、紫草，冲服三七粉

8. 如腹痛甚，便血症状突出，热壅胃肠，气血郁滞者，应酌加（　　）。
A. 紫草、丹参、地榆、槐花、槐角
B. 地榆、槐花、槐角、防风、枳壳
C. 大黄、川朴、枳实、木香、甘草
D. 炮姜、艾叶、阿胶、甘草、木香
E. 白芍、甘草、木香、地榆、槐花

9. 本病例如经内科治疗症状无好转，出现应请外科的情况为（　　）。
A. 肉眼血尿
B. 高热，体温超过 39℃

C. 皮下发斑遍及躯干四肢　　D. 关节红肿疼痛
E. 腹痛，大便不通，或便血症状突出者

(10~12 题共用题干)

患者，女，49 岁。患胃疾多年，呕吐反复发作，时作干呕，口燥咽干，似饥而不欲食，舌红苔少，脉细数。

10. 根据患者上述临床特征，此患者应诊断为何种病证（　　）。
A. 脾胃虚寒型呕吐　　B. 胃阴不足型呕吐
C. 痰饮内停型呕吐　　D. 饮食停滞型呕吐
E. 肝气犯胃型呕吐

11. 以下治疗方法中最适合上述辨证类型的为（　　）。
A. 舒肝和胃，降逆止呕　　B. 消食导滞，和胃降逆
C. 温中健脾，和胃降逆　　D. 滋养胃阴，降逆止呕
E. 以上都不是

12. 以下治疗方法中最适合上述辨证类型的为（　　）。
A. 玉女煎　　B. 益胃汤
C. 一贯煎　　D. 麦门冬汤
E. 沙参麦冬汤

(13~19 题共用题干)

患者，女，65 岁。腹痛月余，症见：脐周作痛绵绵，时作时止，喜温恶寒，喜按，形寒肢冷，神疲乏力，胃纳不佳，面色不华，大便溏薄，舌淡、苔薄白，脉沉无力。

13. 辨证为（　　）。
A. 肝郁气滞　　B. 脾肾虚寒
C. 寒邪内阻　　D. 中虚脏寒
E. 脾胃虚弱

14. 治法为（　　）。
A. 消食导滞，理气止痛　　B. 温中健脾，和胃止痛
C. 补气健脾，升清降浊　　D. 温中补虚，缓急止痛
E. 散寒温里，理气止痛

15. 首选何方治疗（　　）。
A. 少腹逐瘀汤加减　　B. 右归丸
C. 良附丸合正气天香散　　D. 小建中汤加减
E. 理中丸加减

16. 如果病人腹痛下利、肢冷脉微细，应用（　　）。

A. 金匮肾气丸　　B. 痛泻要方
C. 附子理中汤　　D. 良附丸合正气天香散
E. 真人养脏汤

17. 病人如果肢冷甚，兼便秘应（　　）。

A. 加六磨汤　　B. 加润肠丸
C. 改用黄芪建中汤加减　　D. 加麻子仁
E. 改用温脾汤加减

18. 如果病人中气大虚，少气懒言，神疲，可改用（　　）。

A. 当归补血汤　　B. 补气运脾汤加减
C. 归脾汤加减　　D. 补中益气汤加减
E. 附子理中汤加减

19. 如果病人腹冷痛甚、呕吐肢冷，应（　　）。

A. 加良附丸　　B. 加干姜、肉桂
C. 加木香、陈皮　　D. 改用附子理中汤
E. 改用大建中汤

（20~24 题共用题干）

患者，女，28 岁。主诉：便秘 2 个月，患者发病的 2 个月前刮宫产一女婴，由于术中出血过多，曾输血 600 毫升。分娩后至今，每次排便均需外用开塞露或服果导片，以后用药量渐增大，现每需服 7~8 片果导方能排便。现症见：大便干结如栗，面色萎黄，唇淡发脱，头晕目眩，失眠健忘，心悸易惊，指尖麻木，口臭食少，舌质淡白，脉细涩。血红蛋白 80g/L。

20. 该病人的中医诊断是（　　）。

A. 眩晕　　B. 便秘
C. 失眠　　D. 心悸
E. 以上都不是

21. 该病的辨证分型是（　　）。

A. 热秘　　B. 气秘
C. 冷秘　　D. 血虚秘
E. 以上都不是

22. 该病的中医治法是（　　）。

A. 理气行滞　　B. 养血润燥
C. 温通开秘　　D. 泻热通腑
E. 以上都不是

23. 该病的首选方药是（　　）。

A. 调胃承气汤　　B. 润肠丸

C. 济川煎　　D. 六磨汤

E. 以上都不是

24. 若津液已复、便仍干燥，首选何方药润肠通便（　　）。

A. 小承气汤　　B. 大承气汤

C. 五仁丸　　D. 六磨汤

E. 黄芪汤

（25~27 题共用题干）

患者，女，31 岁。近 3 天因生气后出现胃脘胀痛，攻窜不定，嗳气频作，大便不畅，舌苔薄白，脉弦。

25. 根据患者上述临床表现，此患者中医辨证应诊断为（　　）。

A. 肝胃郁热之胃胀　　B. 瘀血停滞之腹痛

C. 肝气犯胃之胃痛　　D. 饮食停滞之便秘

E. 寒邪客胃之胃痛

26. 以下治疗方法中，哪种治法最为符合本病的辨证类型（　　）。

A. 理气和胃　　B. 调和脾胃

C. 疏肝理气　　D. 理气活血

E. 益气健脾

27. 按照中医辨证体系，以下方剂中对于治疗该病应以何方剂为宜（　　）。

A. 逍遥散加减　　B. 化肝煎加减

C. 大柴胡汤加减　　D. 柴胡疏肝散加减

E. 以上均不是

（28~32 题共用题干）

患者，女，43 岁。昨夜受凉，今日突然呕吐，伴恶寒发热，头身疼痛，胸脘满闷，苔白腻，脉濡缓。

28. 其辨证为（　　）。

A. 食滞内停　　B. 湿热中阻

C. 肝气犯胃　　D. 痰湿内阻

E. 外邪犯胃

29. 治法为（　　）。

A. 温中散寒，降逆止呃　　B. 除湿化痰，理气和中

C. 温胃散寒，行气止痛　　D. 疏肝理气，和胃降逆

E. 解表疏邪，和胃降逆

30. 首选方剂是（　　）。

A. 藿香正气散　　B. 益胃汤合橘皮竹茹汤

C. 香苏散合良附子丸　　D. 保和丸

E. 小半夏汤合苓桂术甘汤

31. 如果病人恶寒较重、身热无汗，宜加（　　）。

A. 知母、石膏　　B. 薄荷、菊花

C. 白芷、细辛　　D. 荆芥、防风

E. 桂枝、麻黄

32. 如果病人兼脘腹胀闷、嗳腐吞酸，宜加（　　）。

A. 陈皮、川楝子　　B. 香附、郁金

C. 黄连、黄芩　　D. 乌药、元胡

E. 神曲、鸡内金、莱菔子

（33~36 题共用题干）

患者，女，32 岁。因暴食生冷，出现呃逆，呃声沉缓有力，伴胸膈、胃脘不舒，得热呃减，天气变冷则加重，喜热食，口淡不渴，舌淡，苔白润，脉迟。

33. 其辨证为（　　）。

A. 脾胃阳虚　　B. 胃中寒冷

C. 饮食内停　　D. 气机郁滞

E. 痰湿中阻

34. 治法为（　　）。

A. 除湿化痰，理气和中　　B. 温中散寒，降逆止呃

C. 顺气解郁，和胃降逆　　D. 温胃散寒，行气止痛

E. 养胃生津，降逆止呃

35. 首选方剂为（　　）。

A. 藿香正气散加减　　B. 益胃汤合橘皮竹茹汤

C. 良附丸加减　　D. 理中汤加减

E. 丁香散加减

36. 如果寒气较重、脘腹胀痛者，宜（　　）。

A. 加木香、陈皮、枳壳　　B. 加附子、肉桂

C. 改用附子理中汤　　D. 改用理中汤

E. 加吴茱萸、肉桂、乌药

(37~39 题共用题干)

患者，男，26 岁。夏秋季因饮食不慎出现泄泻腹痛，泻而不爽，胸腹满闷，口干不欲饮，舌苔微黄而腻，脉濡缓。

37. 根据患者上述临床特征，按照中医的辨证思维此患者应诊断为（　　）。

A. 湿重于热泄泻　　B. 食滞型泄泻
C. 寒湿型泄泻　　D. 热重于湿泄泻
E. 以上都不是

38. 根据上述辨证特点，以下治法中何者为宜（　　）。

A. 清热利湿，分利小便　　B. 清暑化湿
C. 解表散寒，芳香化湿　　D. 清热燥湿，理气宽中
E. 健脾化湿

39. 以下方剂中针对本病本证治疗应首选的方剂为（　　）。

A. 藿香正气散　　B. 参苓白术散
C. 新加香薷饮　　D. 葛根芩连汤合平胃散
E. 葛根芩连汤合五苓散

(40~43 题共用题干)

患者，男，56 岁。半年来呃逆喉间呃声洪亮有力，伴口臭，烦渴，喜冷饮，脘腹满闷，大便偏干，小便短赤，苔黄燥，脉滑数。

40. 其辨证为（　　）。

A. 湿热中阻　　B. 胃火上逆
C. 饮食积滞　　D. 气机郁滞
E. 胃阴不足

41. 治法为（　　）。

A. 消食导滞，和胃降逆　　B. 顺气解郁，和胃降逆
C. 清胃泻热，降逆止呃　　D. 温中散寒，降逆止呃
E. 养胃生津，降逆止呕

42. 宜选何方（　　）。

A. 葛根芩连汤加减　　B. 丁香散加减
C. 竹叶石膏汤加减　　D. 玉女煎加减
E. 大承气汤加减

43. 如果兼痞满便秘应（　　）。

A. 改用大承气汤　　B. 合用小承气汤

C. 改用小承气汤
D. 加火麻仁、郁李仁
E. 合用五磨饮子

(44~45 题共用题干)

患者，女，19 岁。昨日过食冰水后出现呃逆，声音沉缓有力，膈间及胃脘不舒，喜热饮，纳食减少，舌苔白润，脉象迟缓。

44. 根据患者上述临床特征，此患者如考虑诊断为呃逆，中医辨证应属于以下选项中的哪一型（　　）。
A. 胃火上逆
B. 胃中寒冷
C. 气逆痰阻
D. 气机郁滞
E. 脾胃阳虚

45. 根据以上辨证特点，以下治疗方法中以何者最宜（　　）。
A. 生津养胃止呃
B. 清降泻热止呃
C. 温中祛寒止呃
D. 温补脾胃，和中降逆
E. 以上都不是

(46~48 题共用题干)

患者，男，43 岁。大便出血、血色红，伴见食少，体倦，面色萎黄，心悸，少寐，舌质淡，脉细。

46. 其证候为（　　）。
A. 湿热下注
B. 脾胃虚寒
C. 胃热壅盛
D. 气虚血溢
E. 气虚不摄

47. 病机为（　　）。
A. 中焦虚寒，统血无力
B. 湿热内蕴，脉络受损
C. 胃热内郁，热伤胃络
D. 中气亏虚，气不摄血
E. 虚火内炽，灼伤胃络

48. 治法为（　　）。
A. 滋阴降火，凉血止血
B. 清胃泻火，化瘀止血
C. 健脾温中，养血止血
D. 清化湿热，凉血止血
E. 益气摄血

(49~52 题共用题干)

患者，女，62 岁。因暴食生冷，出现呃逆，月余不愈。诊见呃声沉缓有力，伴胸膈、胃脘不舒，得热呃减，天气变冷则加重，喜热食，口淡不渴，舌淡，苔白润，脉迟。

49. 其辨证为（　　）。

A. 气机郁滞　　B. 胃中寒冷

C. 脾胃阳虚　　D. 饮食内停

E. 痰湿中阻

50. 治法为（　　）。

A. 养胃生津，降逆止呃　　B. 顺气解郁，和胃降逆

C. 温中散寒，降逆止呃　　D. 温胃散寒，行气止痛

E. 除湿化痰，理气和中

51. 首选方剂为（　　）。

A. 丁香散加减　　B. 良附丸加减

C. 理中汤加减　　D. 藿香正气散加减

E. 益胃汤合橘皮竹茹汤

52. 如果寒气较重、脘腹胀痛者，宜（　　）。

A. 改用附子理中汤　　B. 加木香、陈皮、枳壳

C. 加附子、肉桂　　D. 改用理中汤

E. 加吴茱萸、肉桂、乌药

（53~56 题共用题干）

患者，男，55 岁。近半年来经常大便秘结如羊屎状，伴形体消瘦，时有耳鸣，两颧红赤，心烦，舌红少苔而干，脉细数。

53. 其辨证是（　　）。

A. 冷秘　　B. 热秘

C. 气秘　　D. 阴虚秘

E. 气虚秘

54. 其治法为（　　）。

A. 养血润燥　　B. 滋阴通便

C. 泻热导滞，润肠通便　　D. 益气润肠

E. 滋阴降火

55. 方药为（　　）。

A. 济川煎加减　　B. 黄芪汤加减

C. 六磨汤加减　　D. 增液汤加减

E. 润肠丸加减

56. 如果病人口干口渴严重，可用（　　）。

A. 麻子仁丸　　B. 益胃汤

C. 增液承气汤　　D. 麦门冬汤
E. 一贯煎

(57~60 题共用题干)

患者，男，43 岁。平素嗜好烟酒，近日过服辛辣炙煿之品后，出现喉间呃声洪亮，冲逆而出，口臭烦渴，喜冷饮，大便秘结，小便短赤，舌苔黄，脉滑数。

57. 根据患者上述临床特征，此时患者应诊断为（　　）。
A. 呃逆　　B. 干呕
C. 嗳气　　D. 便秘
E. 以上都不是

58. 根据中医辨证理论，此患者应辨证以下哪一型（　　）。
A. 胃中寒冷　　B. 肝郁化火
C. 胃阴不足　　D. 胃火上逆
E. 以上都不是

59. 根据上述辨证特点，以下治疗方法中最恰当的是（　　）。
A. 温中祛寒止呃　　B. 清降泻热止呃
C. 生津养胃止呃　　D. 泻肝和胃止呃
E. 以上都不是

60. 针对本病的辨证类型及治疗原则，治疗方剂宜选用（　　）。
A. 大承气汤　　B. 竹叶石膏汤
C. 丹栀逍遥散　　D. 小承气汤
E. 以上都不是

(61~64 题共用题干)

患者，男，39 岁。由于醉酒后贪凉露宿，今晨醒后大便清稀如水，脘闷食少，腹痛肠鸣，伴恶寒发热，头痛，肢体酸楚，苔薄白而腻，脉濡缓。

61. 其辨证为（　　）。
A. 食滞内停　　B. 湿热困脾
C. 脾胃虚弱　　D. 寒湿内盛
E. 寒邪客胃

62. 其治法是（　　）。
A. 温里散寒，行气止痛　　B. 温中燥湿，调气和血
C. 温胃散寒，行气止痛　　D. 散寒化湿，疏邪解表
E. 健脾益气，化湿止泻

63. 如果恶寒较重，身痛无汗宜加（　　）。

A. 薄荷　　B. 麻黄、桂枝

C. 细辛、桂枝　　D. 荆芥、防风

E. 葛根、银花、连翘

64. 如果腹满肠鸣、小便不利，则应（　　）。

A. 加平胃散　　B. 加二陈汤

C. 改用胃苓汤　　D. 改用葛根芩连汤

E. 滑石、车前子

（65~67 题共用题干）

患者，女，75 岁。久患便秘。屡用番泻叶治疗，疗效欠佳。主诉虽有便意，而临厕努挣乏力，甚至汗出淋漓，而大便并不肝硬，面色皖白，神疲气怯，舌淡，苔薄，脉虚无力。

65. 根据患者上述临床表现及发病特点，此患者辨证当为（　　）。

A. 气滞便秘　　B. 阳虚便秘

C. 气虚便秘　　D. 血虚便秘

E. 气血两虚便秘

66. 以下中医治法中最为适合本病例特点的是（　　）。

A. 行气导滞　　B. 温阳通便

C. 益气润肠　　D. 养血润肠

E. 益气养血，润肠通便

67. 符合本病证特点的，治疗该患者以下方剂中首选（　　）。

A. 六磨汤　　B. 济川煎

C. 五仁丸　　D. 润肠丸

E. 黄芪汤

（68~70 题共用题干）

患者，男。大便干结，或不甚干结，欲便不得出，或便而不爽，肠鸣矢气，腹中胀痛，胸胁满闷，嗳气频作，食少纳呆，舌苔薄腻，脉弦。

68. 该患者证候属于（　　）。

A. 热秘　　B. 气秘

C. 阳虚便秘　　D. 冷秘

E. 阴虚便秘

69. 其治法为（　　）。

A. 补气润肠　　B. 温阳通便

C. 泻热通便　　D. 顺气导滞
E. 滋阴通便

70. 其治疗首选方为（　　）。
A. 增液汤　　B. 麻子仁丸
C. 大黄附子汤　　D. 黄芪汤
E. 六磨汤

（71~76 题共用题干）

患者，男，65 岁。既往有“胃炎”病史。近 2 天因饮食不节，再次发作。症见恶心呕吐时作时止，伴胃脘痞闷，纳呆神疲，口淡不渴，面白无华，大便微溏，舌淡，苔薄白，脉濡弱。

71. 其应辨证为（　　）。
A. 食滞内停　　B. 胃阴不足
C. 痰饮内阻　　D. 脾胃虚弱
E. 肝气犯胃

72. 治法是（　　）。
A. 温中健脾，和胃降逆　　B. 益气健脾，化湿止泻
C. 消食导滞，和胃降逆　　D. 益气健脾，和胃降逆
E. 温中化饮，和胃降逆

73. 宜选何方治疗（　　）。
A. 小建中汤加减　　B. 沙参麦冬汤加减
C. 补中益气汤加减　　D. 黄芪建中汤加减
E. 香砂六君汤加减

74. 如果病人中气大亏、少气乏力，可用（　　）。
A. 旋覆代赭汤　　B. 麦门冬汤
C. 参苓白术散　　D. 四君子汤
E. 补中益气汤

75. 如果病人脾阳不振、畏寒肢冷，可加用（　　）。
A. 吴茱萸、干姜　　B. 旋覆花、代赭石
C. 附子、干姜　　D. 黄连、吴茱萸
E. 黄芪、当归

76. 如果病人肾阳不足、腰膝酸软、肢冷汗出，应（　　）。
A. 改用旋覆花代赭石汤　　B. 改用补中益气汤
C. 改用归脾汤　　D. 附子理中汤加肉桂、吴茱萸
E. 加苍术、茯苓、白术

(77~79 题共用题干)

患者，男，42 岁。大便干结不通，3~4 日 1 次，伴口臭，面红心烦，小便黄赤，舌红，苔黄燥，脉滑数。

77. 其辨证为（　　）。

A. 气虚秘　　B. 气秘

C. 热秘　　D. 冷秘

E. 阴虚秘

78. 治法是（　）。

A. 养血润燥　　B. 滋阴通便

C. 顺气导滞　　D. 攻积导滞，峻下热结

E. 泻热导滞，润肠通便

79. 首选何方（　　）。

A. 增液汤加减　　B. 润肠丸加减

C. 六磨汤加减　　D. 麻子仁丸加减

E. 大承气汤加减

(80~84 题共用题干)

患者，男，49 岁。近 2 年来情绪易于激动，常因情绪不舒出现呕吐，1 天前再次发作，症见呕吐吞酸，时有嗳气，叹息，胸胁胀满，舌红，脉弦。

80. 此患者呕吐属于哪种证型（　　）。

A. 外邪犯胃　　B. 饮食停滞

C. 肝气犯胃　　D. 痰饮内阻

E. 胃阴不足

81. 其治法是（　　）。

A. 解表疏邪，和胃消痞　　B. 疏肝解郁，理气止痛

C. 疏肝理气，和胃止呕　　D. 消食化滞，和胃降逆

E. 顺气解郁，和胃降呃

82. 首选方剂是（　　）。

A. 柴胡疏肝散加减　　B. 越鞠丸和枳术丸加减

C. 五磨饮子加减　　D. 藿香正气散加减

E. 四七汤加减

83. 如果病人兼心烦口苦咽干、舌红，可合用（　　）。

A. 龙胆草、黄芩、栀子　　B. 川楝子、郁金、香附

C. 越鞠丸 D. 乌贼骨、瓦楞子、吴茱萸
E. 左金丸

84. 如果病人兼见胸胁刺痛、舌有淤点者可加（ ）。
A. 半夏、吴茱萸 B. 半夏、茯苓
C. 膈下逐瘀汤 D. 黄芩、半夏
E. 左金丸

（85~90 题共用题干）

患者，男，58 岁。腹部阵痛，腹有肿块，大便变形，便中带血、间有黏液脓血便，肛门灼热，里急后重，恶心，胸闷，口干，小便黄，舌质红，苔黄腻，脉滑数。

85. 诊为（ ）。
A. 胃癌 B. 腹泻
C. 腹痛 D. 大肠癌
E. 呕吐

86. 证型是（ ）。
A. 瘀毒内阻 B. 脾胃不和
C. 湿热郁毒 D. 肝肾阴虚
E. 热邪炽盛

87. 治法宜为（ ）。
A. 补益肝肾，清热活血 B. 健脾化湿，清热解毒
C. 利湿和胃，清热化痰 D. 清热利湿，化瘀解毒
E. 滋阴活血，化湿解毒

88. 宜选用（ ）。
A. 膈下逐瘀汤加味 B. 八珍汤
C. 知柏地黄丸 D. 黄连解毒汤
E. 槐角丸

89. 腹痛较著者可加（ ）。
A. 川芎、白芍 B. 山萸肉、川芎
C. 败酱草、大黄 D. 茯苓、郁金
E. 香附、郁金

90. 大便脓血黏液、泻下臭秽，可加用（ ）。
A. 茯苓、郁金 B. 山萸肉、川芎
C. 香附、郁金 D. 白头翁、败酱草、马齿苋
E. 败酱草、大黄

(91~93 题共用题干)

患者，男。饮食稍有不慎即易呕吐，时作时止，纳呆，面色皖白，倦怠乏力，喜暖畏寒，口干而不欲饮，四肢不温，大便溏薄，舌质淡，苔薄白，脉濡弱。

91. 该病人的证候属于（　　）。
A. 痰饮内阻
B. 肝气犯胃
C. 脾胃虚寒
D. 胃阴不足
E. 外邪犯胃

92. 其治法是（　　）。
A. 疏肝解郁，理气止痛
B. 清化湿热，理气和胃
C. 化瘀通络，和胃止痛
D. 温中健脾，和胃止痛
E. 消食导滞，和胃止痛

93. 其治疗首选方为（　　）。
A. 四七汤加减
B. 一贯煎合芍药甘草汤加减
C. 黄芪建中汤加减
D. 小半夏汤合苓桂术甘汤加减
E. 藿香正气散加减

(94~98 题共用题干)

患者，女，31 岁。因情志不遂，致脘腹痞满月余，现病人胃脘部满闷，胸膈胀闷，按之不痛，纳呆，头晕身重，偶有恶心，口不渴，苔白腻而厚，脉沉滑。

94. 其应辨证是（　　）。
A. 肝气犯胃、呕吐
B. 痰湿中阻、眩晕
C. 肝胃不和、痞满
D. 痰湿中阻、痞满
E. 饮食内停、痞满

95. 其治法为（　　）。
A. 疏肝理气，和胃降逆
B. 除湿化痰，理气和中
C. 健脾益气，和胃降逆
D. 温中化饮，和胃降逆
E. 补气健脾，升清降浊

96. 应首选方（　　）。
A. 保和丸加减
B. 二陈平胃散加减
C. 四七汤加减
D. 补中益气汤加减
E. 越鞠丸合枳术丸加减

97. 如果病人胀满甚、苔腻水滑，可加（　　）。
A. 旋覆花、代赭石
B. 大黄、枳实、厚朴

C. 枳实、苏梗、桔梗　　D. 鸡内金、麦芽、山楂
E. 陈皮、木香、香附

98. 如果病人兼脾胃虚弱，可加（　　）。
A. 附子、肉桂、干姜　　B. 黄芪、甘草、饴糖
C. 党参、白术、砂仁　　D. 改用补中益气汤
E. 以上皆不宜

（99～102 题共用题干）

患者，男，47 岁。近 3 天来自觉吞咽梗阻，胸膈痞闷，情志舒畅时可稍减轻，口干咽燥，苔薄腻，舌质偏红，脉弦滑。

99. 根据患者上述临床特征及中医辨证特点，此患者应选用以下何方治疗（　　）。
A. 通幽汤加减　　B. 大七气汤
C. 启膈散加减　　D. 补气运脾汤
E. 血府逐瘀汤

100. 如出现口干咽燥，口唇发干，口渴，大便秘结，腹部胀满，舌红苔燥，可配合（　　）。
A. 大承气汤　　B. 增液汤加减
C. 调胃承气汤　　D. 小承气汤
E. 以上都不是

101. 如果该病例病情加重，出现胸膈疼痛，食不得下而复吐出，甚至水饮难下，大便坚如羊屎，或吐出物如赤豆汁，面色晦滞，形体更为消瘦，肌肤枯燥，舌红少津，带有青紫，脉细涩。治疗选用何方（　　）。
A. 桃红四物汤　　B. 血府逐瘀汤
C. 少腹逐瘀汤　　D. 通幽汤
E. 膈下逐瘀汤

102. 如该病人服药即吐，难于下咽，急则治标，可先服（　　）。
A. 黑锡丹　　B. 玉枢丹
C. 急救稀涎散　　D. 苏合香丸
E. 安宫牛黄丸

（103～106 题共用题干）

患者，女，55 岁。患病呃逆，呃声低弱无力，伴面色苍白，手足不温，纳食减少，舌淡苔白，神疲乏力，脉沉细弱。

103. 根据患者上述临床表现，此时对此患者的临床处置以下哪一项是最为恰当的（　　）。
A. 温中祛寒止呃——丁香散为主　　B. 补中益气止呃——补中益气汤为主

C. 生津养胃止呃——益胃汤加味　　D. 温补脾胃止呃——理中丸加味
E. 以上都不是

104. 如果治疗无效，又出现形寒肢冷，腰膝酸软，舌质胖嫩，脉沉迟。可加用何药（　　）。
A. 山楂、神曲　　B. 附子、肉桂
C. 茯苓、扁豆　　D. 生地、山药
E. 以上都不是

105. 如果此病例进一步发展，出现呃声低弱难续，食少便溏，体倦乏力，脉虚。治疗宜合用（　　）。
A. 四君子汤　　B. 补中益气汤
C. 香砂六君子汤　　D. 六君子汤
E. 以上都不是

106. 如果此病例呃逆不止、心下痞硬，可合用何方（　　）。
A. 旋覆花汤　　B. 甘草泻心汤
C. 半夏泻心汤　　D. 旋覆代赭汤
E. 生姜泻心汤

（107～109 题共用题干）

患者，女，41 岁。性情素抑郁，久患便秘，欲便不得，伴胸胁胀满，脘腹胀闷，食后尤甚，舌苔略腻，嗳气频作，脉弦。

107. 根据上述临床特点，此患者中医辨证应为（　　）。
A. 肝脾气虚　　B. 胃肠气滞
C. 气滞湿阻　　D. 气滞食阻
E. 肝脾胃肠气滞

108. 以下治疗方法中最为适合该患者临床特点的是（　　）。
A. 疏肝理脾、通便　　B. 和胃宽肠、通便
C. 行气化滞、消食　　D. 顺气行滞、通便
E. 行气化滞、除湿

109. 根据中医的辨证特点，以下方剂中最为适合的是（　　）。
A. 柴胡疏肝散　　B. 四逆散
C. 木香顺气丸　　D. 大承气汤
E. 六磨汤

（110～112 题共用题干）

患者，男，25 岁。鼻衄，伴见齿衄，出血鲜红，口干臭秽，口渴欲饮，大便秘结，舌

质红，苔黄，脉数。

110. 其证候是（　　）。

A. 热邪犯肺　　B. 胃热炽盛

C. 肝火上炎　　D. 血热妄行

E. 阴虚火旺

111. 其治法为（　　）。

A. 清泻肺热，凉血止血　　B. 清泄肝火，凉血止血

C. 清热解毒，凉血止血　　D. 清胃泻火，凉血止血

E. 滋阴降火，宁络止血

112. 宜选用（　　）。

A. 茜根散　　B. 龙胆泻肝汤

C. 玉女煎　　D. 十灰散

E. 桑菊饮

（113~115 题共用题干）

患者大便干结，面色无华，心悸气短，健忘，失眠多梦，头晕目眩，口唇色淡，舌淡苔白，脉细涩（　　）。

113. 该患者属于（　　）。

A. 气虚便秘　　B. 阳虚便秘

C. 血虚便秘　　D. 阴虚便秘

E. 以上均否

114. 其治法为（　　）。

A. 滋阴通便　　B. 顺气导滞

C. 温阳通便　　D. 养血润燥

E. 散寒通便

115. 其治疗首选方是（　　）。

A. 增液汤　　B. 六磨汤

C. 麻子仁丸　　D. 黄芪汤

E. 润肠丸

（116~118 题共用题干）

患者，女，65 岁。久嗜辛辣食物，近日大便下血，色鲜红，便下不爽，伴有腹痛，肛门灼热，舌红，口苦，苔黄厚腻，脉滑数。

116. 根据上述临床特点，以下辨病辨证特点哪项最为符合患者临床表现（　　）。

A. 胃热壅盛血热妄行　　B. 脾胃湿热湿热下注

C. 胃肠积热化火伤血
D. 脾胃虚寒统摄无力
E. 肠道湿热热伤血络

117. 针对本病应采取的治疗原则为（　）。
A. 清胃泻热，凉血止血
B. 健脾温中，养血止血
C. 清泻胃肠，凉血止血
D. 清化湿热，凉血止血
E. 清化湿热，健脾统血

118. 根据以上辨证特点及治疗原则，以下方剂中哪个最适合临床特点（　）。
A. 玉女煎合槐角丸
B. 泻心汤合槐角丸
C. 地榆散合槐角丸
D. 黄土汤
E. 升阳益胃汤

（119~121 题共用题干）

患者，女。脘腹疼痛，且痛势较剧，痛处不移，痛如针刺，舌质紫黯或有淤斑，脉涩。

119. 该病人的证候属于（　）。
A. 热结腹痛
B. 虚寒腹痛
C. 血瘀腹痛
D. 气滞腹痛
E. 寒凝腹痛

120. 其治法为（　）。
A. 温中散寒
B. 泻热通腑
C. 活血化瘀
D. 疏肝解郁，理气止痛
E. 温中补虚，和里缓急

121. 其治疗首选方为（　）。
A. 良附丸合正气天香散加减
B. 大承气汤加减
C. 柴胡疏肝散加减
D. 小建中汤加减
E. 少腹逐瘀汤加减

（122~124 题共用题干）

患者，女，35 岁。久泻日久，泄泻多在黎明前后，脐下疼痛，肠鸣即泻，完谷不化，泻后则安，腹部喜暖，腰膝酸软，常伴形寒肢冷，舌淡苔白，脉沉细。

122. 该病人的证候属于（　）。
A. 湿热
B. 肾阳虚衰
C. 寒湿
D. 食滞
E. 脾胃虚弱

123. 其治法是（　）。
A. 消食导滞
B. 健脾益气，化湿止泻

C. 温肾健脾，固涩止泻　　D. 清热利湿
E. 芳香化湿，疏表散寒

124. 其治疗首选方为（　　）。
A. 参苓白术散加减　　B. 保和丸加减
C. 四神丸加减　　D. 葛根芩连汤加减
E. 藿香正气散加减

（125~127 题共用题干）

患者，男，45 岁。呃声沉缓有力，胸膈及胃脘不舒，得热则减，遇寒更甚，纳食减少，口淡不渴，喜食热饮，舌苔白润，脉迟缓。

125. 该病人的证候属于（　　）。
A. 脾胃阳虚　　B. 气机郁滞
C. 胃中寒冷　　D. 胃阴不足
E. 胃火上逆

126. 其治法为（　　）。
A. 顺气解郁，和胃降逆　　B. 清化湿热，理气和胃
C. 温中健脾，和胃降逆　　D. 温中散寒，降逆止呃
E. 消食导滞，和胃止痛

127. 其治疗首选方是（　　）。
A. 理中汤加减　　B. 一贯煎合芍药甘草汤加减
C. 丁香散加减　　D. 小半夏汤合苓桂术甘汤加减
E. 四七汤加减

（128~130 题共用题干）

患者，女。胃脘胀闷，痛连两胁，攻撑走窜，遇烦恼则痛作或痛甚，喜太息，大便不爽，胸闷嗳气，舌苔多薄白，脉弦。

128. 该病人的证候属于（　　）。
A. 脾胃虚寒　　B. 胃阴不足
C. 痰饮内阻　　D. 肝气犯胃
E. 外邪犯胃

129. 其治法为（　　）。
A. 化瘀通络，和胃止痛　　B. 疏肝泻热，和胃止痛
C. 疏肝解郁，理气止痛　　D. 清化湿热，理气和胃
E. 消食导滞，和胃止痛

130. 其治疗首选方为（　　）。

A. 黄芪建中汤加减
B. 一贯煎合芍药甘草汤加减
C. 藿香正气散加减
D. 小半夏汤合苓桂术甘汤加减
E. 柴胡疏肝散加减

（131～133 题共用题干）

患者，男。呕吐吞酸，嗳气频作，胸胁胀痛，每因情志不遂发作或加重，苔薄腻，舌质红，脉弦。

131. 该病人的证候属于（　　）。

A. 脾胃虚寒
B. 胃阴不足
C. 痰饮内阻
D. 肝气犯胃
E. 外邪犯胃

132. 其治法为（　　）。

A. 疏肝解郁，理气止痛
B. 清化湿热，理气和胃
C. 化瘀通络，和胃止痛
D. 疏肝理气，和胃降逆
E. 消食导滞，和胃止痛

133. 其治疗首选方为（　　）。

A. 黄芪建中汤加减
B. 柴胡疏肝散加减
C. 四七汤加减
D. 小半夏汤合苓桂术甘汤加减
E. 藿香正气散加减

（134～136 题共用题干）

患者，男，45 岁。大便时溏时泻，迁延反复，食少，食后脘腹胀闷不舒，稍进油腻食物则大便次数明显增加，神疲倦怠，面色萎黄无华，舌质淡，苔白，脉细弱。

134. 该病人的证候属于（　　）。

A. 湿热
B. 食滞
C. 寒湿
D. 脾胃虚弱
E. 肾阳虚衰

135. 其治法为（　　）。

A. 温肾健脾，固涩止泻
B. 清热利湿
C. 消食导滞
D. 健脾益气，化湿止泻
E. 芳香化湿，疏表散寒

136. 其治疗首选方为（　　）。

A. 四神丸加减
B. 保和丸加减

C. 藿香正气散加减
D. 葛根芩连汤加减
E. 参苓白术散加减

（137~139 题共用题干）

患者，男，56 岁。呃逆连声，常因情志不畅而诱发或加重，胸胁满闷，脘腹胀满，肠鸣矢气，嗳气纳减，苔薄白，脉弦。

137. 该病人的证候属于（　　）。
A. 脾胃虚寒
B. 胃阴不足
C. 痰饮内阻
D. 气机郁滞
E. 外邪犯胃

138. 其治法为（　　）。
A. 温中健脾，和胃降逆
B. 温中散寒，降逆止呃
C. 顺气解郁，和胃降逆
D. 清化湿热，理气和胃
E. 消食导滞，和胃止痛

139. 其治疗首选方为（　　）。
A. 丁香散加减
B. 竹叶石膏汤加减
C. 丹栀逍遥散或化肝煎加减
D. 五磨饮子加减
E. 藿香正气散加减

（140~142 题共用题干）

患者，女，35 岁。腹痛胀闷，痛无定处，攻窜两胁，时聚时散，遇忧思恼怒则剧，得嗳气或矢气则舒，舌苔薄白，脉弦。

140. 该病人的证候属于（　　）。
A. 血瘀腹痛
B. 气滞腹痛
C. 热结腹痛
D. 虚寒腹痛
E. 寒凝腹痛

141. 其治法为（　　）。
A. 温中散寒
B. 疏肝解郁，理气止痛
C. 温中补虚，和里缓急
D. 泻热通腑
E. 活血化瘀

142. 其治疗首选方为（　　）。
A. 良附丸合正气天香散加减
B. 大承气汤加减
C. 少腹逐瘀汤加减
D. 柴胡疏肝散加减
E. 小建中汤加减

(143~145 题共用题干)

患者，男，27 岁。小便时受寒诱发腹痛，以少腹疼痛为主，拘急而痛，得温可减，舌苔薄白，脉沉紧。

143. 根据患者上述临床特征，按照中医辨证体系此患者考虑诊断为腹痛，其病机为（　　）。

A. 寒邪直中少阴
B. 寒邪直中太阴
C. 寒凝血瘀
D. 寒凝气滞
E. 厥阴经受寒

144. 针对本病本证型，以下最为合适的中医治法为（　　）。

A. 温中散寒
B. 温肾散寒
C. 散寒祛瘀
D. 散寒理气
E. 温肝散寒

145. 针对本病，以下方剂中最为恰当的是（　　）。

A. 通脉四逆汤
B. 暖肝煎
C. 当归四逆汤
D. 乌头桂枝汤
E. 吴茱萸汤

(146~149 题共用题干)

患者，男，29 岁。主诉：脐腹痛伴剧烈呕吐 3 天。患者发病初腹痛呈阵发性加剧，曾吐出咖啡色物，已 3 天未进食，腹胀拒按，大便秘结，冷汗自出，口燥咽干。患者 2 年前曾做过阑尾炎手术。检查：于脐旁可触到条索状肿物。舌质偏红，舌苔黄燥，脉滑数有力。

146. 该患者的中医诊断为（　　）。

A. 汗证
B. 胃痛
C. 呕吐
D. 腹痛
E. 便秘

147. 该病的证候分型为（　　）。

A. 气滞腹痛
B. 寒积腹痛
C. 瘀血阻滞
D. 中阳不足
E. 肠道实热

148. 该病的治法为（　　）。

A. 理气止痛
B. 温中散寒，健脾和胃
C. 活血化瘀
D. 温补脾胃，缓急止痛
E. 泻热通腑

149. 该病首选方药为（　　）。

A. 木香顺气散加减
B. 良附丸加减

C. 少腹逐瘀汤加减　　D. 黄芪建中汤加减

E. 大承气汤加减

（150～153 题共用题干）

患者，男，31 岁。5 月 6 日就诊。主诉：阑尾手术后少腹痛 15 天，加重 2 天。患者发病的 15 天前，在乡卫生院行阑尾切除术，术后右下腹疼痛始终未消，初时输入大量青霉素，后加服多种止痛药，均无明显效果。近 2 天疼痛加重，故要求服中药治疗。检查：体温 37.1℃。舌淡，舌下有淤斑，苔薄腻，脉沉涩。右下腹压痛，刀口愈合良好。血常规：白细胞 $7\times10^9$/L。

150. 该患者的中医诊断为（　　）。

A. 胃痛　　B. 腹痛

C. 臌胀　　D. 积聚

E. 胁痛

151. 该病的证候分型为（　　）。

A. 气滞腹痛　　B. 寒积腹痛

C. 肠道实热　　D. 瘀血阻滞

E. 中阳不足

152. 该病的治法为（　　）。

A. 舒肝理气，缓急止痛　　B. 温中散寒，健脾和胃

C. 活血化瘀　　D. 温补脾胃，缓急止痛

E. 泻热通便

153. 该病的首选方药为（　　）。

A. 柴胡疏肝散加减　　B. 良附丸加减

C. 大承气汤加减　　D. 少腹逐瘀汤加减

E. 黄芪建中汤加减

（154～156 题共用题干）

患者，女，33 岁。昨晚起居不慎受凉，突然出现呕吐，呕吐胃内容物及清水，伴有恶寒发热，头身疼痛，无汗，胸脘满闷，口不渴，舌苔白腻，脉濡缓。

154. 根据患者以上临床特征，此患者应诊断为（　　）。

A. 脾胃虚寒型呕吐　　B. 外邪犯胃型呕吐

C. 痰饮内停型呕吐　　D. 饮食停滞型呕吐

E. 肝气犯胃型呕吐

155. 以下治疗方法中最适合上述辨证类型的为（　　）。

A. 燥湿化痰，健脾和胃　　B. 消食化滞，和胃降逆

C. 疏邪解表，芳香化浊　　D. 温养脾胃，降逆止呕

E. 舒肝和胃，降逆止呕

156. 根据上述辨证特点，以下方剂中针对本证型的方剂应首选（　　）。

A. 小半夏汤　　B. 苓桂术甘汤

C. 藿香正气散　　D. 温胆汤

E. 香砂六君子丸

（157～160 题共用题干）

患者，女，38 岁。因胃脘胀满，攻撑作痛，嗳气频繁，脘痛连胁，大便不畅，每因情志因素而痛作，苔薄白，脉弦。

157. 根据上述患者的临床特征，按照中医辨证理论此时辨证属于（　　）。

A. 瘀血停滞　　B. 肝胃郁热

C. 肝气犯胃　　D. 饮食停滞

E. 以上都不是

158. 如果经治疗后未见好转，而见胃脘灼痛，痛势急迫，烦躁而怒，泛酸嘈杂，口干口苦，舌红苔黄，脉弦数。治疗宜（　　）。

A. 柴胡疏肝散　　B. 大柴胡汤加减

C. 逍遥散加减　　D. 化肝煎加减

E. 养胃汤加减

159. 如果治疗后仍不见好转，症见吐血、面赤舌红、心烦便秘、脉弦数有力等，治疗宜（　　）。

A. 黄土汤　　B. 泻心汤加减

C. 归脾汤　　D. 半夏泻心汤加减

E. 以上都不是

160. 如果治疗后症状有所好转，症见胃脘隐痛，口燥咽干，大便干结，舌红少津，脉细数。此时治疗宜（　　）。

A. 益胃汤　　B. 一贯煎合芍药甘草汤

C. 化肝煎　　D. 理中汤

E. 以上都不是

（161～163 题共用题干）

患者，女，25 岁。腹痛肠鸣，泻下粪便臭如败卵，泻后痛减，泻而不爽，伴有不消化食物，脘腹胀满，不思饮食，嗳气酸腐，舌苔黄厚腻，脉滑。

161. 根据患者上述临床特征，按照中医的辨证思维此患者应诊断为（　　）。

A. 寒湿泄泻　　B. 食滞肠胃泄泻

C. 暑湿泄泻　　D. 湿热泄泻
E. 肝气乘脾泄泻

162. 根据上述辨证特点，以下治法中何者为宜（　　）。
A. 清热利湿　　B. 清暑化湿
C. 燥湿宽中　　D. 消导积滞，清热化湿
E. 消食导滞

163. 以下方剂中针对本病本证治疗应首选的方剂为（　　）。
A. 保和丸　　B. 白头翁汤
C. 芍药汤　　D. 葛根芩连汤
E. 枳实导滞丸

（164～166 题共用题干）

患者，男，35 岁。有胃脘疼痛病史，昨日因饮酒诱发呕血，血色紫黯，夹有食物残渣，口干，口臭，当天未行大便，舌红，苔黄腻，脉滑数。

164. 根据上述临床特点，以下辨病辨证特点哪项最为符合（　　）。
A. 肝火犯胃之吐血　　B. 湿热壅滞之吐血
C. 胃热塞盛之吐血　　D. 血瘀化热之吐血
E. 气虚失摄之吐血

165. 根据上述辨证特点，以下治疗方法中最为符合临床证型的是（　　）。
A. 清肝泻火，和胃止血　　B. 清热除湿，化瘀止血
C. 清胃泻火，化瘀止血　　D. 活血止血，凉血泻热
E. 益气固摄，收敛止血

166. 临床中治疗中，以下最为适合该患者的临床辨证类型的方剂是（　　）。
A. 龙胆泻肝汤合十灰散　　B. 归脾汤加三七粉
C. 桃核承气汤合失笑散　　D. 泻心汤合十灰散
E. 茵陈蒿汤合平胃散

（167～172 题共用题干）

患者，男，43 岁。胃痛病史 4 年，每遇饮食生冷或遇劳则发，疼痛呈阵发性，空腹时较重，食后减轻。2 天前因气候寒冷再发，诊见上腹隐痛，喜温喜按，偶泛吐清水，四肢欠温，精神疲倦，舌淡苔白，脉虚弱。

167. 其辨证为（　　）。
A. 脾胃虚寒　　B. 脾胃虚弱
C. 寒邪客胃　　D. 瘀血停胃
E. 肝气犯胃

168. 其治法是（　　）。

A. 疏肝解郁　　B. 温胃散寒，行气止痛

C. 消食导滞，和胃止痛　　D. 化瘀通络，理气和胃

E. 温中健脾，和胃止痛

169. 首选的方剂为（　　）。

A. 香砂六君子汤加减　　B. 柴胡疏肝散加减

C. 黄芪建中汤加减　　D. 良附丸合香苏散加减

E. 附子理中汤加减

170. 如果病人兼泛吐清水应（　　）。

A. 加平胃散　　B. 加左金丸

C. 加吴茱萸、干姜　　D. 改用附子理中汤

E. 加半夏、茯苓、陈皮、干姜

171. 如果兼泛酸宜（　　）。

A. 改用香砂六君子汤　　B. 加左金丸

C. 改用理中汤加左金丸　　D. 去饴糖加左金丸、乌贼骨等

E. 去饴糖加木香、陈皮等

172. 如果兼形寒肢冷、腰膝酸软可改用（　　）。

A. 金匮肾气丸加减　　B. 附子理中丸加减

C. 小建中汤加减　　D. 理中汤加减

E. 香苏散合良附丸

（173～178 题共用题干）

患者，女，35 岁。平素嗜食辛辣，1 个月前由于饮酒过度引起上腹部疼痛，多方治疗效果不佳。现病人胃脘隐隐灼痛，饥不欲食，嘈杂，口燥咽干，口渴欲饮，体瘦，大便偏干，舌红无苔而干，脉细。

173. 其辨证是（　　）。

A. 饮食伤胃　　B. 胃阴亏耗

C. 湿热中阻　　D. 肝气犯胃

E. 胃热嘈杂

174. 治法为（　　）。

A. 清化湿热，理气和胃　　B. 养阴益胃，和中止痛

C. 消食导滞，和胃止痛　　D. 疏肝解郁，理气止痛

E. 清热化痰，和中止痛

175. 宜选的方剂为（　　）。

A. 益胃汤　　B. 麦门冬汤

C. 柴胡疏肝散
D. 一贯煎合芍药甘草汤
E. 清中汤

176. 如果伴有泛酸可加（　　）。
A. 温胆汤
B. 四君子汤
C. 益胃汤
D. 左金丸
E. 乌贼骨、瓦楞子

177. 胃痛剧宜加（　　）。
A. 木香、陈皮
B. 吴茱萸、干姜
C. 元胡、香附
D. 荔枝核、乌药
E. 佛手、厚朴花

178. 如果大便干燥难解，宜加（　　）。
A. 麻子仁丸
B. 润肠丸
C. 黄芪汤
D. 火麻仁、瓜蒌仁等
E. 六磨汤

（179~181 题共用题干）

患者，男，37 岁。近 1 周来，出现吞咽之时哽噎不顺，不能进食固体食物，食入即吐，伴有胸膈痞塞满闷，情志不畅时更甚，舌质偏红，口干咽燥，苔薄腻，脉弦滑。

179. 根据患者上述临床特征，此时患者中医辨证应诊断为（　　）。
A. 噎膈
B. 梅核气
C. 痞满
D. 郁证
E. 以上都不是

180. 按照中医辨证理论，综合患者的临床表现，此患者考虑辨证为（　　）。
A. 瘀血内结
B. 津亏热结
C. 痰气交阻
D. 气虚阳微
E. 以上都不是

181. 以下为治疗本病的最佳方剂的是（　　）。
A. 通幽汤
B. 五汁安中饮
C. 启膈散
D. 补气运脾汤
E. 右归丸

（182~186 题共用题干）

患者，男，47 岁。素体消瘦虚弱，常出现大便溏薄，近 3 日加重，症见大便稀薄，腹痛隐隐喜按，食少纳呆，脘腹胀满，神疲乏力，面色萎黄，舌质淡，苔白，脉细弱。

182. 其辨证为（　　）。
A. 食滞肠胃
B. 肾阳虚衰
C. 寒湿内盛
D. 脾胃虚弱
E. 脾胃虚寒
183. 其治法是（　　）。
A. 温肾健脾，固涩止泻
B. 抑肝扶脾
C. 健脾益气，化湿止泻
D. 散寒化湿
E. 清利湿热
184. 如果病人出现四肢不温，畏寒喜暖，腰膝冷痛。宜用的方剂为（　　）。
A. 痛泻要方加减
B. 四神丸加减
C. 补中益气汤加减
D. 附子理中汤加减
E. 桃花汤加减
185. 如果伴脱肛可用（　　）。
A. 桃花汤合真人养脏汤加减
B. 理中汤加减
C. 补中益气汤加减
D. 四神丸加减
E. 连理汤加减
186. 首选的治疗方剂为（　　）。
A. 真人养脏汤加减
B. 藿香正气散加减
C. 四神丸
D. 参苓白术散加减
E. 痛泻要方

（187~189 题共用题干）

患者，女，46 岁。既往有胃病十余年。每次均因饮食不慎，出现呕吐，时作时止，倦怠乏力，面色皖白，口干不欲饮，四肢不温，大便溏薄，舌质淡，脉濡弱。

187. 根据患者上述临床特征及辨证特点，针对本病以下哪项是最佳的治疗方剂（　　）。
A. 苓桂术甘汤
B. 小半夏汤
C. 理中丸
D. 大半夏汤
E. 藿香正气散
188. 患者经治好转，又因饮食过多，出现呕吐酸腐，脘腹胀满，嗳气厌食。治疗应改用（　　）。
A. 木香顺气散
B. 柴胡疏肝散
C. 理中丸
D. 保和丸
E. 以上都不是
189. 患者呕吐日久，肝肾俱虚，中气上逆，应选用（　　）。
A. 纯阳正气丸
B. 周氏回生丹

C. 益元散　　D. 来复丹

E. 祛暑丸

（190~193 题共用题干）

患者，男，38 岁。因暴食，次日出现腹泻，腹痛肠鸣，泻下物为未消化食物，臭如败卵，泻后痛减，伴厌食、嗳腐，脉滑，舌苔厚腻。

190. 其辨证为（　　）。

A. 寒湿泄泻　　B. 湿热泄泻

C. 实证泄泻　　D. 脾虚泄泻

E. 伤食泄泻

191. 其治法是（　　）。

A. 运脾化湿　　B. 清热利湿

C. 健脾益气和中　　D. 消食导滞

E. 散寒化湿

192. 首选方剂是（　　）。

A. 平胃散加减　　B. 枳实导滞散加减

C. 藿香正气散加减　　D. 越鞠丸加减

E. 保和丸加减

193. 如果病人食积较重，脘腹胀满，苔垢浊而厚，应（　　）。

A. 加木香、枳实　　B. 改用枳实导滞丸

C. 加大山楂、六神曲　　D. 改用大承气汤

E. 加大黄、黄芩

（194~198 题共用题干）

患者，女，43 岁。自述心下痞塞而闷，似痛非痛，伴恶心呕吐，口渴不欲饮，口苦，纳呆，舌红，苔黄腻，脉滑数。

194. 其应辨为何病（　　）。

A. 痞满　　B. 胃痛

C. 呕吐　　D. 嘈杂

E. 以上皆非

195. 应辨为（　　）。

A. 嘈杂胃热证　　B. 嘈杂血虚证

C. 痞满饮食内停证　　D. 痞满痰湿中阻证

E. 痞满湿热阻胃证

196. 其治法应是（　　）。

A. 除湿化痰，理气和中　　B. 温中化饮，和胃降逆

C. 消食和胃，行气消痞　　D. 清热化湿，和胃消痞

E. 清化湿热，理气和胃

197. 宜用何方（　　）。

A. 藿香正气散加减　　B. 保和丸加减

C. 益胃汤加减　　D. 泻心汤合连朴饮加减

E. 清中汤加减

198. 如果恶心呕吐明显，宜（　　）。

A. 重用半夏加生姜　　B. 加竹茹、生姜、旋覆花

C. 改用半夏泻心汤　　D. 加用旋覆花代赭石汤

E. 以上均不宜

（199~205 题共用题干）

患者，男，70 岁。大便三四日 1 次，大便不干结，虽有便意，用力努挣则汗出短气，便后乏力，肢倦懒言，面白神疲，舌淡苔白，脉弱。

199. 其辨证为（　　）。

A. 气虚秘　　B. 气秘

C. 热秘　　D. 冷秘

E. 阴虚秘

200. 治法为（　　）。

A. 养血润燥　　B. 滋阴通便

C. 益气润肠　　D. 泻热导滞，润肠通便

E. 顺气导滞

201. 首选何方（　　）。

A. 黄芪汤加减　　B. 润肠丸加减

C. 增液汤加减　　D. 大承气汤加减

E. 麻子仁丸加减

202. 如果排便困难、腹部坠胀，应（　　）。

A. 改用增液汤　　B. 加用补中益气汤

C. 加用增液汤　　D. 改用润肠丸

E. 加花粉、玉竹

203. 如果病人气息低微、懒言少动，应加（　　）。

A. 补中益气汤　　B. 冬花、紫菀

C. 生脉散　　D. 瓜蒌仁、苏子、黄芩

E. 济川煎

204. 如果病人兼肢倦腰酸，可用（　　）。

A. 桃花汤　　B. 济川煎

C. 大补元煎　　D. 补中益气汤

E. 更衣丸

205. 如果脘腹痞满、舌苔白腻，应加（　　）。

A. 生地、丹皮　　B. 白扁豆、生苡仁

C. 柴胡、川芎　　D. 佛手、郁金

E. 茜草、三七

（206~209 题共用题干）

患者，女，44 岁。主诉：脐腹胀痛引及少腹 2 天。患者发病的 2 天前与他人争吵后出现脐腹胀痛难忍，连及两胁，自服香橼小茴香茶后痛稍减轻。现疼痛如初，并放射至腰脊两胁，嗳气稍舒，怒则痛剧。体温 36.8℃。触诊：腹肌紧张，压痛明显。肠鸣音亢进。舌质红，舌苔薄白，脉弦滑。

206. 该患者的中医诊断是（　　）。

A. 胁痛　　B. 腰痛

C. 胃痛　　D. 腹痛

E. 悬饮

207. 该病的证候分型是（　　）。

A. 肠道实热　　B. 寒积腹痛

C. 气滞腹痛　　D. 中阳不足

E. 瘀血阻滞

208. 该病的治法为（　　）。

A. 泻热通腑　　B. 温中散寒，健脾和胃

C. 舒肝理气，缓急止痛　　D. 温补脾胃，缓急止痛

E. 活血化瘀

209. 该病的首选方药为（　　）。

A. 大承气汤加减　　B. 良附丸加减

C. 柴胡疏肝散加减　　D. 黄芪建中汤加减

E. 少腹逐瘀汤加减

（210~213 题共用题干）

患者，女，63 岁。吞咽困难，饮食难下进行性加重 2 个月，开始进食半流食，继之流

质饮食，现病人进流食亦复吐出。心烦口干，大便干结6日未行，形瘦，皮肤干枯，舌质光红，有裂纹、无津，脉细数。

210. 应首先考虑何病（　　）。

A. 便秘　　B. 呕吐

C. 梅核气　　D. 反胃

E. 噎膈

211. 应辨何证（　　）。

A. 痰气交阻　　B. 津亏热结

C. 瘀血内结　　D. 气虚阳微

E. 气血两虚

212. 宜选何方（　　）。

A. 启膈散　　B. 益胃汤合橘皮竹茹汤加减

C. 通幽汤　　D. 沙参麦冬汤加减

E. 补气运脾汤加减

213. 患者后出现腹中胀满、仍然大便不通，可加用（　　）。

A. 玉枢丹　　B. 大黄甘草汤

C. 血府逐瘀汤　　D. 四七汤

E. 导痰汤

(214~217题共用题干)

患者，女，65岁。主诉：便秘4个月。患者就诊时已患“糖尿病”20余年，现血糖仍高（空腹血糖98mmol/L）。近半年来排便间隔延长，少则3日，多则6日，便质不干，便后疲乏汗出，常有便意，但努挣而粪便难出。自觉肢体倦怠，神疲懒言，气短难续。舌淡，苔薄白，脉细。

214. 该病人的中医诊断是（　　）。

A. 消渴病　　B. 自汗

C. 虚劳　　D. 便秘

E. 以上都不是

215. 该病的辨证分型为（　　）。

A. 热秘　　B. 气秘

C. 冷秘　　D. 气虚秘

E. 以上都不是

216. 该病的中医治法为（　　）。

A. 理气行滞　　B. 泻热通腑

C. 益气润燥　　D. 温通开秘

E. 以上都不是

217. 该病的首选方药是（　　）。

A. 调胃承气汤　　B. 黄芪汤

C. 济川煎　　D. 六磨汤

E. 玉泉丸

## 四、B 型题

（1~3 题共用备选答案）

A. 保和丸加减　　B. 良附丸加减

C. 丹栀逍遥散或化肝煎加减　　D. 一贯煎合芍药甘草汤加减

E. 失笑散合丹参饮加减

1. 胃痛寒邪客证，治疗宜首选（　　）。
2. 胃痛胃阴亏虚证，治疗宜首选（　　）。
3. 胃痛饮食停滞证，治疗宜首选（　　）。

（4~6 题共用备选答案）

A. 保和丸加减　　B. 良附丸加减

C. 藿香正气散加减　　D. 四七汤加减

E. 四七汤加减

4. 呕吐外邪犯胃证，治疗宜首选（　　）。
5. 呕吐肝气犯胃证，治疗宜首选（　　）。
6. 呕吐饮食停滞证，治疗宜首选（　　）。

（7~9 题共用备选答案）

A. 竹叶石膏汤加减　　B. 丁香散加减

C. 五磨饮子加减　　D. 藿香正气散加减

E. 丹栀逍遥散或化肝煎加减

7. 呃逆胃中寒冷证，治疗宜首选（　　）。
8. 呃逆气机郁滞证，治疗宜首选（　　）。
9. 呃逆胃火上逆证，治疗宜首选（　　）。

（10~13 题共用备选答案）

A. 小建中汤加减　　B. 大承气汤加减

C. 柴胡疏肝散加减　　D. 良附丸合正气天香散加减
E. 少腹逐瘀汤加减

10. 腹痛血瘀证，治疗宜首选（　　）。
11. 腹痛气滞证，治疗宜首选（　　）。
12. 腹痛虚寒证，治疗宜首选（　　）。
13. 腹痛热结证，治疗宜首选（　　）。

（14~17 题共用备选答案）

A. 保和丸加减　　B. 四神丸加减
C. 藿香正气散加减　　D. 参苓白术散加减
E. 葛根芩连汤加减

14. 湿热泄泻，治疗宜首选（　　）。
15. 寒湿泄泻，治疗宜首选（　　）。
16. 食滞泄泻，治疗宜首选（　　）。
17. 脾胃虚弱泄泻，治疗宜首选（　　）。

（18~20 题共用备选答案）

A. 大便干结和肠热腑实见症　　B. 排便困难，伴脾肾阳虚见症
C. 便秘和血虚证并见　　D. 便秘干结和阴虚火旺之象共见
E. 便秘与寒滞胃肠并见

18. 冷秘的审证要点是（　　）。
19. 阴虚便秘的审证要点是（　　）。
20. 热秘的审证要点是（　　）。

（21~22 题共用备选答案）

A. 舌苔白腻　　B. 舌苔薄腻
C. 舌红苔黄燥　　D. 舌红少苔
E. 舌淡苔白

21. 热秘的舌象是（　　）。
22. 阴虚便秘的舌象是（　　）。

（23~27 题共用备选答案）

A. 痿病　　B. 遗精
C. 泄泻　　D. 失眠
E. 痢疾

23. (　　) 是以大便次数增多、腹痛、里急后重、痢下赤白黏冻为主证，是夏秋季常见的肠道传染病。
24. (　　) 是由于心神失养或不安而引起经常不能获得正常睡眠为特征的一类病证。
25. (　　) 是以排便次数增多、粪质稀薄或完谷不化、甚至泻出如水样为特征的病证。
26. (　　) 是指不因性生活而精液频繁遗泄的病证。
27. (　　) 系指肢体筋脉弛缓、软弱无力、日久不用，引起肌肉萎缩或瘫痪的一种病证。

## 五、X 型题

1. 以下不是内科腹痛特点的是（　　）。
A. 先腹痛后发热　　B. 先发热后腹痛
C. 疼痛剧烈　　D. 痛处固定
E. 压痛明显、拒按
2. 以下是内科腹痛特点的是（　　）。
A. 痛无定处　　B. 与经、带、胎、产有关
C. 先发热后腹痛　　D. 疼痛一般不剧
E. 压痛不明显
3. 腹痛所涉及器官经络包括（　　）。
A. 肝、胆、脾、肾　　B. 胃、三焦
C. 大小肠、膀胱　　D. 足三阴、足阳明经
E. 足少阳经，冲、任、带脉
4. 有关妇科腹痛正确的是（　　）。
A. 多在脐周　　B. 多在小腹
C. 与饮食生冷有关　　D. 多在胃脘部
E. 与经、带、胎、产有关
5. 腹痛所涉及器官不包括（　　）。
A. 肝、胆、脾、肾　　B. 大肠、小肠、膀胱
C. 足三阴经　　D. 胃、三焦
E. 手少阳经
6. 以下与呕吐病证关系最密切的脏为（　　）。
A. 心　　B. 肝
C. 脾　　D. 肺
E. 肾
7. 以下部位疼痛属腹痛的辨证范围的是（　　）。
A. 脐腹　　B. 胁腹

C. 大腹　　D. 小腹

E. 少腹

8. 以下不是痞满的常见病因的是（　　）。

A. 感受外邪　　B. 年老体虚

C. 情志失调　　D. 内伤饮食

E. 禀赋不足

9. 以下与噎膈发生关系较疏的是（　　）。

A. 外感时邪　　B. 饮食不节

C. 七情内伤　　D. 年老肾虚

E. 劳力过度

10. 以下与寒疟有关的是（　　）。

A. 素体阳虚寒盛　　B. 但寒不热

C. 感受寒湿诱发　　D. 寒多热少

E. 热多寒少

11. 实证的胃痛证候类型有（　　）。

A. 寒邪客胃　　B. 饮食停滞

C. 肝气犯胃　　D. 瘀阻胃络

E. 肝胃郁热

12. 腹痛实证常见何证型（　　）。

A. 寒邪内阻　　B. 饮食积滞

C. 湿热壅滞　　D. 瘀血内阻

E. 肝郁气滞

13. 呃逆主要的临床特征有（　　）。

A. 喉间呃呃连声　　B. 声短而频

C. 胸部胀痛　　D. 烦躁易怒

E. 令人不能自止

14. 与虚秘发病关系最密切者是（　　）。

A. 胃失和降　　B. 肠失温润

C. 正气亏虚　　D. 推动无力

E. 壅塞不通

15. 湿性黏滞的具体表现可见（　　）。

A. 小便混浊　　B. 起病缓慢

C. 脚气　　D. 大便黏滞不爽

E. 病程长，缠绵难愈

16. 噎膈的产生除与食管、胃有关之外，还与哪些脏腑有关（　　）。

A. 心　　B. 肺

C. 脾　　D. 肾

E. 肝

17. 以下西医病中与胸痹相关的是（　　）。

A. 心绞痛　　B. 心包炎

C. 心肌炎　　D. 心肌梗死

E. 心脏炎

18. 以下不是痞满的特点的是（　　）。

A. 满闷不适　　B. 可累及胸膈

C. 多有压痛　　D. 以疼痛为主，起病多急

E. 起病缓慢，无压痛感

19. 肝气犯胃之胃痛的主症为（　　）。

A. 脘痛连胁　　B. 嗳气频作

C. 舌红、苔黄　　D. 口干口苦

E. 大便不畅

20. 虚证的胃痛证候类型包括（　　）。

A. 脾胃虚寒　　B. 肝胃郁热

C. 肝气犯胃　　D. 胃阴亏虚

E. 瘀阻胃络

21. 对于呕吐不止的患者服药时应（　　）。

A. 服药时可加少量姜汁　　B. 少量、频服

C. 以冷饮为宜　　D. 尽早鼻饲给药

E. 尽量选择刺激气味小的药物

22. 呕吐发生的基本病机为（　　）。

A. 胃失和降　　B. 心胆气怯

C. 食滞肠胃　　D. 湿盛脾虚

E. 胃气上逆

23. 呃逆的病机关键在于胃失和降、胃气上逆动膈，并与以下哪些因素有关（　　）。

A. 肺之肃降　　B. 心之主血

C. 肾之摄纳　　D. 肝之条达

E. 脾之统血

24. 以下病因是导致泄泻的常见病因的是（　　）。

A. 误食不洁，感受外邪　　B. 饥饱失调，劳倦内伤

C. 烦恼郁怒，忧郁思虑　　D. 过食生冷，恣食肥甘

E. 年老体弱，久病之后

25. 实证的呕吐证候类型包括（　　）。

A. 外邪犯胃　　B. 饮食停滞

C. 脾胃阳虚　　D. 痰饮内阻

E. 肝气犯胃

26. 噎膈用药在饮食上应忌（　　）。

A. 热烫　　B. 变质

C. 辛辣　　D. 苦寒

E. 烈酒

27. 以下是臌胀的常用治法的是（　　）。

A. 祛湿利水　　B. 活血化瘀

C. 攻逐利水　　D. 疏肝健脾

E. 理气消胀

28. 在《内经》中痞满称为（　　）。

A. 痞满　　B. 痞塞

C. 心下痞　　D. 结胸

E. 痞

29. 泄泻的患者发生因素包括（　　）。

A. 感受外邪　　B. 饮食所伤

C. 情志失调　　D. 肾阳虚衰

E. 脾胃虚弱

30. 习惯性便秘除药物治疗之外，还应（　　）。

A. 保持精神舒畅　　B. 定时登厕

C. 调节饮食　　D. 进行轻便运动

E. 注意气候变化

31. 以下属于胃痛变证的有（　　）。

A. 便血、呕血　　B. 噎膈

C. 呕吐、反胃　　D. 厥脱

E. 泄泻

32. 实证的呃逆证候类型包括（　　）。

A. 胃中寒冷　　B. 胃火上逆

C. 脾胃阳虚　　D. 胃阴不足

E. 气机郁滞

33. 导致泄泻的外邪常见（　　）。
A. 暑邪
B. 燥邪
C. 湿邪
D. 寒邪
E. 热邪

34. 患者，男，80 岁。患“五更泻”2 年未愈，近 2 个月泻下不禁，完谷不化，形寒肢冷，腰酸膝软，舌淡胖，苔白，脉沉细。治疗宜选用（　　）。
A. 附子理中汤
B. 四神丸
C. 桃花汤
D. 补中益气汤
E. 真人养脏汤

35. 以下不是呃逆实证的是（　　）。
A. 胃中寒冷
B. 寒湿内盛
C. 气机郁滞
D. 胃火上逆
E. 湿热伤中

36. 大肠癌危重之症为（　　）。
A. 发热
B. 吐血
C. 大量便血
D. 昏迷
E. 黄疸

37. 实证的胃痛治法有（　　）。
A. 疏肝解郁，理气止痛
B. 消食导滞，和胃止痛
C. 温胃散寒，行气止痛
D. 疏肝泻热，和胃止痛
E. 化瘀通络，和胃止痛

38. 肝胃郁热型胃痛的症状是（　　）。
A. 胃脘灼痛
B. 口干口苦
C. 心烦易怒
D. 病热急迫
E. 舌红少苔

39. 以下何项不符合胃脘痛的特点（　　）。
A. 多见于老年
B. 当胸而痛，动则加剧
C. 胃脘部近剑突处疼痛
D. 伴恶心、嘈杂、泛酸
E. 伴心悸、气短

40. 呃逆治疗原则为理气和胃、降逆止呃，临床分别施以（　　）。
A. 清热
B. 补虚
C. 祛寒
D. 化痰
E. 泻实

41. 呕吐的病因病机常见的包括（　　）。
A. 外邪犯胃
B. 饮食不节

C. 肝肾亏虚　　D. 脾胃虚弱
E. 情志失调

42. 脾胃虚弱泄泻的主要临床表现包括（　　）。
A. 大便时溏时泻　　B. 稍进油腻食物则便次增多
C. 舌淡脉细弱　　D. 食后满闷不舒
E. 面色萎黄，肢倦乏力

43. 与噎膈病变有关联的脏腑是（　　）。
A. 肝　　B. 肺
C. 肾　　D. 胃
E. 脾

44. 虚证的胃痛证候类型有（　　）。
A. 肝气犯胃　　B. 胃阴不足
C. 脾胃阳虚　　D. 肝胃郁热
E. 瘀阻胃络

45. 吐酸在临床辨证时，应为（　　）。
A. 虚证　　B. 热证
C. 寒证　　D. 实证
E. 表里

46. 柴胡疏肝散主治的病证包括（　　）。
A. 肝气犯胃型呕吐　　B. 肝郁气滞型癫病
C. 气滞心胸型胸痹心痛　　D. 气机郁滞型腹痛
E. 肝气犯胃型胃痛

47. 虚证的胃痛治法包括（　　）。
A. 疏肝解郁，理气止痛　　B. 养阴益胃，和中止痛
C. 温中健脾，和胃止痛　　D. 疏肝泻热，和胃止痛
E. 化瘀通络，和胃止痛

48. 呃逆的基本治法为（　　）。
A. 疏肝和胃　　B. 理气消痞
C. 和胃降逆　　D. 降逆平呃
E. 理气和胃

49. 常用于脾胃湿热证外感发热的方剂包括（　　）。
A. 王氏连朴饮　　B. 葛根芩连汤
C. 龙胆泻肝汤　　D. 甘露消毒饮丹
E. 大柴胡汤

50. 西医何病常可出现“痞满”证（　　）。
A. 慢性胃炎　B. 消化道穿孔
C. 膈肌痉挛　D. 功能性消化不良
E. 胃下垂

51. 虚证的胃痛治法包括（　　）。
A. 疏肝解郁，理气止痛　B. 养阴益胃，降逆止呕
C. 温中健脾，和胃降逆　D. 疏肝泻热，和胃止痛
E. 化瘀通络，和胃止痛

52. 以下属腹痛饮食停滞证特点的是（　　）。
A. 疼痛拒按　B. 嗳腐吞酸
C. 泻后痛减　D. 粪便奇臭
E. 恶闻食臭

53. 呃逆常见的证型包括（　　）。
A. 胃中寒冷　B. 脾胃阳虚
C. 气机郁滞　D. 胃火上逆
E. 胃阴不足

54. 便血之肠道湿热证的选方是（　　）。
A. 槐角丸　B. 小蓟饮子
C. 地榆散　D. 归脾汤
E. 六味地黄丸

55. 腹痛的治疗方剂包括（　　）。
A. 良附丸合正气天香散加减　B. 大承气汤加减
C. 柴胡疏肝散加减　D. 小建中汤加减
E. 少腹逐瘀汤加减

56. 呃逆的发病因素包括（　　）。
A. 饮食不节　B. 情志抑郁
C. 感受外邪　D. 摄生不当
E. 体虚病后

57. 以下病证日久可致噎膈的是（　　）。
A. 胃痛　B. 痞满
C. 腹痛　D. 呃逆
E. 呕吐

58. 实证的胃痛治法有（　　）。
A. 疏肝解郁，理气止痛　B. 消食导滞，和胃止痛

C. 温中健脾，和胃降逆　　D. 疏肝泻热，和胃止痛

E. 化瘀通络，和胃止痛

59. 常用于瘀血阻滞型腹痛的方剂包括（　　）。

A. 少腹逐瘀汤　　B. 丹参饮

C. 大黄䗪虫丸　　D. 桃核承气汤

E. 四逆散

60. 泄泻日久、胃强脾弱、上热下寒者，治疗宜选用的是（　　）。

A. 半夏泻心汤　　B. 连理汤

C. 温脾汤　　D. 乌梅丸

E. 左金丸

61. 虚证的呃逆证候类型包括（　　）。

A. 胃中寒冷　　B. 胃阴不足

C. 气机郁滞　　D. 胃火上逆

E. 脾胃阳虚

62. 呕吐的常见病因包括（　　）。

A. 脾胃虚弱　　B. 寄生虫类感染

C. 外伤六淫　　D. 情志失调

E. 饮食不节

63. 有关干呕与呃逆，正确的是（　　）。

A. 呕以有声有物为特征　　B. 呕吐古名为“哕”

C. 病变部位都是胃　　D. 病机均有“胃气上逆”

E. 均可见喉间呃呃连声，不能自制

64. 腹痛证候类型包括（　　）。

A. 寒凝腹痛　　B. 虚寒腹痛

C. 血瘀腹痛　　D. 气滞腹痛

E. 热结腹痛

65. 可以用于噎膈痰气交阻证的辨证论治是（　　）。

A. 启膈散　　B. 四七汤

C. 通幽汤　　D. 温胆汤

E. 导痰汤

66. 呃逆发生的常见病因包括（　　）。

A. 饮食不节　　B. 情志不遂

C. 脾胃虚弱　　D. 外邪入侵

E. 正气亏虚

67. 有关呕吐与反胃描述不正确的是（ ）。
A. 反胃病位在胆
B. 反胃多系脾胃虚寒，难于腐熟，食入不化所致
C. 病机均为“胃失和降，气逆于上”
D. 呕吐以“朝食暮吐，暮食朝吐”为特征
E. 均为脾胃虚寒所致

68. 大肠癌的大便形状可见（ ）。
A. 大便变细
B. 质干燥
C. 常夹有黏液或鲜血
D. 症状进行性加重
E. 大便变扁

69. 实证的呃逆治法有（ ）。
A. 温中散寒，降逆止呃
B. 清胃泻热，降逆止呃
C. 养胃生津，降逆止呃
D. 温补脾胃，和中降逆
E. 顺气解郁，和胃降逆

70. 以下易致噎膈的是（ ）。
A. 嗜酒、饮食过热
B. 发霉食物
C. 食物粗糙
D. 素食、水果
E. 过食肥甘辛香燥热

71. 大肠癌的治疗原则为（ ）。
A. 清热利湿
B. 活血化瘀
C. 清热解毒
D. 化瘀解毒
E. 清热散结

72. 虚证的呃逆治法有（ ）。
A. 温中散寒，降逆止呃
B. 温补脾胃，和中降逆
C. 顺气解郁，和胃降逆
D. 清胃泻热，降逆止呃
E. 养胃生津，降逆止呃

73. 可引起胃脘痛的是（ ）。
A. 外邪犯胃
B. 饮食伤胃
C. 素体脾虚
D. 久病年老
E. 情志不畅

74. 大肠癌至中晚期应采取的治疗方法有（ ）。
A. 手术
B. 放疗
C. 理疗
D. 锻炼
E. 化疗

75. 腹痛的治法包括（　　）。

A. 温中散寒　　B. 活血化瘀
C. 温中补虚，和里缓急　　D. 疏肝解郁，理气止痛
E. 泻热通腑

76. 湿热泄泻的特征是（　　）。

A. 泻下急迫　　B. 粪色黄褐而臭
C. 泻而不爽　　D. 粪便臭如败卵
E. 伴有不消化之物

77. 泄泻证候类型有（　　）。

A. 湿热　　B. 肾阳虚衰
C. 寒湿　　D. 食滞
E. 脾胃虚弱

78. 腹痛急起，得温痛减，遇寒尤甚，口淡不渴，小便清长，苔白腻，脉沉紧。其代表方剂是（　　）。

A. 理中汤　　B. 良附丸
C. 正气天香散　　D. 小建中汤
E. 暖肝煎

79. 肝气犯胃呕吐的主症是（　　）。

A. 呕吐酸腐　　B. 嗳气频繁
C. 胸胁闷痛　　D. 口干不欲饮
E. 舌边红，脉弦

80. 泄泻的治法有（　　）。

A. 温肾健脾，固涩止泻　　B. 芳香化湿，疏表散寒
C. 消食导滞　　D. 清热利湿
E. 健脾益气，化湿止泻

81. 吐血之胃热壅盛的选方有（　　）。

A. 泻心汤　　B. 黄土汤
C. 归脾汤　　D. 龙胆泻肝汤
E. 十灰散

82. 泄泻的治疗方剂包括（　　）。

A. 四神丸加减　　B. 保和丸加减
C. 参苓白术散加减　　D. 藿香正气散加减
E. 葛根芩连汤加减

83. 呕吐的治疗原则包括（　　）。

A. 和胃降逆为本　　B. 顺气降逆为本

C. 虚者重在扶正　　D. 实者重在祛邪

E. 虚者重在祛邪

84. 呕吐虚证不包括（　　）。

A. 脾胃阳虚　　B. 脾胃气虚

C. 脾肾两虚　　D. 胃阴不足

E. 脾肺气虚

85. 呕吐的辨证要点包括（　　）。

A. 辨虚实　　B. 辨呕吐物

C. 辨可吐与止呕　　D. 辨在气与在血

E. 辨可下与禁下

86. 大肠癌的诊断依据是（　　）。

A. 无明显诱因的大便习惯改变

B. 近期出现持续性腹痛不适，隐痛，胀气，治疗不缓解

C. 大便带脓血、黏液或血便，而无痢疾、肠炎等病史

D. 结肠部位出现肿块

E. 原因不明的贫血或体重减轻

87. 以下不是胃阴亏耗胃痛的特点的是（　　）。

A. 暴痛　　B. 胀痛

C. 灼痛　　D. 隐痛

E. 刺痛

88. 以下属腹痛饮食停滞证特点的为（　　）。

A. 疼痛拒按　　B. 嗳腐吞酸

C. 恶闻食嗅　　D. 泻后痛减

E. 粪便奇臭

89. 有关噎膈与梅核气，不正确的是（　　）。

A. 梅核气系气逆痰阻于咽喉　　B. 均有食入即吐

C. 噎膈为无形之邪　　D. 噎膈为有形之物瘀阻于食管

E. 均有吞咽困难

90. 有关呕吐与噎膈，不正确的是（　　）。

A. 均有呕吐症状　　B. 均病情轻、病程短、预后好

C. 噎膈进食不顺或食不得入　　D. 呕吐进食顺畅，吐无定时

E. 均病情重、预后欠佳

91. 腹中结块柔软，时聚时散，攻窜胀痛，脘胁胀闷不适，苔薄，脉弦。宜选方为（　　）。

A. 柴胡疏肝散　　B. 六磨汤

C. 五磨饮子　　D. 逍遥散
E. 木香顺气散

92. 胃脘痛应注意的事项有（　　）。
A. 忌暴饮暴食　　B. 保持精神乐观，避免过劳
C. 尽量避免浓茶、咖啡、辛辣食品　　D. 慎用水杨酸、激素类药物
E. 不宜食油腻食物

93. 属于阴黄脾虚湿滞证的临床主症的是（　　）。
A. 面目及肌肤黄染　　B. 甚则晦暗不泽
C. 肢软乏力　　D. 口中干苦
E. 大便溏薄

94. 瘀血停滞之胃痛，其治疗可选用（　　）。
A. 丹参饮　　B. 芍药甘草汤
C. 逍遥散　　D. 失笑散
E. 调营敛肝饮

95. 有关噎膈，不正确的是（　　）。
A. 噎与膈常单独出现　　B. 膈指病位在膈
C. 噎即噎塞，指吞咽时梗噎不顺　　D. 膈为格拒，指饮食不下
E. 临床常噎膈并称

96. 呃逆常与下述脏腑病机有关的是（　　）。
A. 胃气上逆　　B. 胃失和降
C. 肺失肃降　　D. 肝失条达
E. 肾失摄纳

97. 有关呕吐与噎膈，不正确的是（　　）。
A. 均病情轻、病程短、预后好　　B. 呕吐进食顺畅、吐无定时
C. 均有呕吐症状　　D. 均病情重、病程长、预后欠佳
E. 噎膈进食不顺或食不得入

98. 呃逆发生的机制与以下哪些因素有关（　　）。
A. 脾失升清　　B. 胃失和降
C. 肺失肃降　　D. 肾失摄纳
E. 肝失条达

99. 胃痛日久可导致何病证（　　）。
A. 腹痛　　B. 胁痛
C. 反胃　　D. 呕吐
E. 噎膈

100. 呕吐实证常见的证型有（　　）。
A. 肝气犯胃　B. 外邪犯胃
C. 饮食停滞　D. 脾胃虚弱
E. 痰饮内停

101. 气机郁滞型呃逆的常见症状有（　　）。
A. 呃逆连声　B. 胸闷纳差
C. 肠鸣矢气　D. 舌红苔黄，脉弦
E. 常因情感不畅诱发或加重

102. 有关胃脘痛，西医诊断依据意义较大的检查是（　　）。
A. 胃镜检查　B. B 超
C. 大便化验　D. CT
E. 上消化道钡餐

103. 呃逆虚证常见的有（　　）。
A. 脾肾两虚　B. 胃阴不足
C. 脾胃阳虚　D. 肝肾阴虚
E. 心脾两虚

104. 以下为胃脘痛的特点的是（　　）。
A. 多发于中青年　B. 伴目黄、皮肤黄
C. 伴发热、恶寒　D. 胁部疼痛为主
E. 伴嘈杂、泛酸、嗳气

105. 以下属于中医泄泻范畴的有（　　）。
A. 肠炎　B. 细菌性痢疾
C. 肠结核　D. 肠道激惹综合征
E. 吸收不良综合征

106. 有关噎膈与反胃的表现，不正确的是（　　）。
A. 均有吞咽困难，阻塞不下　B. 反胃饮食能入，但经久复出
C. 皆有呕吐症状　D. 反胃朝食暮吐，暮食朝吐
E. 均有咽中似异物，咯之不出，吞之不下

107. 有关呃逆的说法，正确的是（　　）。
A. 胃气上逆冲贲门　B. 屏气能够自止
C. 喉间呃呃连声　D. 胃气上逆动膈
E. 声长而缓

108. 胃痛之虚证，主要有（　　）。
A. 中气不足　B. 肝胃阴伤

C. 胃阴亏虚　　D. 中气下陷
E. 脾胃虚寒

109. 属寒湿泄泻特点的有（　　）。
A. 泄泻清稀　　B. 恶寒发热
C. 腹痛肠鸣　　D. 泻如水样
E. 头身疼痛

110. 呕吐虚证包括（　　）。
A. 脾胃虚弱　　B. 脾肺气虚
C. 脾肾两虚　　D. 肝脾阳虚
E. 胃阴不足

111. 痞满的基本病机为（　　）。
A. 脾虚失运，湿浊内盛　　B. 湿盛困脾，脾运失健
C. 肝失条达，横逆侮脾　　D. 中焦气机不利
E. 升降失职

112. 以下是诊断便秘的常规检查的是（　　）。
A. 潜血试验　　B. 大便常规
C. 钡剂灌肠　　D. 乙状直肠镜
E. 直肠指检

113. 肝胃不和痞满的特点有（　　）。
A. 脘腹满闷，进食尤甚　　B. 脘腹痞闷，胸胁胀痛
C. 脘腹痞闷，饥不欲食　　D. 脘腹痞闷，喜温喜按
E. 善太息，嗳气，脉弦

114. 以下属实秘的证型有（　　）。
A. 气虚便秘　　B. 阳虚便秘
C. 热秘　　D. 气秘
E. 血虚便秘

115. 有关泄泻，以下哪些正确（　　）。
A. 湿热泄泻用葛根芩连汤　　B. 病变的主脏在脾
C. 病理因素主要是湿　　D. 脾虚泄泻用参苓白术散
E. 大便清稀如水、气味腥秽者多属湿热之证

116. 胃脘痛治疗属于广义“通”法的包括（　　）。
A. 散寒、消食、泻热　　B. 理气、化瘀
C. 温运脾阳　　D. 通因通用
E. 益胃养阴

117. 以下属虚秘的证型有（　　）。
A. 阴虚便秘　　B. 气虚便秘
C. 血虚便秘　　D. 冷秘
E. 阳虚便秘

118. 以下为气虚便秘的辨证要点的是（　　）。
A. 神疲气怯　　B. 嗳气频作
C. 大便并不干硬　　D. 舌苔薄白，脉虚
E. 临厕努挣乏力

119. 泄泻致病的重要因素为（　　）。
A. 脾虚　　B. 肾虚
C. 痰浊　　D. 肝郁
E. 湿盛

120. 便秘的预防调护应注意（　　）。
A. 保持心情舒畅　　B. 少吃辛辣刺激性食物
C. 按时登厕　　D. 积极治疗肛门直肠疾病
E. 适当摄入油脂

121. 导致胃痞的病因包括（　　）。
A. 表邪入里　　B. 食滞中阻
C. 痰湿阻滞　　D. 脾胃虚弱
E. 情志失调

122. 饮食停滞型腹痛的代表方不正确的是（　　）。
A. 参苓白术散　　B. 藿香正气丸
C. 枳实导滞丸　　D. 四君子汤
E. 小建中汤

123. 肝胃郁热的胃痛症状为（　　）。
A. 胃脘胀痛　　B. 痛势急迫
C. 口干，口苦　　D. 吐酸嘈杂
E. 心烦易怒

124. 泄泻的辨证要点有哪些（　　）。
A. 辨轻重急缓　　B. 辨寒热虚实
C. 辨正气强弱　　D. 辨久泻的特点
E. 证候特点

125. 胃痛的常见的病因有（　　）。
A. 气滞血瘀　　B. 情志不畅

C. 饮食伤胃　　D. 外邪犯胃

E. 素体脾虚

126. 肝郁气滞型腹痛的代表方不正确的有（　　）。

A. 柴胡疏肝汤　　B. 丹栀逍遥散

C. 藿香正气丸　　D. 枳实导滞丸

E. 四逆散

127. 泄泻的证型有（　　）。

A. 脾胃虚弱　　B. 肾阳虚衰

C. 寒湿内盛　　D. 食滞肠胃

E. 肝气乘脾

128. 噎嗝的证治分型有（　　）。

A. 痰气交阻型　　B. 肝郁气滞型

C. 津亏热结型　　D. 气虚阳微型

E. 瘀血内结型

129. 不是脾胃虚弱型痞满的代表方是（　　）。

A. 补中益气汤　　B. 归脾汤

C. 参苓白术散　　D. 四君子汤

E. 八珍汤

130. 瘀血阻滞腹痛的代表方不正确的是（　　）。

A. 桃红四物汤　　B. 少腹逐瘀汤

C. 柴胡疏肝汤　　D. 丹参汤

E. 血府逐瘀汤

131. 呕吐常见的病因病机是（　　）。

A. 外邪犯胃　　B. 病后体虚

C. 情志失调　　D. 饮食不节

E. 胃肠积热

## 六、案例分析题

(1~6 题共用题干)

患者，女，50 岁。平素不喜交际，遇事多虑少言，近 3 年来每遇心情不畅即出现腹痛肠鸣，腹痛即泻，泻后痛减。近几个月来大便时溏时泻，水谷不化，稍有饮食不慎，就大便次数增多，脘腹胀闷，纳差，倦怠，下腹有重坠感，时肛门脱出，舌质淡苔白，脉细。

1. 该患者应考虑为何病证（　　）。

A. 泄泻肝气乘脾　　B. 泄泻中气下陷

C. 泄泻脾虚夹湿
D. 泄泻脾肾阳虚
E. 泄泻脾阳不足

2. 该患者此时的治法应为（　　）。
A. 健脾益胃
B. 益气健脾，佐以化湿
C. 温肾健脾，固涩止泻
D. 益气升清，健脾止泻
E. 温中散寒，健脾止泻
F. 抑肝扶脾
G. 温补脾肾，升阳止泻

3. 目前该患者最宜采用哪个方药加减治之（　　）。
A. 参苓白术散
B. 痛泻要方
C. 升阳益胃汤
D. 补中益气汤
E. 四神丸
F. 理中丸

4. 该患者在辨证时，应抓的主症有（　　）。
A. 倦怠
B. 大便时溏时泻，水谷不化
C. 脘腹胀闷
D. 纳差
E. 多于情绪刺激时发作
F. 脱肛
G. 下腹重坠
H. 脉细弱

5. 临床上以下药物可以益气健脾的是（　　）。
A. 升麻
B. 仙鹤草
C. 黄芪
D. 独脚金
E. 扁豆
F. 五指毛桃根

6. 泄泻患者痊愈后，在调护方面要注意的问题有（　　）。
A. 养成良好的饮食卫生习惯
B. 多进补品，以补充营养
C. 注意休息
D. 加强锻炼
E. 经常服用肠道微生态平衡调节制剂，如培菲康（双歧三联活菌）等

(7～14 题共用题干)

患者，男，54 岁。近 2 年来反复胃痛，隐隐作痛，时呈针刺样，伴口干，乏力，神疲气短，时见嘈杂泛酸，大便偏干，饥不欲食，舌质淡红而光，舌边有淤斑，脉细。胃镜报告示：慢性浅表性萎缩性胃炎，轻度肠化。

7. 该病人应考虑为何病证（　　）。
A. 胃痛脾胃虚寒，夹有瘀血
B. 胃痛瘀血阻滞
C. 胃痛气阴两虚，夹有瘀血
D. 胃痛脾气虚，夹有瘀血
E. 胃痛胃阴虚弱，夹有瘀血
F. 胃痛胃强脾虚，夹有瘀血

8. 该病人在辨为胃痛虚中夹瘀时，应抓的主症有（　　）。
A. 胃部隐隐作痛
B. 嘈杂泛酸

C. 脉细　　D. 乏力
E. 神疲气短　　F. 饥不欲食
G. 胃部时有针刺样疼痛　　H. 大便偏干
I. 舌质淡红而光　　J. 舌边有淤斑

9. 病人此时的治法应为（　　）。
A. 益气养阴，佐以化瘀　　B. 活血化瘀
C. 滋阴益胃，佐以化瘀　　D. 益气健脾，佐以活血
E. 温中健脾，佐以化瘀　　F. 抑肝扶脾，佐以活血

10. 目前该病人可采用哪个方药加减治之（　　）。
A. 失笑散合丹参饮　　B. 叶氏养胃方合失笑散
C. 香砂六君子汤合失笑散　　D. 黄芪建中汤合失笑散
E. 一贯煎合芍药甘草汤　　F. 乌梅丸合失笑散

11. 病人此时可应用哪些理气药（　　）。
A. 佛手　　B. 枸橘
C. 乌药　　D. 陈皮
E. 香橼皮　　F. 玫瑰花

12. 如大便干结，可加用哪些药物（　　）。
A. 桃仁　　B. 瓜蒌仁
C. 郁李仁　　D. 大黄
E. 火麻仁　　F. 酸枣仁
G. 肉苁蓉　　H. 柏子仁

13. 此时患者应采用何方治疗？提示：患者治疗 6 个月后，胃痛发作次数明显减少，但时有隐痛，遇寒或饥时痛甚，得温或进食则缓，神疲肢怠，食少便溏，舌淡苔白，脉迟缓。（　　）。
A. 黄芪建中汤　　B. 香砂六君子汤
C. 苓桂术甘汤　　D. 补中益气汤
E. 益胃汤　　F. 归脾汤

14. 胃痛患者日常生活中，在调护方面要注意的问题有（　　）。
A. 禁酒忌辣　　B. 保持情绪和乐观
C. 进食不宜过饱　　D. 劳逸结合
E. 多吃鱼肉

（15~20 题共用题干）

患者，女，50 岁。一年以来间断出现上腹部疼痛，呈烧灼感，伴口苦，经当地门诊服

用清热制酸药物后，症状无缓解，近 1 个月来疼痛隐隐而频繁，受寒及进食寒凉食物后明显，伴胃脘部喜温喜按，纳差，反酸，偶有恶心，大便时溏，舌淡苔白，脉缓弱。

15. 该患者目前当属何证（　　）。

A. 胃痛肝气犯胃　B. 胃痛脾胃虚寒
C. 胃痛饮食积滞　D. 胃痛寒邪客胃
E. 腹痛脾胃虚寒　F. 腹痛湿热内蕴

16. 对于该患者的治疗方法，以下适宜的是（　　）。

A. 理气和胃止痛　B. 祛邪止痛
C. 温中健脾止痛　D. 疏肝和胃止痛
E. 消导和中止痛

17. 该患者辨证脾胃虚寒要点有（　　）。

A. 腹痛喜温喜按　B. 46 岁，体质渐弱
C. 曾服用清热之品　D. 腹部隐痛
E. 病程较长　F. 反酸
G. 大便时溏　H. 舌淡，苔白
I. 脉缓弱

18. 患者以何方加减治疗为好（　　）。

A. 黄芪建中汤　B. 失笑散合丹参饮
C. 良附丸　D. 小建中汤
E. 理中汤　F. 藿香正气散
G. 保和丸

19. 以下哪些中成药适合该患者（　　）。

A. 附子理中丸　B. 木香顺气丸
C. 归脾丸　D. 补中益气丸
E. 逍遥丸　F. 香砂六君子丸

20. 患者治疗应注意的方面有（　　）。

A. 遵循“通则不痛”原则　B. 以“温运脾阳”为通
C. 配合疏肝理气　D. 酌加清热之品
E. 酌加活血之品　F. 配合固涩止泻

（21～27 题共用题干）

患者，女，65 岁。因“腹泻 3 天”前来就诊。近 10 年来，常因稍进油腻食物即感腹痛，大便溏稀，夹有未消化食物，脘腹胀闷不舒，面色萎黄，神疲乏力，四肢倦怠。前天因饮酒腹泻加重，肛门灼热，泻下急迫，大便夹黏液。自服补脾益肠丸，腹痛肛门灼热加重就诊。查体：心肺

正常，腹平软，脐腹压痛，肠鸣音活跃，12 次/分，舌质淡红，苔黄腻，脉濡细无力。

21. 该患者应该考虑为（　　）。
A. 寒湿泄泻证
B. 湿热泄泻证
C. 伤食泄泻证
D. 脾虚夹有湿热证
E. 脾虚泄泻证

22. 此时辨证治疗该患者，当首选以下何方为主方进行加减化裁（　　）。
A. 参苓白术散
B. 藿香正气散
C. 四神丸
D. 痛泻要方
E. 保和丸
F. 葛根芩连汤

23. 如果该患者辨证为脾虚泄泻，以下当忌用的药物有（　　）。
A. 牛蒡子
B. 白术
C. 知母
D. 栀子
E. 肉豆蔻
F. 槟榔
G. 诃子

24. 大肠湿热证的主要症状有（　　）。
A. 身目发黄
B. 里急后重，肛门灼热
C. 脘痞呕吐
D. 小便赤涩灼痛
E. 完谷不化

25. 大肠湿热证的大便改变的情况有（　　）。
A. 大便干燥秘结
B. 下利脓血
C. 暴注下泄，色黄而臭
D. 泻下酸腐臭秽
E. 柏油样便

26. 泄泻的病因有（　　）。
A. 肾阳虚衰
B. 饮食所伤
C. 情志失调
D. 脾胃虚弱
E. 感受外邪

27. 治疗泄泻，“利小便以实大便”的理论依据有（　　）。
A. 肾司二便，故利小便即可以实大便
B. 中气不足，溲便为之变，故二便相关
C. 二便之源均来自小肠的泌别清浊
D. 淡渗利水，则脾阳得健而大便实
E. 利小便的药物本身具有止泻作用

# 参考答案

## 一、A1 型题

1. C　2. C　3. D　4. C　5. B　6. E　7. E　8. E　9. D　10. D

11. E 12. E 13. D 14. E 15. D 16. E 17. E 18. C 19. C 20. D
21. D 22. D 23. E 24. B 25. E 26. D 27. D 28. E 29. C 30. B
31. B 32. B 33. D 34. E 35. E 36. D 37. C 38. E 39. C 40. C
41. D 42. C 43. E 44. D 45. E 46. D 47. E 48. E 49. E 50. B
51. B 52. E 53. D 54. D 55. E 56. E 57. E 58. D 59. E 60. B
61. D 62. B 63. A 64. E 65. D 66. E 67. D 68. D 69. D 70. C
71. B 72. C 73. E 74. E 75. E 76. E 77. D 78. D 79. D 80. C
81. C 82. D 83. D 84. B 85. E 86. D 87. E 88. E 89. E 90. E
91. C 92. C 93. D 94. B 95. E 96. E 97. E 98. C 99. D 100. A
101. D 102. D 103. E 104. D 105. B 106. E 107. A 108. C 109. E 110. A
111. D 112. C 113. B 114. D 115. C 116. A 117. E 118. E 119. B 120. E
121. D 122. B 123. D 124. D 125. D 126. E 127. D 128. D 129. C 130. C
131. E 132. E 133. D 134. C 135. D 136. D 137. B 138. D 139. D 140. C
141. C 142. D 143. B 144. D 145. E 146. E 147. D 148. A 149. C 150. D
151. E 152. D 153. E 154. E 155. E 156. E 157. C 158. C 159. D 160. B
161. A 162. D 163. C 164. C 165. C 166. D 167. C 168. B 169. C 170. D
171. D 172. E 173. B 174. D 175. C 176. E 177. D 178. E 179. C 180. D
181. C 182. B 183. B 184. D 185. C 186. D 187. D 188. E 189. E 190. B
191. C 192. E 193. E 194. E 195. E 196. D 197. C

**二、A2 型题**

1. A 2. D 3. E 4. D 5. C 6. D 7. C 8. D 9. D 10. E
11. D 12. D 13. C 14. C 15. B 16. E 17. E 18. E 19. E 20. D
21. D 22. E 23. E 24. C 25. D 26. D 27. C 28. E 29. D 30. D
31. D 32. E 33. E 34. E 35. E 36. B 37. D 38. E 39. C 40. A
41. B 42. D 43. B 44. D 45. E 46. B 47. A 48. D 49. E 50. E
51. E 52. A 53. D 54. E 55. E 56. C 57. C 58. C 59. B

**三、A3/A4 型题**

1. B 2. D 3. D 4. E 5. D 6. C 7. B 8. E 9. E 10. B
11. D 12. D 13. D 14. D 15. D 16. C 17. E 18. D 19. E 20. B
21. D 22. B 23. B 24. C 25. C 26. C 27. D 28. B 29. E 30. A
31. D 32. E 33. B 34. B 35. E 36. E 37. A 38. D 39. D 40. B
41. C 42. C 43. B 44. B 45. C 46. E 47. D 48. E 49. B 50. C
51. A 52. E 53. D 54. B 55. D 56. B 57. A 58. D 59. B 60. B

61. D 62. D 63. D 64. C 65. C 66. C 67. E 68. B 69. D 70. E
71. D 72. D 73. E 74. E 75. C 76. D 77. C 78. E 79. D 80. C
81. C 82. E 83. E 84. C 85. D 86. C 87. D 88. E 89. E 90. D
91. C 92. D 93. C 94. D 95. B 96. B 97. C 98. C 99. C 100. B
101. D 102. B 103. D 104. B 105. B 106. D 107. E 108. D 109. E 110. B
111. D 112. C 113. C 114. D 115. E 116. E 117. D 118. C 119. C 120. C
121. E 122. B 123. C 124. C 125. C 126. D 127. C 128. D 129. C 130. E
131. D 132. D 133. C 134. D 135. D 136. C 137. D 138. C 139. D 140. B
141. B 142. D 143. E 144. E 145. B 146. D 147. E 148. E 149. E 150. B
151. D 152. C 153. D 154. B 155. C 156. C 157. C 158. D 159. B 160. B
161. B 162. D 163. E 164. C 165. C 166. D 167. A 168. E 169. C 170. E
171. D 172. B 173. B 174. B 175. E 176. D 177. E 178. D 179. A 180. C
181. C 182. D 183. C 184. D 185. D 186. D 187. C 188. D 189. E 190. E
191. D 192. E 193. B 194. A 195. E 196. D 197. D 198. B 199. A 200. C
201. A 202. B 203. C 204. C 205. B 206. D 207. C 208. C 209. C 210. E
211. B 212. D 213. B 214. D 215. D 216. C 217. B

## 四、B 型题

1. B 2. D 3. A 4. C 5. D 6. A 7. B 8. C 9. A 10. E
11. C 12. A 13. B 14. E 15. C 16. A 17. D 18. E 19. D 20. A
21. C 22. D 23. E 24. D 25. C 26. B 27. A

## 五、X 型题

1. ACDE 2. ACDE 3. ACDE 4. BE 5. DE
6. BC 7. ABCDE 8. BE 9. AE 10. ACD
11. ABCDE 12. ABCDE 13. ABE 14. BD 15. BE
16. CDE 17. AD 18. CD 19. ABE 20. AD
21. ABE 22. AE 23. ACD 24. ABCDE 25. ABDE
26. ABCE 27. ABCDE 28. ABE 29. ABCDE 30. ABCD
31. ABCD 32. ABE 33. ACDE 34. ABCE 35. BE
36. ABCDE 37. ABCDE 38. ABCDE 39. ABE 40. ABCE
41. ABDE 42. ABCDE 43. ACDE 44. BC 45. BC
46. ABCDE 47. BC 48. DE 49. AD 50. ADE
51. BC 52. ABCDE 53. ABCDE 54. AC 55. ABCDE
56. ABE 57. AE 58. ABCDE 59. ADE 60. AB

| | | | | |
|---|---|---|---|---|
| 61. BE | 62. ACDE | 63. AD | 64. ABCDE | 65. ABDE |
| 66. ABE | 67. ADE | 68. ACDE | 69. ABE | 70. ABCE |
| 71. AD | 72. BE | 73. ABCE | 74. ABE | 75. ABCDE |
| 76. ABC | 77. ABCDE | 78. BC | 79. BCE | 80. ABCDE |
| 81. AE | 82. ABCDE | 83. ACD | 84. CE | 85. ABCE |
| 86. ABCDE | 87. ABE | 88. ABCDE | 89. BCE | 90. BE |
| 91. DE | 92. ABCDE | 93. ABCE | 94. ADE | 95. AB |
| 96. ABCDE | 97. AD | 98. ABCDE | 99. CDE | 100. ABCE |
| 101. ABCE | 102. AE | 103. BC | 104. ABC | 105. ACDE |
| 106. CE | 107. CD | 108. CE | 109. ABCDE | 110. AE |
| 111. DE | 112. ABE | 113. BE | 114. CD | 115. ACD |
| 116. ABCE | 117. ABDE | 118. ACDE | 119. AE | 120. ABCDE |
| 121. ABCDE | 122. ABDE | 123. ABE | 124. BDE | 125. CD |
| 126. CD | 127. ABE | 128. ACDE | 129. BCDE | 130. ACDE |
| 131. ABCD | | | | |

## 六、案例分析题

| | | | | |
|---|---|---|---|---|
| 1. B | 2. D | 3. D | 4. ABFGH | 5. CDEF |
| 6. ACDE | 7. C | 8. ACDEFGHIJ | 9. A | 10. B |
| 11. AEF | 12. ABCEH | 13. AB | 14. ABCD | 15. B |
| 16. C | 17. AHI | 18. A | 19. AF | 20. ABF |
| 21. D | 22. AF | 23. ACDF | 24. B | 25. AC |
| 26. ABCDE | 27. C | | | |

# 第六章　肝胆病证

## 一、A1 型题

1. 胁痛的辨证要点，当以何者为主（　　）。
A. 肝胆　　B. 气血
C. 虚实　　D. 表里
E. 阴阳

2. 治疗湿热黄疸热重于湿的主方是（　　）。
A. 大柴胡汤　　B. 五苓散
C. 小柴胡汤　　D. 甘露消毒丹
E. 茵陈蒿汤

3. 鼓胀病变过程中，可出现以下除哪项以外的病证（　　）。
A. 昏迷　　B. 痰证
C. 癃闭　　D. 血证
E. 瘀证

4. 臌胀的诊断关键为（　　）。
A. 癥瘕　　B. 腹部胀大如鼓
C. 痞块　　D. 积块
E. 黄疸

5. 龙胆泻肝汤适用于以下除（　　）以外的病证。
A. 肝郁化火型不寐　　B. 肝胆湿热型胁痛
C. 肝火上炎型鼻衄　　D. 肝火犯胃型吐血
E. 肝郁气滞型聚证

6. 臌胀的主症为（　　）。
A. 全身水肿　　B. 腹胀大如鼓
C. 头面水肿　　D. 下肢水肿
E. 眼睑浮肿

7. 黄疸的发生往往内外相因为患，从内因来说最主要的是（　　）。
A. 湿热　　B. 水饮

C. 瘀血　　D. 湿浊

E. 痰浊

8. 臌胀的治疗，使用逐水法的原则以下不适宜的是（　　）。

A. 病延日久，胀甚撑急　　B. 调补脾胃，以善其后

C. 水去其七八即止　　D. 精神萎顿，嗜卧

E. 常规治法无效

9. 以下不是臌胀的病因病机的是（　　）。

A. 情志所伤　　B. 色欲过度

C. 血吸虫感染　　D. 酒食不节

E. 黄疸、积聚等病失治、误治之后

10. 寒凝厥阴之肝系病，见少腹冷痛及寒疝，可用的方剂的是（　　）。

A. 金匮肾气丸　　B. 桂枝茯苓丸

C. 通瘀煎　　D. 暖肝煎

E. 沉香散

11. 在积聚方面始终要注意（　　）。

A. 补益肝肾　　B. 保护正气

C. 通络消积　　D. 理气活血

E. 以上都不是

12. 黄疸的病位主要在（　　）。

A. 气、血　　B. 肺、肾

C. 表、里　　D. 脾、胃、肝、胆

E. 心、小肠

13. 胁痛的治疗，可选以下哪一种治法（　　）。

A. 理气和胃止痛　　B. 调和脾胃止痛

C. 养阴清热止痛　　D. 理气健脾止痛

E. 疏肝理气止痛

14. 实脾饮适于治疗臌胀以下何型（　　）。

A. 气滞湿阻　　B. 湿热蕴结

C. 阴虚水停　　D. 脾肾阳虚

E. 水湿困脾

15. 以下不是为臌胀的主要特征的是（　　）。

A. 腹大如鼓　　B. 四肢枯瘦

C. 下肢水肿　　D. 胁下或腹部痞块

E. 皮色苍黄

16. 最早记载用海藻、昆布治疗瘿病的著作为（　　）。
A.《伤寒杂病论》
B.《诸病源候论》
C.《千金要方》
D.《肘后方》
E.《太平圣惠方》
17. 以下不是臌胀晚期的常见并发症的是（　　）。
A. 吐血
B. 黄疸
C. 昏迷
D. 中风
E. 水肿
18. 肝脾血瘀型臌胀的治法为（　　）。
A. 活血化瘀，疏肝健脾
B. 活血化瘀，行气利水
C. 活血化瘀，消积止痛
D. 活血化瘀，通络消积
E. 以上都不对
19. 瘿病的基本病机为（　　）。
A. 湿邪结于颈前
B. 冷痰结于颈前
C. 寒痰结于颈前
D. 气滞、痰凝、血瘀壅结颈前
E. 痰火结于颈前
20. 以下哪项为诊断黄疸的最重要依据（　　）。
A. 齿垢黄
B. 爪甲上黄
C. 小便黄
D. 身黄
E. 目黄
21. 黄疸的辨证，当以何为纲（　　）。
A. 肝胆
B. 气血
C. 阴阳
D. 表里
E. 虚实
22. 湿热蕴结之臌胀，经治疗病情未好转，反增剧，而骤然出现吐血、下血。其治疗宜用（　　）。
A. 龙胆泻肝汤
B. 丹栀逍遥散合茵陈蒿汤
C. 泻心汤合十灰散
D. 犀角地黄汤
E. 以上都不对
23. 胁痛隐隐、头晕目眩者，用一贯煎加以下哪组药物（　　）。
A. 炒枣仁、栀子、合欢皮
B. 菊花、女贞子、熟地
C. 黄柏、知母、地骨皮
D. 石斛、玄参、天冬
E. 元胡、川楝子
24. 黄疸的发生，以以下何种邪气为主（　　）。
A. 寒
B. 湿

C. 热　　D. 风

E. 暑

25. 肝郁化火型不寐者，宜首选（　　）。

A. 安神定志丸　　B. 柴胡疏肝散

C. 朱砂安神丸　　D. 龙胆泻肝丸

E. 黄连阿胶汤

26. 胁痛的病理特点为（　　）。

A. 肝胃不和，胃气郁滞　　B. 肝气郁结，胃失和降

C. 肝失疏泄，络脉不和　　D. 饮停胁下，肝肺失司

E. 肝胆湿热，络脉不和

27. 如果胁痛，胁肋下有癥块，而正气未衰者，可用复元活血汤加以下哪组药（　　）。

A. 青皮、陈皮、香附　　B. 柴胡、枳壳、白芍

C. 三棱、莪术、地鳖虫　　D. 元胡、川楝子、莪术、地鳖虫

E. 五灵脂、元胡、三七粉

28. 以下不属臌胀的病因病理的是（　　）。

A. 水湿内泛，脾不健运　　B. 情志郁结，气失调畅

C. 黄疸、积聚等病，迁延日久　　D. 嗜酒过度，饮食不节，滋生湿热，损伤脾胃

E. 捕鱼摸蟹或洗澡、游泳于血吸虫疫区的河流中，感染致病

29. 阳黄如果患者体质差，病邪重，黄疸日益加深，迅速出现热毒炽盛症状而转为（　　）。

A. 阴黄　　B. 臌胀

C. 积聚　　D. 急黄

E. 阳气衰竭

30. 以下不是辨别中风闭脱二证主要根据的是（　　）。

A. 目合口开与口噤不开　　B. 手撒肢冷与两手握固

C. 躁动不安与静而不烦　　D. 肢体软瘫与肢体强痉

E. 二便自遗与大小便闭

31. 肝郁气滞证、气机不畅之胁肋胀痛、走窜不定者，宜选用（　　）。

A. 逍遥散　　B. 龙胆泻肝丸

C. 小柴胡汤　　D. 五磨饮子

E. 柴胡疏肝散

32. 积聚主要临床特征为（　　）。

A. 两胁胀痛　　B. 腹内肿块不移

C. 腹内肿块或聚或散　　D. 腹内结块，或胀或痛

E. 腹内肿块，推之可移

33. 黄疸早期治疗当祛邪以消除病因，通过除以下哪项之外的治法给邪以出路（　　）。

A. 清热　　B. 利湿

C. 通下　　D. 温化

E. 解毒

34. 最早提出黄疸病名的书为（　　）。

A. 《内经》　　B. 《景岳全书》

C. 《诸病源候论》　　D. 《沈氏尊生书》

E. 《金匮要略》

35. 暴怒后，症见肠鸣、腹泻、腹胀、胁肋胀痛者，当辨证为（　　）。

A. 饮食伤胃　　B. 寒邪直中

C. 脾虚湿阻　　D. 脾肾两虚

E. 肝气横逆犯脾

36. 积块软而不坚，固着不移，胀痛并见，舌苔薄，脉弦。此证属（　　）。

A. 聚证：食滞痰阻　　B. 积证：气滞血阻

C. 血瘀：胃脘痛　　D. 积证：瘀血内结

E. 以上都不是

37. 臌胀的主要病理因素包括（　　）。

A. 痰浊、水饮、血瘀　　B. 气滞、水饮、痰浊

C. 气滞、血瘀、水饮　　D. 痰浊、寒邪、血瘀

E. 风邪、痰邪、水饮

38. 如果胁痛隐隐、心中烦热、头晕目眩者，用一贯煎加以下哪组药物（　　）。

A. 元胡、川楝子　　B. 石斛、玄参、天冬

C. 黄柏、知母、地骨皮　　D. 炒枣仁、栀子、合欢皮

E. 菊花、女贞子、熟地

39. 阳黄湿重于热，首选的方剂为（　　）。

A. 茵陈术附汤　　B. 大柴胡汤

C. 茵陈蒿汤　　D. 茵陈五苓散合甘露消毒丹

E. 以上都不是

40. 眩晕从肝论治的依据为（　　）。

A. 肝为将军之官　　B. 肝藏血

C. 肝主疏泄　　D. 肝窍为目

E. 诸风掉眩，皆属于肝

41. 除论述了黄疸的“阳证”外，还特设《阴黄证篇》的医家是（　　）。

A. 金·李东垣　　B. 元·朱丹溪

C. 明·张景岳　　D. 宋·韩祗和

E. 清·沈金鳌

42. 胁痛的辨证，当以何者为主（　　）。

A. 表里　　B. 寒热

C. 气血　　D. 虚实

E. 以上都不是

43. 腹中气聚，攻窜作痛，时聚时散，脘胁之间时或不适，苔薄，脉弦。证属（　　）。

A. 瘀血内结型积证　　B. 正虚瘀结型积证

C. 肝气郁滞型聚证　　D. 食滞痰阻型聚证

E. 以上都不是

44. 肾阳衰微型阴水患者如复感寒邪，致肿势转盛、恶寒无汗者，治疗宜用（　　）。

A. 真武汤合越婢汤　　B. 金匮肾气丸合越婢汤

C. 越婢加术汤　　D. 五皮饮合五苓散

E. 真武汤去白芍，加麻黄、细辛、甘草

45. 柴胡疏肝散可用于以下除哪项以外的病证（　　）。

A. 肝气郁结胁痛　　B. 气滞血瘀型腹痛

C. 肝气犯胃型胃痛　　D. 胆道阻滞型黄疸

E. 气滞湿阻型臌胀

46. 胁痛的基本病机是（　　）。

A. 肝火内炽　　B. 肝风内动

C. 肝络失和　　D. 肝阳上亢

E. 肝气不调

47. 臌胀的后期，常见合并症不包括（　　）。

A. 昏迷　　B. 吐血

C. 便血　　D. 雀盲

E. 癃闭

48. 胁痛与哪些脏腑关系最密切（　　）。

A. 肝胆　　B. 肝胃

C. 肝脾　　D. 肝肾

E. 以上都不是

49. 臌胀在各家方书中有许多不同的名称，以下说的不是臌胀病的是（　　）。

A. 单腹胀　　B. 痞满

C. 水蛊　　D. 蛊胀

E. 以上都不对

50. 臌胀的病位在（　　）。
A. 肺、脾、肾　　B. 心、脾、肾
C. 心、肺、肾　　D. 心、肝、肾
E. 肝、脾、肾

51. 最早认识到黄疸有传染性的是（　　）。
A. 《圣济总录》　　B. 《金匮要略》
C. 《诸病源候论》　　D. 《卫生宝鉴》
E. 《沈氏尊生书》

52. 肝气郁滞型聚证的治法为（　　）。
A. 通瘀行气，兼调脾胃　　B. 行气消积，活血通络
C. 大补气血，活血化瘀　　D. 疏肝解郁，行气消聚
E. 以上都不是

53. 臌胀大出血治法（　　）。
A. 温补脾肾，行气利水　　B. 清热利湿，攻下逐水
C. 滋养肝肾，凉血化瘀　　D. 清热凉血，活血止血
E. 活血化瘀，行气利水

54. 臌胀湿热蕴结证，宜用清热化湿、利水消胀法，宜选用的方剂为（　　）。
A. 调营饮合五苓散　　B. 猪苓汤合桃红四物汤
C. 实脾饮合膈下逐瘀汤　　D. 中满分消丸合茵陈蒿汤
E. 以上都不对

55. 以下哪项除外，均为臌胀的主要特征（　　）。
A. 腹大如鼓　　B. 四肢枯瘦
C. 下肢水肿　　D. 胁下或腹部痞块
E. 皮色苍黄

56. 黄疸邪郁肌表，寒热头痛，宜先用以下何方疏表清热、利湿退黄（　　）。
A. 麻黄汤　　B. 荆防败毒散
C. 甘露消毒丹　　D. 麻黄连翘赤小豆汤
E. 三仁汤

57. 以下不是肝络失养胁痛的特点的是（　　）。
A. 遇劳加重　　B. 悠悠不休
C. 胁肋灼热疼痛　　D. 舌红少苔
E. 头晕目眩

58. 柴胡疏肝散合胃苓汤加减主要用于（　　）。
A. 臌胀之水湿困脾证　　B. 臌胀之阳虚水盛证

C. 臌胀之气滞湿阻证　　D. 臌胀之瘀结水留证
E. 臌胀之湿热蕴结证

59. 以下不是肝阴不足型胁痛的主症的是（　　）。
A. 胁肋隐痛　　B. 头晕目眩
C. 胸胁胀痛　　D. 心中烦热
E. 舌红少苔

60. 以下不是胁痛的常见病因的是（　　）。
A. 肝气郁结　　B. 肝胆湿热
C. 瘀血停着　　D. 肝气上逆
E. 肝阴不足

61. 臌胀患者下肢浮肿、小便量少，则应（　　）。
A. 忌酸　　B. 忌糖
C. 忌盐　　D. 忌高蛋白饮食
E. 忌高营养饮食

62. 龙胆泻肝汤治疗胁痛的作用为（　　）。
A. 祛瘀通络　　B. 清热利湿
C. 抑肝扶脾　　D. 疏肝理气
E. 以上都不是

63. 肝胆火盛耳鸣耳聋特点为（　　）。
A. 卒然耳鸣或耳聋，兼有表证　　B. 耳鸣时作，将息稍轻，劳则加重
C. 耳鸣眩晕，时轻时重，烦闷不舒　　D. 耳鸣声细，如蝉持续
E. 耳中轰鸣，攻逆阵作，怒则加甚

64. 脾虚湿滞所致的阴黄，宜选用（　　）。
A. 归脾汤　　B. 参苓白术散
C. 黄芪建中汤　　D. 六君子汤
E. 补中益气汤

65. 以下为治疗黄疸的重要治则的是（　　）。
A. 清泻热邪　　B. 通便泻热
C. 温化寒湿　　D. 祛湿利小便
E. 清热解毒

66. 聚证属于肝气郁结、脾弱血虚者，宜选用（　　）。
A. 越鞠保和丸　　B. 保和丸
C. 香苏饮　　D. 柴胡疏肝散
E. 逍遥丸

67. 肝癌以下哪项为本（　　）。
A. 脏腑阴阳失调　　B. 营血津液亏虚
C. 脏腑气血亏虚　　D. 脏腑精不足
E. 五脏血少气衰
68. 以下除哪项外，皆是肝气郁结的主症（　　）。
A. 胁肋胀痛　　B. 疼痛因情志波动而增减
C. 腹泻　　D. 善太息，嗳气频作
E. 脉细弦
69. 肝气郁结肝癌的首选方剂是（　　）。
A. 一贯煎　　B. 小柴胡汤
C. 柴胡疏肝散　　D. 逍遥散
E. 四逆散
70. 海藻玉壶汤可治疗的瘿病的类型为（　　）。
A. 肝火旺盛　　B. 气郁痰阻
C. 心肝阴虚　　D. 痰结血瘀
E. 各种类型
71. 臌胀的主证为（　　）。
A. 全身水肿　　B. 头面四肢水肿
C. 下肢水肿　　D. 单腹胀大
E. 以上都不是
72. 臌胀的病变脏腑为（　　）。
A. 肺脾肾　　B. 心肝肾
C. 心肺肾　　D. 心脾肾
E. 肝脾肾
73. 肝阴亏虚型肝癌的治法为（　　）。
A. 滋补肝肾，凉血解毒　　B. 滋阴养肝，清热解毒
C. 养血柔肝，凉血解毒　　D. 滋阴养肝，凉血解毒
E. 清热利胆，泻火解毒
74. 肝气郁滞型聚证的治疗主方是（　　）。
A. 丹栀逍遥散　　B. 沉香散
C. 柴胡疏肝散　　D. 木香顺气散
E. 六磨汤
75. 肝气郁结胁痛的疼痛特点为（　　）。
A. 胁肋刺痛，痛处固定　　B. 胁肋剧痛，口苦目黄

C. 胁肋隐痛，绵绵不已　　D. 胁肋胀痛，走窜不定
E. 胃脘疼痛，连及两胁

76. 胆胀多发生的年龄组为（　　）。
A. 20~40 岁　　B. 35~45 岁
C. 55~65 岁　　D. 40~65 岁
E. 55~75 岁

77. 肝胆火盛耳鸣耳聋主方为（　　）。
A. 栀子清肝汤　　B. 天麻钩藤饮
C. 泻青丸　　D. 龙胆泻肝汤
E. 滋水清肝汤

78. 对于肝癌说法错误的是（　　）。
A. 右胁疼痛最常见　　B. 主病在肝
C. 良性肿瘤　　D. 恶性肿瘤
E. 晚期出现腹水

79. 导致胁痛的病机有多种，属“不荣则痛”的是（　　）。
A. 肝郁气滞　　B. 肝阴不足
C. 湿热蕴结　　D. 瘀血停着
E. 气滞血瘀

80. 胆胀的主症为（　　）。
A. 两胁胀痛　　B. 左胁胀痛
C. 脐周胀痛　　D. 上腹胀痛
E. 右胁胀痛

81. “胁痛有内伤外感之辨，……但内伤胁痛十居八九，外感胁痛则间或有之”。此语出于何书（　　）。
A.《古今医鉴》　　B.《症因脉治》
C.《医学入门》　　D.《景岳全书》
E.《医学正传》

82. 肝癌发生年龄多见于（　　）。
A. 21~40　　B. 31~50 岁
C. 41~60 岁　　D. 50~70 岁
E. 61~81 岁

83. 最早提出“黄家所得，从湿得之”为黄疸的主要病因的是（　　）。
A.《圣济总录》　　B.《景岳全书》
C.《金匮要略》　　D.《卫生宝鉴》
E.《诸病源候论》

84. 胆腑郁热型胆胀的治法为（　　）。

A. 清热利湿，疏肝利胆
B. 滋阴清热，疏肝利胆
C. 疏肝利胆，理气活血
D. 清热利湿，疏肝利胆
E. 清泻肝胆之火，解郁通腑

85. 黄疸病名最早见于哪部著作（　　）。

A.《诸病源候论》
B.《内经》
C.《难经》
D.《金匮要略》
E.《伤寒论》

86. 肝癌发病男多于女，其男女之比为（　　）。

A. 8∶1
B. 7∶1
C. 6∶1
D. 5∶1
E. 4∶1

87. 肝气郁结型肝癌的治法为（　　）。

A. 行气散瘀，疏肝健脾
B. 疏肝理气，活血化瘀
C. 疏肝健脾，活血化瘀
D. 行气活血，软坚散结
E. 行气活血，化瘀消积

88. 胁痛的辨证，当以何者为主（　　）。

A. 表里
B. 寒热
C. 气血
D. 虚实
E. 以上都不是

89. 肝郁化火不寐者，宜首选（　　）。

A. 朱砂安神丸
B. 安神定志丸
C. 龙胆泻肝汤
D. 柴胡疏肝散
E. 黄连阿胶汤

90. 治疗寒湿困脾臌胀的主方为（　　）。

A. 胃苓汤
B. 舟车丸
C. 六味地黄丸
D. 附子理中丸
E. 实脾饮

91. 治疗肝肾阴亏证的最佳方药为（　　）。

A. 玉女煎
B. 六味地黄丸
C. 清骨散
D. 百合固金汤
E. 化肝煎

92. 服用十枣汤或舟车丸治疗臌胀，药后不会出现的副作用为（　　）。

A. 泛恶
B. 呕吐

C. 头晕　　D. 腹痛

E. 泻下

93. 长时间服用黄药子治疗瘿病，每次用量不应超过（　　）。

A. 9 克　　B. 10 克

C. 11 克　　D. 12 克

E. 13 克

## 二、A2 型题

1. 患者气滞湿阻之臌胀，症见胁下胀满疼痛较重、胸闷气短、脉弦等肝气郁滞为本者，治疗宜首选（　　）。

A. 逍遥散　　B. 四逆散

C. 柴胡疏肝散　　D. 四七汤

E. 越鞠丸

2. 患者胁肋胀痛，触痛明显且拒按，牵及肩背，伴纳呆恶心，厌食油腻，口苦口干，腹胀尿少，舌苔黄腻，脉弦滑。治疗宜首选（　　）。

A. 茵陈蒿汤　　B. 四逆散加茵陈、黄柏

C. 藿朴夏苓汤　　D. 三仁汤加青皮、郁金

E. 龙胆泻肝汤

3. 患者，男，41 岁。症见腹中积块，胀满疼痛，按之软而不坚，固定不移。如果积块坚硬疼痛逐渐加剧，面色萎黄，消瘦脱形，饮食大减。舌质淡紫，无苔，脉细数或弦细。治疗应用的方剂为（　　）。

A. 八珍汤　　B. 八珍汤合化积丸

C. 膈下逐瘀汤　　D. 化积丸

E. 膈下逐瘀汤合八珍汤

4. 患者性情急躁易怒，胸胁胀满，口苦而干，或头痛、耳鸣、目赤，或嘈杂吞酸，大便秘结，舌质红，苔黄，脉弦数。治法是（　　）。

A. 清热泻火，补益气血　　B. 疏肝解郁，利气化痰

C. 疏肝解郁，清肝泻火　　D. 滋阴凉血，化痰利气

E. 滋补肝肾，平肝潜阳

5. 患者腹大胀满不舒，早宽暮急，面色苍黄，脘闷纳呆，神倦怯寒，四末不温，尿少不利，舌淡胖而紫，脉沉弦无力。其证候是（　　）。

A. 水热蕴结　　B. 阳虚水盛

C. 气滞湿阻　　D. 脾胃虚弱

E. 寒湿困脾

6. 患者，女，34 岁。胁痛 3 个月。刻下症见两侧胁肋胀痛，时左时右，走窜不定，精神不振，沉默少言，但饮食尚可，伴乳房胀痛，苔薄白，脉弦。选方为（　　）。

A. 逍遥散　　B. 柴胡疏肝散

C. 四逆散　　D. 丹栀逍遥散

E. 以上都不是

7. 腹胀按之不坚，胁下胀满或疼痛，饮食减少，食后作胀，嗳气不适，小便短少，苔白腻，脉弦。此属何病证（　　）。

A. 积证　　B. 胁痛

C. 聚证　　D. 臌胀

E. 以上都不对

8. 患者，女，41 岁。平日性情急躁易怒，近日由于工作不顺致失眠，不思饮食，口渴喜饮，口苦目赤，小便黄，大便秘结，舌红苔黄，脉弦数。其最佳治疗方剂为（　　）。

A. 丹栀逍遥散　　B. 黄连温胆汤

C. 龙胆泻肝汤　　D. 滋水清肝饮

E. 柴胡疏肝散

9. 患者，男，48 岁。腹大胀满不舒，早宽暮急，面色苍黄，脘闷纳呆，神倦怯寒，四末不温，尿少不利，舌淡胖而紫，脉沉弦无力。治疗除用五苓散外，还应治本，宜选用（　　）。

A. 参苓白术散　　B. 香砂六君子丸

C. 胃苓汤　　D. 实脾饮

E. 附子理中丸

10. 患者，女，35 岁。胁肋刺痛，痛处固定而拒按，入夜更甚，面色晦暗，舌质紫暗，脉沉弦。治疗宜首选（　　）。

A. 丹参饮　　B. 膈下逐瘀汤

C. 血府逐瘀汤　　D. 鳖甲煎丸

E. 红花煎

11. 患者，男，25 岁。一侧胁腹痛，喜温，大便不通，苔白厚，脉沉弦。宜选用以下何方（　　）。

A. 大建中汤　　B. 附子理中汤

C. 小建中汤　　D. 大黄附子汤

E. 吴茱萸汤

12. 患者，男，47 岁。耳鸣目眩，肢体麻木，肌肉瞤动，震颤，甚则突然昏倒，不省人事。此证属于（　　）。

A. 血虚动风　　B. 热极生风

C. 肝阳化风　　D. 阴虚动风

E. 以上均不是

13. 患者，男，56 岁。患肝病多年，近 1 周出现腹大按之不坚，胁下胀满、时有疼痛，纳食欠佳，小便短少，食后作胀，嗳气不爽，舌苔白腻，脉弦。此属何病证（　　）。

A. 水湿浸渍型水肿　　B. 寒湿困脾型臌胀

C. 肝气郁结型胁痛　　D. 肝郁气滞型臌胀

E. 气滞湿阻型臌胀

14. 患者，男，31 岁。1 周前感两胁肋胀痛，牵引肩背，触痛，拒按，厌食油腻，口苦咽干，尿少腹胀，舌苔黄腻，脉弦滑。用何方为宜（　　）。

A. 一贯煎　　B. 龙胆泻肝汤

C. 鳖甲煎丸　　D. 柴胡疏肝散

E. 血府逐瘀汤

15. 患者，男，45 岁。病由抑郁而起，症见腹部结块，或左或右，走窜不定，按之略痛，脘胁不舒。嗳气频频，便艰纳呆，苔薄，脉弦。证属（　　）。

A. 积证——气结血瘀　　B. 聚证——食滞痰阻

C. 聚证——肝郁气滞　　D. 积证——气郁血阻

E. 以上都不是

16. 患者，女，55 岁。患慢性乙肝 20 年，去年起病情加重，出现腹部胀满，青筋暴露，面色晦暗，唇干口燥，形体瘦削，潮热心烦，尿少，时有齿衄。舌质红绛，苔剥少津，脉细弦而数。其证型为（　　）。

A. 肝脾血瘀证　　B. 湿热蕴结证

C. 水湿内停证　　D. 气滞湿阻证

E. 阴虚水停证

17. 肝系病属于血燥生风者，如果见皮肤干燥，瘙痒脱屑，瘾疹时发，肢体麻木，毛发脱落，当用何方（　　）。

A. 防风汤　　B. 地黄饮子

C. 当归饮子　　D. 何人饮

E. 清燥救肺汤

18. 患者，男，67 岁。平素嗜酒，有肝炎病史 25 年，现腹大坚满，青筋暴露，胁腹攻痛，可触及肿块，面色晦暗，头颈胸臂可见赤纹血蛛，口渴饮水不下，大便色黑。唇舌紫暗，或见病舌有淤斑，脉细涩。其方剂首选（　　）。

A. 调营饮　　B. 六味地黄丸合一贯煎

C. 附子理苓汤　　D. 实脾饮

E. 柴胡疏肝散合胃苓汤

19. 症见胁痛口苦，胸闷纳呆，恶心呕吐，目赤或目黄，身黄，小便黄赤，舌苔黄腻，脉弦滑数。应诊为（　　）。

A. 肝气郁结之胁痛　　B. 肝气郁滞之聚证

C. 食滞痰阻之聚证　　D. 肝胆湿热之胁痛

E. 以上都不是

20. 肝系病属于土败木贼者，如果见腹大胀满、形如蛙腹、胁下痞块者可加用何方（　　）。

A. 桃红四物汤　　B. 大黄䗪虫丸

C. 膈下逐瘀汤　　D. 少腹逐瘀汤

E. 补阳还五汤

21. 身目俱黄，黄色欠鲜明，身热不扬或无热，头身困重，胃脘痞闷，呕恶纳呆，厌食油腻，腹胀便溏，小便短少而黄，口黏，舌苔厚腻微黄，脉弦滑或濡数。治疗的主方是（　　）。

A. 茵陈蒿汤　　B. 大柴胡汤

C. 茵陈术附汤　　D. 茵陈四苓汤

E. 补阳还五汤

22. 患者腹大胀满、形如蛙腹、朝宽暮急、偏于脾阳虚弱，表现为脘闷纳呆、神疲乏力、少气懒言、便溏者，宜选用（　　）。

A. 舟车丸　　B. 附子理苓汤

C. 金匮肾气丸　　D. 中满分消丸

E. 茵陈五苓散

## 三、A3/A4 型题

（1~5 题共用题干）

患者，女，38 岁。腹部胀痛半年余，现症：自觉腹中有条索状物隆起，按之痛甚，苔白腻，舌淡红，脉弦滑。

1. 其诊断为（　　）。

A. 痞满——肝胃不和　　B. 积证——气滞血阻

C. 积证——瘀血内结　　D. 聚证——食滞痰阻

E. 聚证——肝郁气结

2. 其治法为（　　）。

A. 理气消积，活血散瘀　　B. 祛瘀软坚，扶正健脾

C. 理气化痰，导滞散结　　D. 疏肝和胃，消痞散结

E. 疏肝解郁，行气散结

3. 其选方为（　　）。

A. 逍遥散　　B. 柴胡疏肝散

C. 疏肝健胃丸　　D. 六磨汤

E. 膈下逐瘀汤

4. 如果患者痰湿较重，食滞不化，苔腻不消，宜选方（　　）。
   A. 枳实消痞丸　　B. 化积丸
   C. 保和丸　　D. 平胃散
   E. 二陈汤
5. 如果患者因蛔虫结聚阻于肠道所致，可加（　　）。
   A. 蒲黄、五灵脂　　B. 鹤虱、雷丸、使君子
   C. 元胡、三棱、莪术　　D. 桃仁、红花
   E. 刘寄奴、姜黄

（6~9 题共用题干）

患者，男，33 岁。主诉：身目发黄 8 天。患者发病的 1 个月前外出打工，因气候炎热，又常淋雨，加之饮食不慎，半月前自觉体倦乏力，后逐渐出现不思饮食、厌油、恶寒发热，8 天前起双目白睛发黄，小便短少且黄赤如浓茶，经口服中、西药治疗未效（诊断及药物不详），近日病情加重，特来诊治。现发热口渴，脘腹胀满，不思饮食，心中烦躁，胸闷欲吐，小便短少黄赤，大便秘结。检查：语声洪亮，神志清楚，对答流利。白睛及皮肤黄如橘色，舌质红，苔黄腻，脉弦数。

6. 该病人中医诊断是（　　）。
   A. 黄疸　　B. 内伤发热
   C. 感冒　　D. 便秘
   E. 以上都不是
7. 该病证候分型是（　　）。
   A. 阴黄，寒湿阻遏　　B. 阳黄，湿重于热
   C. 阳黄，热重于湿　　D. 阴黄，瘀血停积
   E. 以上都不是
8. 该病的治法为（　　）。
   A. 清热利湿，佐以泻下　　B. 除湿化浊，泻热退黄
   C. 温中化湿，健脾和胃　　D. 活血化瘀退黄
   E. 以上都不是
9. 该病的首选热重于湿方药为（　　）。
   A. 茵陈蒿汤　　B. 茵陈五苓散合甘露消毒丹
   C. 茵陈术附汤　　D. 膈下逐瘀汤
   E. 以上都不是

（10~13 题共用题干）

患者，男，40 岁。主诉：两侧胁肋部胀痛不适 5 天，加重 1 天。患者发病半年来，常

由于邻里关系不和而致心情不畅，胸胁胀满疼痛不适，服用行气止痛的中药后症状消失。5天前又由于小事与邻里争吵，次日即感胸闷、右胁下胀痛不适，不思饮食，自服逍遥丸2次疗效不显，昨日午后病情加重而来门诊求治。现两侧胁部胀满疼痛，尤以右侧甚，胸闷，嗳气频繁，时有恶心呕吐，不思饮食，口不渴，二便正常。检查：痛苦面容，胁下疼痛拒按，舌苔薄白，脉弦有力。

10. 该病人的中医诊断是（　　）。
A. 胁痛　　B. 腹痛
C. 胸痹　　D. 呕吐
E. 悬饮

11. 该病的辨证分型为（　　）。
A. 肝胆湿热　　B. 瘀血停着
C. 肝气郁结　　D. 肝阴不足
E. 饮食停滞

12. 该病的治法为（　　）。
A. 活血化瘀止痛，佐以和胃止呕　　B. 消食导滞，佐以和胃止呕
C. 疏肝理气止痛，佐以和胃止呕　　D. 柔肝通络止痛，佐以和胃止呕
E. 清热化湿，佐以和胃止呕

13. 该病的首选方药为（　　）。
A. 一贯煎加减　　B. 旋覆花汤加减
C. 保和丸加减　　D. 柴胡疏肝散合小半夏汤加减
E. 龙胆泻肝汤加减

（14~18题共用题干）

患者，男，60岁。患慢性肝炎6年，近日腹大胀急，按之如囊裹水，右胁胀痛，食少，便溏，双下肢浮肿，怯寒懒动，神困倦怠，舌苔白腻，脉缓。

14. 其诊断为（　　）。
A. 胁痛　　B. 积聚
C. 水肿　　D. 痞满
E. 臌胀

15. 其证型是（　　）。
A. 痰浊内阻　　B. 肝气犯脾
C. 水湿泛滥　　D. 肝气郁结
E. 水湿困脾

16. 其治法是（　　）。
A. 活血化瘀，利水消肿　　B. 化痰理气，运脾利湿

C. 疏肝理气，攻下逐水
D. 温中健脾，行气利水
E. 疏肝健脾，化气行水

17. 其选方为（　　）。
A. 逍遥散
B. 实脾饮
C. 二陈汤
D. 柴胡疏肝散
E. 五苓散

18. 如果浮肿较甚、小便短少者，可加（　　）。
A. 泽兰、白茅根、益母草
B. 泽泻、黄芪、木香
C. 肉桂、猪苓、车前子
D. 滑石、葶苈子、防己
E. 白术、苍术、藿香

（19～22 题共用题干）

患者，男，41 岁。症见腹中积块，胀满疼痛，按之软而不坚，固定不移，舌苔薄白，脉弦。

19. 最佳选方为（　　）。
A. 六磨汤
B. 逍遥散
C. 膈下逐瘀汤
D. 金铃子散合失笑散
E. 少腹逐瘀汤

20. 若病人兼见恶寒发热，头身疼痛，舌苔白腻，脉浮弦大。治疗应予（　　）。
A. 五积散
B. 逍遥散
C. 失笑散
D. 柴胡疏肝散
E. 以上都不是

21. 如果患者积块硬痛不移，舌质淤点淤斑，脉涩，宜选用（　　）。
A. 大七气汤
B. 六磨汤
C. 八珍汤
D. 膈下逐瘀汤
E. 化积丸

22. 如果积块坚硬，疼痛逐渐加剧，面色萎黄，消瘦脱形，饮食大减，舌质淡紫，无苔，脉细数或弦细。治疗应用（　　）。
A. 八珍汤
B. 八珍汤合化积丸
C. 膈下逐瘀汤
D. 化积丸
E. 膈下逐瘀汤合八珍汤

（23～26 题共用题干）

某患者经治 1 周后，身热已退，黄疸减轻，呕吐止，唯胁肋隐痛，脘痞腹胀，食少口干苦，小便赤苔腻，脉弦数。

23. 现症属何证（　　）。
A. 湿邪内蕴　　B. 肝胆湿热
C. 肝脾不调　　D. 湿热留恋
E. 脾虚湿滞

24. 其治法为（　　）。
A. 健脾祛湿　　B. 健脾养血
C. 清肝利湿　　D. 清肝泻热
E. 温中化湿

25. 宜选方为（　　）。
A. 甘露消毒丹　　B. 柴胡疏肝散
C. 龙胆泻肝汤　　D. 茵陈四苓散
E. 茵陈蒿汤

26. 患者胁肋隐痛，食少口苦，宜加哪组药物（　　）。
A. 龙胆草、青皮　　B. 柴胡、元胡
C. 首乌、川楝子　　D. 白芍、甘草、黄芩、郁金
E. 百合、乌药

（27~30 题共用题干）

患者，女，41 岁。因暴怒后，胁肋胀痛 2 周，胁痛走窜不定，甚者牵及肩背，嗳气连连，嗳之后胀痛稍舒，腹胀，纳少，口苦，大便不畅，烦躁易怒，舌尖红，苔薄黄，脉弦小数，B 超未见异常。

27. 本病例当辨证（　　）。
A. 气滞血瘀　　B. 肝阳上亢
C. 肝气犯胃　　D. 肝郁气滞，气郁化火
E. 肝阳化风

28. 本病例的治法为（　　）。
A. 平肝潜阳　　B. 疏肝和胃
C. 疏肝理气，清肝降火　　D. 镇肝息风
E. 活血化瘀

29. 本病例选方为（　　）。
A. 大柴胡汤　　B. 小柴胡汤
C. 柴胡疏肝散　　D. 血府逐瘀汤
E. 一贯煎

30. 本病例气郁化火，当加的药物有（　　）。
A. 枸杞、菊花、首乌、栀子
B. 丹参、赤芍、当归、元胡
C. 大黄、芒硝、青皮、陈皮
D. 茯苓、白术、半夏、陈皮
E. 山栀子、丹皮、黄芩、夏枯草

（31~32 题共用题干）

患者，女，55 岁。患黄疸治疗 20 日后，患者黄疸消退，但仍有脘痞腹胀，肢倦乏力，食少纳呆，大便不调，舌苔薄白少，脉细弦。

31. 辨何证（　　）。
A. 外感暑湿
B. 寒湿阻滞
C. 湿热留恋
D. 脾虚湿滞
E. 肝脾不调

32. 选方为（　　）。
A. 甘露消毒丹
B. 痛泻要方
C. 归芍六君子汤
D. 茵陈四苓汤
E. 参苓白术散

（33~38 题共用题干）

患者，男，31 岁。平素身体壮实，3 天前出现纳食不佳，厌食油腻，形疲乏，发热口渴，随后身目俱黄，黄色鲜明，背部胀满，口苦，恶心欲吐，大便秘结，小短少黄赤，舌质红苔黄腻，脉弦数。

33. 根据患者上述临床特点及中医辨证类型，针对此患者的最佳治疗方剂为（　　）。
A. 茵陈术附汤加减
B. 茵陈五苓散加减
C. 茵陈蒿汤加减
D. 甘露消毒丹加减
E. 以上都不是

34. 如果该患者既往有胆结石病史，突发右胁疼痛，牵引肩背，身目黄染，恶寒发热，大便色淡灰白。治疗当用（　　）。
A. 小柴胡汤
B. 黄连温胆汤加减
C. 柴芩温胆汤
D. 大柴胡汤加减
E. 以上都不是

35. 如果因虫体阻滞胆道，突然出现身目黄染，胁痛时发时止，痛而有钻顶感，治疗当用（　　）。
A. 柴胡疏肝散加减
B. 龙胆泻肝汤加减
C. 大柴胡汤加减
D. 乌梅丸加减
E. 小柴胡汤加减

36. 如果患者一开始出现发热恶寒，胸闷脘胀，继而身目皆黄，小便黄赤，舌苔白腻，脉浮。治疗宜用（　　）。

A. 桑菊饮　　B. 杏苏散
C. 银翘散　　D. 麻黄连翘赤小豆汤
E. 荆防败毒散

37. 如果此患者失治误治，黄疸日久，症见胁下胀痛，固定不移，肤色暗黄，舌暗红，脉弦细。治疗宜用（　　）。

A. 四逆散　　B. 逍遥散
C. 栀子柏皮汤　　D. 滋水清肝饮
E. 硝石矾石散

38. 假如此病例经治黄疸消退之后，症见脘腹作胀，胁肋隐痛，不思饮食，肢体困倦，大便时秘时溏，脉弦细。治疗宜用（　　）。

A. 逍遥散　　B. 四逆散
C. 香苏散　　D. 柴胡疏肝散
E. 以上都不是

（39~41 题共用题干）

患者，男，27 岁。症见腹中气聚，攻窜胀痛，时聚时散，脘闷纳呆，舌苔白腻，脉象弦缓。

39. 根据患者上述临床特点及发病过程，辨证属于积聚的类型为（　　）。

A. 食滞痰阻　　B. 寒湿中阻
C. 肝气郁滞　　D. 气滞血阻
E. 以上都不是

40. 以下治疗方法中最为适合上述诊断特点的为（　　）。

A. 温中散寒，行气化湿　　B. 导滞通便，理气化痰
C. 疏肝解郁，行气消聚　　D. 理气活血，通络消积
E. 以上都不是

41. 根据上述辨证特点及治疗方法，以下选项中最佳治疗方剂是（　　）。

A. 失笑散加减　　B. 金铃子散加减
C. 逍遥散加减　　D. 木香顺气散加减
E. 柴胡疏肝散加减

（42~44 题共用题干）

患者，女，39 岁。黄疸迁延日久，久治不效，症见身目俱黄，黄色晦暗，食少纳呆，

脘闷腹胀，大便不实，神疲畏寒，口淡不渴，舌质淡，苔白腻，脉濡缓。

42. 根据患者上述临床特点及发病过程，以下诊断特点哪项最符合（　　）。
   A. 湿热并重型黄疸　　B. 胆道阻滞型黄疸
   C. 脾亏血虚型黄疸　　D. 寒湿阻遏型黄疸
   E. 热毒炽盛型黄疸

43. 以下治疗方法中最为适合上述诊断特点的为（　　）。
   A. 健脾和胃，温化寒湿　　B. 利湿化浊，佐以清热
   C. 清热利湿，佐以通便　　D. 调理脾胃，益气补血
   E. 以上都不是

44. 根据上述辨证特点及治疗方法，以下选项中最佳治疗方剂为（　　）。
   A. 茵陈蒿汤　　B. 茵陈五苓散
   C. 小建中汤　　D. 黄芪建中汤
   E. 茵陈术附汤

（45~49 题共用题干）

患者，女，39 岁。患慢性肝炎 2 月余。现症：身目俱黄，头重身困，食欲减退，脘腹痞胀，恶心，大便不实，舌苔厚腻微黄，脉濡缓。

45. 其诊断为（　　）。
   A. 黄疸（阴黄）　　B. 萎黄
   C. 泄泻　　D. 黄疸（阳黄）
   E. 虚劳

46. 其证候为（　　）。
   A. 脾虚湿滞证　　B. 寒湿阻遏证
   C. 湿重于热证　　D. 热重于湿证
   E. 胆腑郁热证

47. 其治法为（　　）。
   A. 健脾养血，利湿退黄　　B. 温中化湿，健脾和胃
   C. 疏肝利胆，利湿退黄　　D. 清热通腑，利湿退黄
   E. 利湿化浊运脾，兼以清热

48. 治疗首选（　　）。
   A. 小柴胡汤　　B. 茵陈五苓散合甘露消毒丹
   C. 茵陈四苓汤　　D. 茵陈术附汤
   E. 大柴胡汤

49. 治疗过程中如果患者有寒热头痛、属邪郁肌表者，宜选用（　　）。
   A. 五味消毒饮　　B. 麻黄连翘赤小豆汤

C. 桂枝汤　　D. 麻黄汤

E. 荆防败毒散

(50~54 题共用题干)

患者，女，37 岁。主诉：右胁疼痛反复发作近 2 年、加重 2 个月。患者发病的 2 年前，与人争吵后出现右胁胀痛，且逐渐加重，喜太息，不思饮食，经肝功能及胃肠等有关检查均无异常发现，服中、西药后症状缓解。后疼痛反复发作。2 个月前出现针刺样疼痛，时轻时重。昨晚疼痛又作，特来门诊求治。饮食一般，二便正常，无发热，时有太息。检查：现右胁刺痛难忍，有时引及右背，拒按，面部有淡黑色斑块沉着。舌质微紫暗、苔薄白，脉沉细涩。

50. 该病人的中医诊断为（　　）。

A. 腹痛　　B. 积聚

C. 臌胀　　D. 胁痛

E. 以上都不是

51. 该病的中医辨证分型为（　　）。

A. 肝胆湿热　　B. 肝气郁结

C. 肝气郁结，瘀血停着　　D. 瘀血停着

E. 饮食停滞

52. 该病的立法为（　　）。

A. 疏肝理气　　B. 活血通络

C. 消食导滞　　D. 活血通络，疏肝理气止痛

E. 清热化湿

53. 该病的首选方药为（　　）。

A. 保和丸　　B. 旋覆花汤

C. 木香顺气散　　D. 柴胡疏肝散

E. 龙胆泻肝汤

54. 如果胁下有癥块、正气未衰者，可以服用何方（　　）。

A. 桃仁红花煎　　B. 血府逐瘀汤

C. 鳖甲煎丸　　D. 柴胡疏肝散

E. 以上都不是

(55~58 题共用题干)

患者，男，45 岁。因暴怒后胁肋胀痛 2 周，胁痛走窜不定，甚者牵及肩背，嗳气气连连，嗳气之后胀痛稍舒，腹胀，纳少，口苦，大便不畅，舌淡红，苔薄白，脉弦。

55. 本病例当辨何证（　　）。
A. 肝阳化风
B. 气滞血瘀
C. 肝气犯胃
D. 肝郁气滞
E. 肝阳上亢

56. 本病例的治法为（　　）。
A. 平肝潜阳
B. 活血化瘀
C. 疏肝理气
D. 疏肝和胃
E. 镇肝息风

57. 本病例选方（　　）。
A. 大柴胡汤
B. 小柴胡汤
C. 柴胡疏肝散
D. 血府逐瘀汤
E. 一贯煎

58. 后患者出现口苦口干、溲黄便秘、舌红苔黄腻，当加的药物有（　　）。
A. 茯苓、白术、半夏、陈皮
B. 丹参、赤芍、当归、元胡
C. 大黄、芒硝、青皮、陈皮
D. 山栀子、丹皮、黄芩、夏枯草
E. 枸杞、菊花、首乌、栀子

（59~61 题共用题干）

患者，男，43 岁。症见腹中积块，胀满疼痛，按之软而不坚，固定不移，舌薄白，脉弦。

59. 根据患者上述临床表现及辨证特点，治疗此患者的最佳选方是（　　）。
A. 六磨汤
B. 逍遥散
C. 膈下逐瘀汤
D. 金铃子散合失笑散
E. 少腹逐瘀汤

60. 如果病人兼见恶寒发热，头身疼痛舌苔白腻，脉浮弦大。治疗应予（　　）。
A. 五积散
B. 逍遥散
C. 失笑散
D. 柴胡疏肝散
E. 以上都不是

61. 如果患者积块硬痛不移，畏寒肢冷，舌质淤点淤斑，脉涩。宜选用（　　）。
A. 八珍汤
B. 六磨汤
C. 大七气汤
D. 化积丸
E. 膈下逐瘀汤

（62~65 题共用题干）

患者，男，36 岁。主诉：腹胀、身黄 3 天。患者在发病的 1 年前突然出现皮肤、目睛发黄，右胁疼痛，恶心欲吐，倦怠无力，小便黄赤，厌油纳差，曾在某医院治疗，症状消失出院。1 年后又见右胁疼痛不适，腹胀而丰满膨隆，有腹水，食后反饱作胀。2 天前去公园游玩劳累，加之饮食不慎，进食硬食后胃脘部明显胀闷不适，呕吐食物汤水约 250ml，吐后感到心慌、头昏、出汗，卧床休息后有所好转，但腹胀难忍，不能进食，次日午餐后又呕吐鲜血约 100ml，心慌头昏而入院治疗。诊时诉腹胀、身黄、小便黄、口苦口臭、不思食、便干结。检查：腹部胀大如鼓，面黄、目黄、身黄。舌质红、边有淤点，苔黄厚腻，脉滑数。

62. 该病中医诊断为（　　）。

A. 积聚　　B. 臌胀

C. 黄疸　　D. 腹痛

E. 以上都不对

63. 该病证候分型为（　　）。

A. 寒湿困脾血瘀　　B. 气滞湿阻血瘀

C. 湿热壅盛，气滞血瘀　　D. 肝脾血瘀

E. 以上都不对

64. 先清热凉血、活血止血以安其血，待其不再吐血后，用的治法为（　　）。

A. 疏肝理气，行湿散满兼活血化瘀　　B. 温中健脾，行气利水兼活血化瘀

C. 活血化瘀，行气利水　　D. 清热利湿，利水消胀兼活血化瘀

E. 以上都不对

65. 当选用的方药为（　　）。

A. 调营饮加减　　B. 柴胡疏肝散合胃苓汤加减

C. 实脾饮加减　　D. 茵陈蒿汤合中满分消丸加减

E. 以上都不对

（66~69 题共用题干）

患者，女，59 岁。患慢性肝炎 8 年余。现症：右胁下积块明显，质地稍硬，固定不移，按之胀痛，纳谷减少，形体瘦，面色晦暗，舌质暗，脉细涩。

66. 本病例诊断为（　　）。

A. 积证——气滞血瘀证　　B. 聚证——肝气郁结证

C. 积证——正虚瘀结证　　D. 聚证——食滞痰阻证

E. 积证——瘀血内结

67. 其治法是（　　）。

A. 理气化痰，导滞散结　　B. 理气消积，活血散瘀

C. 疏肝理气，行气散结　　D. 补益气血，活血化瘀

E. 祛瘀软坚，扶正健脾

68. 其选方为（　　）。
A. 八珍汤合化积丸　　B. 逍遥散
C. 柴胡疏肝散合失笑散　　D. 六磨汤
E. 膈下逐瘀汤合六君子汤

69. 如积块肿大坚硬而正气受损者，可兼服（　　）。
A. 鳖甲煎丸　　B. 散肿溃坚丸
C. 大黄䗪虫丸　　D. 失笑散
E. 化积丸

（70~73 题共用题干）

患者，女，29 岁。主诉：暴食后腹痛 3 天。患者发病 3 天前聚餐，当晚即觉腹部胀痛难忍，痛剧时吐出大量酒食，曾服食 1 袋山楂片，疼痛稍有减轻。现腹痛拒按，不欲饮食，嗳腐吞酸，大便奇臭。腹部触诊：轻度压痛，无反跳痛。血、尿、便常规均正常。脉滑实有力，舌红，苔黄厚。

70. 该患者的中医诊断为（　　）。
A. 积聚　　B. 胃痛
C. 腹痛　　D. 臌胀
E. 呃逆

71. 该病的证候分型为（　　）。
A. 气滞腹痛　　B. 食滞胃肠
C. 肠道实热　　D. 寒积腹痛
E. 瘀血阻滞

72. 该病的治法为（　　）。
A. 疏肝理气，缓急止痛　　B. 温中散寒，健脾和胃
C. 泻热通腑　　D. 活血化瘀
E. 消食导滞，健脾和胃

73. 该病的首选方药为（　　）。
A. 柴胡疏肝散加减　　B. 良附丸加减
C. 大承气汤加减　　D. 少腹逐瘀汤加减
E. 保和丸加减

（74~78 题共用题干）

患者，女，59 岁。患胆结石 4 年。近日因过食油腻之品，突发右胁痛，恶心呕吐，口苦，大便干，小便黄赤，舌红，苔黄腻，脉弦数，B 超示胆囊炎伴胆结石。

74. 中医诊断为（　　）。

A. 胸痹　　B. 真心痛

C. 胸痛　　D. 郁证

E. 胁痛

75. 辨证为（　　）。

A. 肝郁气滞　　B. 胃气上逆

C. 肝胃不和　　D. 脾胃不和

E. 肝胆湿热

76. 治法为（　　）。

A. 疏肝和胃，行气止痛　　B. 疏肝解郁，行气止痛

C. 健脾和胃，理气止痛　　D. 降逆和胃，和络止痛

E. 清利肝胆，通降排石

77. 选方（　　）。

A. 血府逐瘀汤　　B. 逍遥散

C. 柴胡疏肝散　　D. 龙胆泻肝汤

E. 疏肝健胃丸

78. 本病例有胆结石，宜加用的药物有（　　）。

A. 桃仁、红花、半夏　　B. 三棱、莪术、地鳖虫

C. 茯苓、半夏、陈皮　　D. 金钱草、海金沙、川楝子

E. 元胡、川楝子、木香

（79~81 题共用题干）

某患者治疗 20 天后，黄疸消退，但仍有脘痞腹胀，食少纳呆，口苦黏，乏力，大便不调，舌苔薄白少腻，脉濡。

79. 现辨何证（　　）。

A. 脾虚湿滞　　B. 寒湿阻滞

C. 湿热留恋　　D. 肝脾不调

E. 外感暑湿

80. 选方为（　　）。

A. 参苓白术散　　B. 茵陈四苓汤

C. 归芍六君子汤　　D. 三二汤

E. 甘露消毒丹

81. 现患者食少纳呆，当加的药物为（　　）。

A. 百合、山药、石斛　　B. 枳壳、香附、郁金

C. 炒神曲、炒山楂、炒麦芽　　D. 茵陈、猪苓、泽泻

E. 薏苡仁、白蔻仁、炒杏仁

(82~87 题共用题干)

患者，男，29 岁。主诉：食欲不振、困倦乏力 1 个月，身目发黄 4 天。患者发病的 1 个月前因多次淋雨后即感全身困倦乏力，食欲不振，时有腹泻，服中药后病情减轻，因农活较忙，未再继续服药。4 天前家人发觉其目睛发黄，渐至皮肤亦黄，病情逐渐加重，故来诊治。现食欲不振，时有恶心，口淡不渴，肢体困倦，神疲畏寒，脘腹胀满，大便稀溏，小便量少，右胁下疼痛不适。检查：目睛及皮肤均明显发黄，黄色晦暗，右胁下有压痛，苔白腻，舌淡白，脉沉迟。

82. 该病人中医诊断为（　　）。

A. 感冒　　B. 泄泻

C. 腹痛　　D. 胁痛

E. 黄疸

83. 该病证候分型为（　　）。

A. 阳黄，热重于湿　　B. 阳黄，湿重于热

C. 阴黄，脾虚血亏　　D. 阴黄，寒湿阻遏

E. 以上都不是

84. 该病的治法为（　　）。

A. 清热利湿，健脾和胃　　B. 除湿化浊，泻热退黄

C. 温中化湿，淡渗分利　　D. 健脾温中，补养气血

E. 以上都不是

85. 该病的首选方药为（　　）。

A. 附子理中汤　　B. 茵陈五苓散

C. 黄芪建中汤　　D. 茵陈术附汤合胃苓汤加减

E. 以上都不是

86. 如见脘腹作胀，胁肋隐痛，肢困纳呆，便溏，脉弦细，宜用何药（　　）。

A. 四物汤　　B. 柴胡疏肝散

C. 逍遥散　　D. 黄芪建中汤

E. 六君子汤

87. 若因黄疸日久，胁下有癥块，出现胁肋刺痛、拒按，宜用（　　）。

A. 桃仁红花煎　　B. 血府逐瘀汤

C. 柴胡疏肝散　　D. 鳖甲煎丸

E. 以上都不是

(88~92 题共用题干)

患者，男，56 岁。素体肥胖，突发上腹右胁胀闷疼痛，牵引肩背，身目发黄，黄色鲜明，恶心呕吐，便干，身热，舌红黄苔，脉弦滑数。B 超示：胆结石、胆囊炎、肝功能正常。

88. 其辨证为（　　）。

A. 热重于湿（阴黄）　　B. 湿重于热（阳黄）

C. 胆腑郁热证（阳黄）　　D. 脾胃湿热

E. 肝胆湿热

89. 其治法为（　　）。

A. 利湿化浊运脾，兼以清热　　B. 清热利湿

C. 清热通腑，利湿退黄　　D. 疏肝泻热，利胆退黄

E. 清热解毒通腑

90. 首选方为（　　）。

A. 茵陈蒿汤　　B. 龙胆泻肝汤

C. 甘露消毒丹　　D. 大柴胡汤

E. 茵陈四苓散

91. 为消除结石，可加哪组药物（　　）。

A. 郁金、黄柏、茵陈　　B. 内金、穿山甲、木通

C. 黄连、龙胆草、郁金　　D. 柴胡、川楝子、栀子

E. 金钱草、海金沙、玄明粉

92. 患者呕吐明显，可加（　　）。

A. 代赭石、柿蒂、丁香　　B. 苍术、厚朴、半夏

C. 香附、枳壳、郁金　　D. 厚朴、竹茹、陈皮

E. 苏梗、藿香、苍术

(93~97 题共用题干)

患者，女，35 岁。平素情绪不畅，2 天前生气后出现胁肋胀痛，走窜不定，胸闷喜太息，嗳气频作，纳食减少，舌苔薄白，脉弦。

93. 根据患者上述症状特点，治疗此患者的立法及处方应为（　　）。

A. 清热利湿法、龙胆泻肝汤　　B. 祛瘀通络法、旋覆花汤

C. 疏肝理气法、柴胡疏肝散　　D. 养阴柔肝法、一贯煎

E. 以上都不是

94. 如果此病例出现胁肋掣痛，心急烦躁，口干口苦，溺黄便秘，舌红苔黄，脉弦数。治法

宜选用（　　）。

A. 疏肝理气，活血止痛
B. 祛瘀通络止痛
C. 清热利湿，理气止痛
D. 清肝理气，活血止痛
E. 养阴柔肝止痛

95. 如果病情进一步发展，症见胁肋隐痛，遇劳加重，心烦头晕，睡眠欠佳，舌红苔薄，少津，脉弦细。治宜加用（　　）。

A. 平肝潜阳药
B. 清热泻火药
C. 清热利湿药
D. 滋阴清热药
E. 以上都不是

96. 如果此患者又见胁痛肠鸣腹泻，治疗宜加用（　　）。

A. 和胃通降药
B. 健脾升清药
C. 健脾止泻药
D. 芳香化湿药
E. 以上都不是

97. 如果此病例症见恶心呕吐，治宜加用（　　）。

A. 健脾止泻药
B. 健脾和胃药
C. 芳香化湿药
D. 和胃止呕药
E. 以上都不是

（98~100 题共用题干）

患者，女，56 岁。患黄疸经治 1 周后身热已退，黄疸减轻，呕吐止，唯胁肋隐痛，脘痞腹胀，食少口干苦，小便赤苔腻，脉弦数。

98. 属何证（　　）。

A. 湿邪内蕴
B. 肝胆湿热
C. 肝脾不调
D. 湿热留恋
E. 脾虚湿滞

99. 其治法为（　　）。

A. 健脾祛湿
B. 清热利湿
C. 温中化湿
D. 健脾养血
E. 活血化瘀

100. 宜选方为（　　）。

A. 柴胡疏肝散
B. 茵陈蒿汤
C. 甘露消毒丹
D. 茵陈四苓散
E. 龙胆泻肝汤

(101~105 题共用题干)

患者，女，61 岁。有“乙肝”病史 20 余年，现右胁疼痛较剧，如锥如刺，入夜更甚，甚至痛引肩背，右胁下结块较大，质硬拒按，面色萎黄而黯，倦怠乏力，腹胀，食欲不振，大便溏结不调，月经不调，舌质紫暗有淤点淤斑，脉弦涩。

101. 诊断为（　　）。

A. 胃癌　　B. 大肠癌

C. 肝癌　　D. 腹痛

E. 臌胀

102. 证型为（　　）。

A. 湿热下注　　B. 气滞血瘀

C. 瘀毒内阻　　D. 肝肾阴虚

E. 热邪炽盛

103. 治法为（　　）。

A. 补益肝肾，清热活血　　B. 清热利湿，化瘀解毒

C. 利湿和胃，清热化痰　　D. 滋阴活血，化湿解毒

E. 行气活血，化瘀消积

104. 可选用（　　）。

A. 膈下逐瘀汤加味　　B. 八珍汤

C. 黄连解毒汤　　D. 槐角丸

E. 复元活血汤

105. 如果转为鼓胀之腹胀大、皮色苍黄、脉络暴露者，可改用（　　）。

A. 膈下逐瘀汤加味　　B. 八珍汤

C. 调营饮　　D. 槐角丸

E. 膈下逐瘀汤

(106~109 题共用题干)

患者，男，41 岁。7 天前因从高处摔下后左胁痛，经 X 线、B 超检查未见异常病变，但胁痛不减，痛有定处，呼吸、咳嗽痛甚，常借助止痛药物支持，舌质稍暗，脉沉细。

106. 本病例当诊断为（　　）。

A. 胸痹　　B. 悬饮

C. 胸痛　　D. 胁痛

E. 痹症

107. 本病例当辨证为（　　）。

A. 寒气内侵　　B. 痰浊内阻

C. 瘀血阻络　　D. 肝络失养
E. 肝郁气滞

108. 本病例的治法为（　　）。
A. 化痰通络　　B. 祛瘀通络
C. 养阴柔肝　　D. 疏肝理气
E. 散寒止痛

109. 本病例的选方为（　　）。
A. 柴胡疏肝散加减　　B. 独活寄生汤加减
C. 涤痰汤加减　　D. 复元活血汤加减
E. 一贯煎加减

（110~114 题共用题干）

患者，男，44 岁。患胆石症 3 年余，经常服用消炎利胆药物。近日由于过食油腻之品，突发右胁痛，恶心呕吐，口苦，小便黄赤，大便干，舌红，苔黄腻，脉弦数。B 超示胆囊炎伴胆结石。

110. 中医诊断为（　　）。
A. 郁证　　B. 真心痛
C. 胸痹　　D. 胁痛
E. 胸痛

111. 辨证为（　　）。
A. 肝郁气滞　　B. 胃气上逆
C. 肝胃不和　　D. 脾胃不和
E. 肝胆湿热

112. 治法为（　　）。
A. 疏肝解郁，行气止痛　　B. 疏肝和胃，行气止痛
C. 健脾和胃，理气止痛　　D. 清利肝胆，通降排石
E. 降逆和胃，和络止痛

113. 选方为（　　）。
A. 血府逐瘀汤　　B. 逍遥散
C. 龙胆泻肝丸　　D. 疏肝健胃丸
E. 柴胡疏肝散

114. 本病例有胆结石，宜加用以下哪组药物（　　）。
A. 茯苓、半夏、陈皮、代赭石、旋覆花
B. 桃仁、红花、半夏、陈皮、青皮

C. 元胡、川楝子、木香、桃仁、红花

D. 金钱草、海金沙、川楝子、大黄、芒硝、郁金

E. 三棱、莪术、地鳖虫、香附、郁金

（115~117 题共用题干）

患者，女，42 岁。患慢性肝炎十余年。近 1 周来出现腹胀大，按之不坚，胁下胀满疼痛，纳食减少，食后作胀，嗳气不爽，小便短少，苔白腻，脉弦。

115. 根据患者上述临床特点及中医辨证类型，以下选项中对此患者治疗最佳的方剂宜用（　　）。

A. 平胃散加减　　B. 五苓散

C. 柴胡疏肝散加减　　D. 调营饮加减

E. 中满分消丸

116. 如果患者食少腹胀甚，小便短少，舌质淡体胖，苔腻，脉弦滑，宜改用何方（　　）。

A. 五苓散加减　　B. 平胃散加减

C. 实脾饮加减　　D. 胃苓汤加减

E. 以上都不是

117. 如果经治效果不佳，出现腹大胀满，按之如囊裹水，脘腹痞胀，下肢浮肿，精神困倦，怯寒懒动，大便稀溏，小便短少，舌苔白腻，脉缓。治疗宜用（　　）。

A. 胃苓汤　　B. 实脾饮加减

C. 调营饮　　D. 中满分消丸

E. 以上都不是

（118~121 题共用题干）

患者，男，45 岁。患肝炎多年，近 20 天来腹胀大如鼓，脘腹撑急，烦热口苦，渴不欲饮，面目皮肤发黄，大便秘结，小便黄赤，舌边尖红，苔黄腻，脉弦数。

118. 根据患者上述临床特点，此时中医辨证属于（　　）。

A. 湿热并重型黄疸　　B. 胃肠积热型便秘

C. 寒湿困脾型臌胀　　D. 湿热蕴结型臌胀

E. 以上都不是

119. 前医如果予中满分消丸治疗，效果不佳，出现烦躁失眠，狂叫不安，逐渐转入昏迷；此时宜选用（　　）。

A. 苏合香丸　　B. 安宫牛黄丸

C. 大承气汤　　D. 紫雪丹

E. 以上都不是

120. 假如此病人突然出现大量吐血、便血等危急之症，可急予（　　）。
A. 归脾汤加减　　B. 黄土汤加减
C. 犀角地黄汤加减　　D. 龙胆泻肝汤加减
E. 以上都不是

121. 如果此患者经治日久不愈，症见腹大坚满，脉络怒张，胁腹刺痛，面颈多处散在丝纹状血痣，手掌赤痕，宜改用何方治疗（　　）。
A. 十枣汤　　B. 舟车丸
C. 胃苓汤　　D. 调营饮
E. 实脾饮

（122~124 题共用题干）

患者，女。患臌胀病多年，现腹大胀满，青筋显露，形体消瘦，面色晦暗，唇紫，头昏目糊，腰膝酸软，心烦口干，午后潮热，舌质红绛、少津，脉弦细数。

122. 根据患者上述临床特点，中医辨证此患者属于何型臌胀（　　）。
A. 肝脾血瘀　　B. 湿热蕴结
C. 脾肾阳虚　　D. 肝肾阴虚
E. 以上都不是

123. 根据上述临床辨证类型，以下治法宜用（　　）。
A. 活血化瘀，行气利水　　B. 温补脾肾，化气行水
C. 温中健脾，行气利水　　D. 凉血化瘀，滋养肝肾
E. 以上都不是

124. 以下方剂中最为适合上述临床辨证特点的为（　　）。
A. 调营饮　　B. 一贯煎加减
C. 中满分消丸　　D. 六味地黄丸合膈下逐瘀汤加减
E. 六味地黄丸加减

## 四、B 型题

（1~3 题共用备选答案）
A. 茵陈蒿汤加减　　B. 茵陈五苓汤
C. 甘露消毒丸　　D. 犀角三合安宫牛黄丸
E. 柴胡疏肝散和至宝丹

1. 症见发病急骤，身目俱黄如橘黄色，高热烦渴，神昏谵语。宜用（　　）。
2. 症见身目俱黄，发热口渴，恶心欲吐，溺黄便秘，舌红苔黄腻，脉弦细。宜用（　　）。
3. 症见身目俱黄如黄金色，高热烦躁，鼻衄，舌红绛，苔黄燥，脉弦细。宜用（　　）。

(4~6 题共用备选答案)

A. 龙胆泻肝丸　　B. 柴胡疏肝散

C. 丹栀逍遥散　　D. 胃苓散加减

E. 茵陈五苓散

4. 症见胁肋疼痛剧烈，胸闷烦躁，口干苦干，溺黄便秘，舌红苔黄，脉滑细。治方宜用（　　）。

5. 症见胁痛，胸闷气短，纳差，苔薄白，脉弦。治方宜用（　　）。

6. 症见胁痛口苦，恶心呕吐，纳呆，目赤，小便黄赤，舌红苔黄腻，脉弦滑细。治方宜用（　　）。

(7~9 题共用备选答案)

A. 气滞胆腑　　B. 淤血痹阻

C. 气血不足，邪气潜伏　　D. 阴亏火灼

E. 砂石阻滞胆腑

7. 右胁部绞痛，阵发性加重，痛连肩背者，多为（　　）。

8. 右胁持续性胀痛，随情志起伏而加重，痛连肩背者，多为（　　）。

9. 右胁疼痛绵绵不休者，多为（　　）。

(10~12 题共用备选答案)

A. 丹栀逍遥散　　B. 一贯煎

C. 茵陈五苓散　　D. 胃苓散加减

E. 理中汤加减

10. 症见右胁隐隐疼痛，时作时止，脘腹胀满，畏寒肢冷，乏力倦怠，色淡苔白腻，脉弦细。治方宜用（　　）。

11. 症见两胁疼痛，遇劳加重，急躁易怒，头晕目眩，舌红少苔，脉细弦而数。治方宜用。

12. 症见右胁隐隐疼痛，口燥咽干，头晕目眩，烦热不安，舌红少苔，脉弦细数。治方宜用（　　）。

## 五、X 型题

1. 患者摔伤后瘀血较重，胁痛如刺，痛有定处，入夜更甚，胁下有癥块，正气未衰。以下合用最佳的两方剂为（　　）。

A. 复元活血汤　　B. 旋覆花汤

C. 血府逐瘀汤　　D. 膈下逐瘀汤

E. 鳖甲煎丸

2. 瘿病阴虚证有的主症包括（　　）。
A. 心悸不宁　B. 两目汗涩
C. 手指颤动　D. 心烦少寐
E. 头晕目眩

3. 臌胀的临床特征有（　　）。
A. 腹大胀满　B. 皮色苍黄
C. 颜面浮肿　D. 绷紧如鼓
E. 脉络显露

4. 历代医籍中称为积聚的病有（　　）。
A. 疟母　B. 癖块
C. 痞块　D. 癥瘕
E. 痃癖

5. 阳黄表现有（　　）。
A. 起病急　B. 病程短
C. 黄色鲜明如橘色　D. 苔黄腻
E. 小便短赤

6. 久病体弱，积坚块硬，隐痛或剧痛，饮食大减，肌肉瘦削，神倦乏力，面色萎黄，或黧黑，甚则面浮肢肿，舌质淡紫或光剥无苔，脉细数或弦细。宜选用（　　）。
A. 大黄䗪虫丸　B. 八珍汤
C. 六君子汤　D. 鳖甲煎丸
E. 化积丸

7. 以下属于阴黄寒湿阻遏证的临床主症有（　　）。
A. 身目俱黄　B. 黄色晦暗或如烟熏
C. 脘腹痞满　D. 胁肋隐痛
E. 大便秘结

8. 肝肾阴虚型臌胀可选用的方剂有（　　）。
A. 膈下逐瘀汤　B. 一贯煎
C. 六味地黄丸　D. 百合固金汤
E. 沙参麦冬汤

9. 臌胀的主要病机是（　　）。
A. 心、肝、肾功能失常　B. 气、水停滞腹内
C. 肝、脾、肾功能失常　D. 气、血、水瘀积腹内
E. 血不循经，溢出脉外

10. 症见胁痛，喜叹息，气短胸闷，伴肠鸣腹泻者，其病机为（　　）。
A. 脾胃虚弱　B. 肝气横逆

C. 脾肾气虚　　D. 脾运失常

E. 湿热困脾

11. 肝癌晚期合并的危重证候有（　　）。

A. 黄疸　　B. 血证

C. 昏迷　　D. 气喘不得卧

E. 臌胀

12. 腹中结块柔软，时聚时散，攻窜胀痛，脘胁胀闷不适，苔薄，脉弦。宜选方为（　　）。

A. 柴胡疏肝散　　B. 六磨汤

C. 五磨饮子　　D. 逍遥散

E. 木香顺气散

13. 能形成阳黄的因素有（　　）。

A. 素体胃热偏盛，湿从热化　　B. 中阳不振

C. 湿热所伤　　D. 过食甘肥酒热

E. 湿热交蒸

14. 以下为瘿病火旺证主症的包括（　　）。

A. 眼球突出　　B. 性情急躁易怒

C. 口苦面部烘热　　D. 手指颤抖

E. 烦热易汗

15. 瘿病后期眼突者，治以活血散瘀、益气养阴，药选（　　）。

A. 丹参、赤芍　　B. 干姜、肉桂

C. 泽兰、生牡蛎　　D. 山慈姑、黄芪

E. 枸杞、谷精草

16. 肝癌的预防与调摄在于（　　）。

A. 积极防治病毒性肝炎　　B. 防止合并症

C. 延长生存期　　D. 改善生存质量

E. 提高生存率

17. 肝硬化腹水的常见病因包括（　　）。

A. 酒精性　　B. 血吸虫病

C. 胆汁性　　D. 营养不良性

E. 病毒性肝炎

18. 胁痛如刺，痛处不移，胁肋下触及肿块，舌质紫暗，脉沉涩。治疗方用（　　）。

A. 复元活血汤　　B. 旋覆花汤加减

C. 金铃子散　　D. 柴胡疏肝散

E. 鳖甲煎丸

19. 肝癌辨证要点为（　　）。

A. 辨虚实　　B. 辨标本

C. 辨阴阳　　D. 辨气血

E. 辨危候

20. 黄疸病人应禁食的有（　　）。

A. 辛热之品　　B. 酒辣之品

C. 油腻之品　　D. 富于营养

E. 易消化食物

21. 臌胀的病因有（　　）。

A. 酒食所伤　　B. 积聚日久

C. 感染虫毒　　D. 黄疸日久

E. 情志郁结

22. 以下属于阳黄湿重于热证的临床主症包括（　　）。

A. 身目俱黄　　B. 胸脘痞满

C. 头重身困　　D. 大便溏垢

E. 恶心呕吐

23. 以下不属肝胆湿热证胁痛特点的症状有（　　）。

A. 口苦口黏　　B. 小便黄赤

C. 痛处走窜不定　　D. 口干咽燥

E. 胁痛灼热

24. 腹痛的疼痛性质有（　　）。

A. 冷痛、绞痛　　B. 隐痛、胀痛

C. 有反跳痛　　D. 灼痛、刺痛

E. 持续性痛

25. 黄疸的重要治疗原则是（　　）。

A. 清热解毒　　B. 利小便

C. 解表通下　　D. 活血化瘀

E. 疏肝理气

26. 积聚的诊断依据有（　　）。

A. 或有感受寒邪史　　B. 常有腹胀或疼痛不适等症状

C. 常有情志失调，饮食不节史　　D. 或黄疸、久疟、久泻、久痢等病史

E. 腹腔内有可扪及的包块

27. 肺癌的辨证要点为（　　）。

A. 辨邪正盛衰　　B. 辨证候虚实

C. 辨在表在里　　D. 辨寒热属性
E. 辨标本缓急

28. 瘿病心肝阴虚证选方为（　　）。
A. 一贯煎　　B. 柏子养心丸
C. 杞菊地黄丸　　D. 六味地黄丸
E. 天王补心丹

29. 以下能形成急黄的有（　　）。
A. 深入营血　　B. 疫毒炽盛
C. 充斥三焦　　D. 湿热蕴积化毒
E. 内陷心肝

30. 瘿病的常见病因有（　　）。
A. 感染外邪　　B. 体质因素
C. 水土失宜　　D. 情志内伤
E. 饮食失调

31. 肝气郁滞型聚证的病人，如果见腹痛较剧烈、得温缓解、肢冷，可以加入（　　）。
A. 香附　　B. 高良姜
C. 肉桂　　D. 附子
E. 丁香

32. 以下属于臌胀辨证要点的有（　　）。
A. 辨邪实　　B. 辨腹部大小
C. 辨新久缓急　　D. 辨虚实
E. 辨部位

33. 胁痛病人在情志饮食方面应注意的有（　　）。
A. 避免饮酒过度　　B. 心情舒畅
C. 饮食清淡　　D. 忌食肥甘辛辣
E. 保持情绪稳定

34.《临证指南医案》治疗久病入络胁痛之法有（　　）。
A. 辛香通络　　B. 甘缓补虚
C. 清热利湿　　D. 辛泄祛瘀
E. 理气活血

35. 积证一般分为（　　）。
A. 瘀血内结证　　B. 气血亏虚证
C. 食滞痰阻证　　D. 气滞血阻证
E. 正虚瘀结证

36. 以下属于阳黄胆腑郁热证的临床主症有（　　）。
A. 寒热往来　B. 黄色鲜明
C. 身目发黄　D. 上腹右胁胀闷疼痛
E. 身热不退

37. 以下是积证的特点有（　　）。
A. 有形可征　B. 痛无定处
C. 痛有定处　D. 结块固定不移
E. 脏病

38. 瘿病的基本病机包括（　　）。
A. 气滞　B. 血瘀
C. 痰凝　D. 寒邪郁闭
E. 湿邪

39. "气鼓"的特征包括（　　）。
A. 腹部膨隆　B. 青筋显露
C. 嗳气则舒　D. 腹部按之空空然
E. 叩之如鼓

40. 胁痛的症状特点有（　　）。
A. 胀痛　B. 刺痛
C. 灼痛　D. 隐痛
E. 钝痛

41. 肝胆气郁胆胀的症状有（　　）。
A. 胸闷脘胀，善太息　B. 右胁灼热疼痛
C. 嗳气频作，嗳腐吞酸　D. 遇怒加重
E. 苔白腻，脉弦大

42. 腹大胀满，青筋暴露，面色晦暗，唇紫，口干而燥，心烦失眠，时或鼻衄，牙龈出血，尿少，舌质红少津，苔少或光剥，脉弦细数。宜选方（　　）。
A. 沙参麦冬汤　B. 知柏地黄丸
C. 杞菊地黄丸　D. 一贯煎
E. 六味地黄丸

43. 肝阴不足型胁痛症状可见（　　）。
A. 胁肋隐痛，绵绵不已　B. 口干咽燥，心中烦热
C. 头晕目眩，两目干涩　D. 脘闷纳呆，恶心呕吐
E. 舌红少苔，脉弦细数

44. 黄疸如失治误治，后期可转变为（　　）。
A. 胁痛　B. 臌胀

C. 胃痛　　D. 水肿

E. 积聚

45. 积证的治疗原则分3个阶段，分别为（　　）。

A. 活血化瘀　　B. 消散

C. 消补兼施　　D. 行气散结

E. 养正除积

46. 瘿病的治疗，其基本治则为（　　）。

A. 理气化痰　　B. 软坚散结

C. 疏肝解郁　　D. 消瘿散结

E. 化痰消瘿

47.《三因极一病证方论》所论述的五瘿为（　　）。

A. 石瘿　　B. 血瘿

C. 筋瘿　　D. 肉瘿

E. 气瘿

48. 气郁痰阻型瘿病的治法为（　　）。

A. 理气舒郁　　B. 理气活血

C. 化痰消瘿　　D. 滋养阴精

E. 清肝泻火

49. 以下属于黄疸的病因的是（　　）。

A. 湿邪　　B. 寒邪

C. 疫毒　　D. 热邪

E. 瘀血

50. 古籍中对瘿病的称谓有（　　）。

A. 瘿气　　B. 瘿

C. 影袋　　D. 瘿瘤

E. 瘿囊

51. 胆胀主要责之于胆。与之密切相关的脏腑为（　　）。

A. 心　　B. 脾

C. 肝　　D. 胃

E. 肾

52. 肝郁气滞证之胁痛特点为（　　）。

A. 胁肋胀痛　　B. 走窜不定

C. 引及胸背肩臂　　D. 入夜尤甚

E. 每因情志变化而增减

53. 胆胀的治疗原则为（　　）。

A. 清热利湿　　B. 和降通腑

C. 疏肝利胆　　D. 疏肝理气

E. 通腑泻浊

54. 治疗瘿病的基本法则是（　　）。

A. 清肝泻火　　B. 理气化痰

C. 消瘿散结　　D. 滋阴养血

E. 活血化瘀

55. 治疗胁痛宜疏肝柔肝并举，其内容包括（　　）。

A. 避免大量选用辛温香燥之品　　B. 尽量选用轻灵平和之品

C. 不宜久用辛香温燥之品　　D. 大量应用活血药

E. 疏肝药与柔肝药并用

56. 急黄的临床特点有（　　）。

A. 黄色如金　　B. 病情急骤

C. 神昏　　D. 出血

E. 发斑

57. 以下是臌胀的主要特征有（　　）。

A. 腹大如鼓　　B. 下肢水肿

C. 皮色苍黄　　D. 胁下或腹部痞块

E. 四肢枯瘦

58. 臌胀的治疗原则正确的有（　　）。

A. 所有证型都应加强逐水祛瘀

B. 脾肾阳虚、肝肾阴虚者应以补虚为主，祛邪为辅

C. 切忌一味攻伐

D. 气滞、淤血、水饮者应以祛邪为主，补虚为辅

E. 补虚不忘实，泻实不忘虚

59. 肝郁气滞证之胁痛特点为（　　）。

A. 入夜尤甚　　B. 走窜不定

C. 胁肋胀痛　　D. 引及胸背肩臂

E. 每因情志变化而增减

60. 瘀胆型肝炎的临床特征为（　　）。

A. 大便色白　　B. 黄疸持续时间长

C. 常有皮肤瘙痒　　D. 血清胆红素明显升高，以直接胆红素为主

E. 胆固醇明显增高

61. 腹大胀满，或见青筋暴露面晦滞，唇紫，口干而燥，心烦失眠，时或鼻衄，牙龈出血，尿少，舌质红绛少津，苔少或光剥，脉弦细数，宜选方（　　）。
A. 六味地黄丸
B. 知柏地黄丸
C. 杞菊地黄丸
D. 沙参麦冬汤
E. 一贯煎

62. 寒湿阻滞型黄疸的主症有（　　）。
A. 黄色晦暗
B. 心悸气短
C. 脉濡缓
D. 头重身困酸痛
E. 小便不黄

63. 瘿病肝火旺盛的选方为（　　）。
A. 丹栀逍遥丸
B. 四海舒郁丸
C. 海藻玉壶汤
D. 消瘰丸
E. 栀子清肝汤

64. 黄疸形成的病理过程包括（　　）。
A. 湿邪困遏脾胃
B. 气滞血瘀
C. 壅塞肝胆
D. 胆汁泛溢
E. 疏泄失常

65. 有关黄疸的病治，以下正确的有（　　）。
A. 阳黄热重于湿用茵陈蒿汤
B. 阴黄以温化寒湿之法为治
C. 阳黄以清热利湿为主
D. 阴黄寒湿阻滞用实脾饮
E. 阳黄湿重于热用茵陈五苓散合甘露消毒丹加减

66. 瘿病的病因有（　　）。
A. 情志内伤
B. 感染外邪
C. 水土失宜
D. 饮食失调
E. 体质因素

67. 瘿病发生恶变的先兆包括（　　）。
A. 肿块在短期内迅速增大
B. 质地坚硬
C. 脉速
D. 高热
E. 结节高低不平

68. 瘿病肝火旺盛证的选方为（　　）。
A. 四海舒郁丸
B. 海藻玉壶汤
C. 丹栀逍遥丸
D. 消瘰丸
E. 栀子清肝汤

69. 臌胀的主要临床表现包括（　　）。
A. 皮色苍白
B. 腹胀大如鼓

C. 腹部胀满　　D. 皮色苍黄

E. 脉络暴露

70. 以下属于中医积聚范畴的包括（　　）。

A. 腹部肿瘤　　B. 肝、脾大

C. 胆囊炎　　D. 增生型肠结核

E. 不完全性肠梗阻

71. 肝络失养证之胁痛的特点是（　　）。

A. 局部拒按　　B. 胁肋隐痛

C. 绵绵不休　　D. 灼热疼痛

E. 遇劳加重

72. 以下与阴黄证的发生有关的是（　　）。

A. 寒湿伤人，或素体脾胃虚寒　　B. 湿从寒化

C. 寒湿瘀滞　　D. 胆液为湿邪所阻

E. 脾虚失运

73. 瘿病阴虚证主症有（　　）。

A. 心烦少寐　　B. 心悸不宁

C. 手指颤动　　D. 两目干涩

E. 头晕目眩

74. 肝络失养证之胁痛的特点是（　　）。

A. 胁肋隐痛　　B. 遇劳加重

C. 灼热疼痛　　D. 局部拒按

E. 绵绵不休

75. 胁痛患者在情志饮食方面应注意的是（　　）。

A. 饮食清淡　　B. 避免饮酒过度

C. 保持情绪稳定　　D. 心情舒畅

E. 忌食肥甘辛辣

76. 积证病毒性肝炎所引起的肝脾大，应在辨证论治的基础上选加（　　）。

A. 抗病毒　　B. 护肝降酶

C. 抗纤维化　　D. 调节免疫

E. 抗肿瘤

77. 阳黄胆腑郁热证的临床主症包括（　　）。

A. 黄色鲜明　　B. 身目发黄

C. 身热不退　　D. 上腹右胁胀闷疼痛

E. 牵及肩背

78. 肝癌的辨证要点有（　　）。
A. 辨虚实
B. 辨阴阳
C. 辨气血
D. 辨危候
E. 辨寒热

79. 导致实证胁痛的病理因素主要包括（　　）。
A. 气滞
B. 精血不足
C. 湿热
D. 血瘀
E. 肝阴亏损

80. 胁痛的病理因素有（　　）。
A. 湿热
B. 气虚
C. 精血虚
D. 血瘀
E. 气滞

81. 患者寒热往来，胸胁苦满，咽干口苦，恶心呕吐，舌红，苔黄腻，脉弦数。其产生的病机主要有（　　）。
A. 湿热郁脾胃，胃失和降
B. 燥热内结阳明，腑气不通
C. 湿热郁蒸肝胆
D. 邪热侵犯少阳，肝胆失于疏泄
E. 风热侵袭，正邪相争

82. 历代医籍中属于臌胀的范畴的有（　　）。
A. 蛊胀
B. 单腹胀
C. 鼓胀
D. 水鼓
E. 水蛊

83. 黄疸的主症有（　　）。
A. 爪甲黄
B. 目黄
C. 身黄
D. 齿垢黄
E. 小便黄

84. 肺胀的临床表现有（　　）。
A. 喘咳上气
B. 痰鸣气喘突发突止
C. 心悸浮肿
D. 唇甲紫绀
E. 胸部憋闷如塞

## 六、案例分析题

（1~6 题共用题干）

患者，男，52 岁。长期饮酒。近 5 年来时有右胁下隐痛，纳差，食后腹胀，易疲劳，最近 1 周出现腹部胀大如鼓状，按之坚满，面目肌肤发黄，烦热口苦，口干而不欲饮，小便量少而黄，大便干结，舌质红苔黄腻，脉弦数。

1. 该患者应考虑为（　　）。

A. 阳黄热重于湿　　B. 臌胀湿热蕴结
C. 臌胀气滞湿阻　　D. 胁痛肝胆湿热
E. 臌胀肝脾血瘀　　F. 阳黄热毒炽盛

2. 该患者此时的治法应为（　　）。

A. 清热利湿，凉血止血　　B. 清热利湿，佐以泻下
C. 疏肝理气，行湿散满　　D. 清热利湿，攻下逐水
E. 活血化瘀，行气利水

3. 目前该患者可采用哪个方药加减治之（　　）。

A. 柴胡疏肝散合胃苓汤　　B. 实脾饮
C. 中满分消丸合茵陈蒿汤　　D. 木香顺气散
E. 调营饮

4. 此患者如大便秘结不通，常加用的药物有（　　）。

A. 虎杖　　B. 槟榔
C. 绵茵陈　　D. 土茵陈
E. 芦根　　F. 车前子
G. 桃仁

5. 对于臌胀患者，平时应如何调护（　　）。

A. 注意休息　　B. 多食肉类，增强营养
C. 避免情绪刺激　　D. 忌酒
E. 通利二便　　F. 注意意识变化

6. 该患者在辨证时，应抓住的主症有（　　）。

A. 胁痛　　B. 纳差
C. 舌质红苔黄腻　　D. 易疲劳
E. 面目肌肤发黄　　F. 烦热口苦
G. 腹部胀大如鼓状，按之坚满

（7~12 题共用题干）

患者，男，39 岁。有慢性结石性胆囊炎病史。近 2 周时有右胁胀痛，脘闷，纳差，曾自行煎服“柴胡疏肝散”，初服有效，继服无效。现右胁疼痛，痛连右肩胛，时发热，口干口苦，恶心，大便干结，小便短黄，舌红苔黄，脉弦滑。

7. 该患者应考虑为何（　　）。

A. 胁痛肝气郁结　　B. 胁痛湿热蕴结

C. 胁痛瘀血停着　　D. 胁痛肝阴不足
E. 胁痛胆腑蕴热　　F. 胁痛肝气乘脾

8. 该患者此时的治法应为（　　）。
A. 疏肝理气　　B. 祛瘀通络
C. 清热利湿　　D. 清热利胆
E. 养阴柔肝　　F. 抑木扶土

9. 目前该患者可采用哪个方药加减治之（　　）。
A. 清胆汤　　B. 旋覆花汤
C. 失笑散　　D. 黄连温胆汤
E. 一贯煎　　F. 小柴胡汤

10. 该患者在辨证为上述证型时，应抓的主症有（　　）。
A. 右胁疼痛，痛连右肩胛　　B. 口干口苦
C. 大便干结　　D. 纳差
E. 舌红苔黄

11. 此患者如出现黄疸，可加用于退黄的药物有（　　）。
A. 茵陈　　B. 田基黄
C. 鸡骨草　　D. 五味子
E. 虎杖

12. 此时的治法是（　　）（提示：患者治疗，胁痛明显减轻，但时有右胁肋隐痛，遇劳多发，口干咽燥，目涩，舌红少苔，脉弦细数）。
A. 疏肝利胆　　B. 清热利湿
C. 活血化瘀　　D. 益肾清肝
E. 养阴柔肝

（13~18 题共用题干）

患者，女，45 岁。有乙肝病史 15 余年，平素性情急躁，时有上腹部疼痛。近 3 日解柏油样大便，每日 2~3 次，伴口苦心烦，自行服用“三九胃泰”。今日与他人争吵中突呕出大量鲜血，共呕血 3 次，每次 250~400ml，渐意识模糊，处于嗜睡状态，面色苍白，四肢厥冷，汗出如油，脉微。

13. 该患者应考虑为（　　）。
A. 血证肝火犯胃　　B. 血证气虚血溢
C. 血证胃热壅盛　　D. 血证气虚不摄
E. 血证气随血脱　　F. 血证脾胃虚寒

14. 该患者在辨证时，应抓的主症有（　　）。
A. 吐血　　B. 四肢厥冷

C. 意识模糊　　D. 心烦
E. 汗出如油　　F. 脉微

15. 该患者此时的治法应为（　　）。
A. 清胃泻火，化瘀止血　　B. 泻肝清胃，凉血止血
C. 益气固脱　　D. 健脾温中，养血止血
E. 健脾益气，摄血　　F. 滋阴降火，凉血止血

16. 现患者病情危重，可用于急救的药物有（　　）。
A. 参附注射液　　B. 高丽参注射液
C. 独参汤　　D. 生脉注射液
E. 清开灵注射液

17. 目前该患者可采用哪个方药加减治之（　　）。
A. 独参汤　　B. 柏叶汤
C. 归脾汤　　D. 泻心汤合十灰散
E. 龙胆泻心汤合十灰散　　F. 参附汤

18. 此时患者治疗应采用的方剂为（　　）（提示：患者经治疗 1 天后，吐血停止，四肢转温，意识恢复，但今日一天共解柏油便 3 次，量约 300g，自觉腹痛隐隐，以热水袋捂之稍缓，面色不华，神倦，头晕乏力，舌质淡，脉细弱。）
A. 黄土汤　　B. 归脾汤
C. 柏叶汤　　D. 香砂六君子汤
E. 十灰散　　F. 参附汤

（19～27 题共用题干）

患者，女，25 岁。于 3 天前发现尿色深黄，面目轻度发黄，伴胸脘痞闷，纳呆欲呕，精神疲倦，经服用绵茵陈等草药煎剂，疗效不显。今天下午起病情突然加重，体温高达 39.4℃，神识昏蒙，时烦躁谵语，双目与皮肤呈深黄色，下肢皮肤可见少许淤斑，小便深黄如浓茶，大便干结 3 日未解，腹满胁痛。舌质红绛，舌苔黄腻而干，脉象数实。

19. 该病人应考虑为（　　）。
A. 阳黄热重于湿　　B. 阳黄湿重于热
C. 阳黄瘀血停积　　D. 阳黄肝胆湿热
E. 阳黄热毒炽盛　　F. 阳黄胆道阻滞

20. 该病人在辨为阳黄热毒炽盛、内陷心营时，应抓住的主症有（　　）。
A. 舌苔黄腻　　B. 皮肤、目睛深黄
C. 脉象数实　　D. 舌质红绛
E. 小便黄赤　　F. 肌肤淤斑

G. 神识昏朦　　H. 腹满胁痛

I. 病情突然加重

21. 该病人此时的治法应（　　）。

A. “诸病黄家，但利其小便”　　B. 清热解毒，清营开窍

C. 清热利湿，佐以泄下　　D. 清热利湿，凉血止血

E. 清热化湿，疏肝利胆　　F. 利湿化浊，佐以清热

22. 现病人病情危重，可用于急救的药物有（　　）。

A. 高丽参注射液　　B. 安宫牛黄丸

C. 醒脑静注射液　　D. 生脉注射液

E. 至宝丹　　F. 紫雪丹

G. 苏合香丸

23. 目前该病人可用于加减治之的方药有（　　）。

A. 犀角地黄汤　　B. 甘露消毒丹

C. 清营汤　　D. 清瘟败毒饮

E. 茵陈蒿汤　　F. 犀角散

24. 茵陈蒿有较好的退黄作用，适用于各种证型的黄疸，它的常用量为（　　）。

A. 5~15 克　　B. 15~25 克

C. 30~40 克　　D. 35~45 克

E. 40~50 克　　F. 50 克以上

25. 广东地区还可选用利湿退黄的中草药有（　　）。

A. 鱼腥草　　B. 金钱草

C. 田基黄　　D. 白花蛇舌草

E. 鸡骨草　　F. 穿心莲

G. 虎杖　　H. 蒲公英

26. 患者经治疗 3 天后，排出宿矢半盂，热势即挫，神识顿清，目睛明了，口干索饮，知饥思食，肤目黄势稍减，小便仍黄赤，腹满已少，舌苔稍润，脉象尚数。病人此时的证候分析应（　　）。

A. 热毒炽盛内陷心营　　B. 热毒逗留阳明经府

C. 湿热之邪留恋不清　　D. 热毒化燥伤及阴液

E. 热毒尚重余邪未清　　F. 气阴两虚余邪未清

27. 该病人在护理方面要注意的问题有（　　）。

A. 注意休息不能劳累　　B. 注意神志变化

C. 保持乐观情绪　　D. 适当进食补品与甜食以增加营养

E. 注意皮肤护理　　F. 通利大小二便

G. 注意饮食隔离以免传染

# 参考答案

## 一、A1 型题

| | | | | | | | | | |
|---|---|---|---|---|---|---|---|---|---|
| 1. B | 2. E | 3. B | 4. B | 5. E | 6. B | 7. D | 8. D | 9. B | 10. D |
| 11. B | 12. D | 13. E | 14. E | 15. C | 16. D | 17. D | 18. B | 19. D | 20. E |
| 21. C | 22. D | 23. B | 24. B | 25. D | 26. C | 27. C | 28. A | 29. D | 30. C |
| 31. E | 32. D | 33. D | 34. A | 35. E | 36. B | 37. C | 38. E | 39. D | 40. E |
| 41. D | 42. C | 43. C | 44. E | 45. D | 46. C | 47. D | 48. A | 49. B | 50. E |
| 51. E | 52. D | 53. D | 54. D | 55. C | 56. D | 57. C | 58. C | 59. C | 60. D |
| 61. C | 62. B | 63. E | 64. C | 65. E | 66. E | 67. C | 68. C | 69. C | 70. D |
| 71. D | 72. E | 73. C | 74. D | 75. D | 76. D | 77. D | 78. C | 79. B | 80. E |
| 81. D | 82. B | 83. C | 84. E | 85. B | 86. A | 87. C | 88. C | 89. C | 90. E |
| 91. B | 92. E | 93. D | | | | | | | |

## 二、A2 型题

| | | | | | | | | | |
|---|---|---|---|---|---|---|---|---|---|
| 1. C | 2. E | 3. B | 4. C | 5. B | 6. B | 7. D | 8. C | 9. E | 10. C |
| 11. D | 12. C | 13. E | 14. B | 15. C | 16. E | 17. C | 18. A | 19. D | 20. B |
| 21. D | 22. B | | | | | | | | |

## 三、A3/A4 型题

| | | | | | | | | | |
|---|---|---|---|---|---|---|---|---|---|
| 1. D | 2. C | 3. D | 4. D | 5. B | 6. A | 7. C | 8. A | 9. A | 10. A |
| 11. C | 12. C | 13. D | 14. E | 15. E | 16. D | 17. B | 18. C | 19. D | 20. A |
| 21. D | 22. B | 23. D | 24. C | 25. D | 26. D | 27. D | 28. C | 29. C | 30. E |
| 31. E | 32. C | 33. C | 34. D | 35. D | 36. D | 37. E | 38. A | 39. C | 40. C |
| 41. C | 42. D | 43. A | 44. E | 45. D | 46. C | 47. E | 48. B | 49. B | 50. D |
| 51. C | 52. D | 53. B | 54. C | 55. D | 56. C | 57. C | 58. D | 59. D | 60. A |
| 61. C | 62. B | 63. C | 64. D | 65. D | 66. E | 67. E | 68. E | 69. C | 70. C |
| 71. B | 72. E | 73. E | 74. E | 75. E | 76. E | 77. D | 78. D | 79. D | 80. C |
| 81. C | 82. E | 83. D | 84. C | 85. D | 86. C | 87. D | 88. C | 89. D | 90. D |
| 91. E | 92. D | 93. C | 94. D | 95. D | 96. C | 97. D | 98. D | 99. B | 100. D |
| 101. C | 102. B | 103. E | 104. E | 105. C | 106. D | 107. C | 108. B | 109. D | 110. D |
| 111. E | 112. D | 113. C | 114. D | 115. C | 116. D | 117. B | 118. D | 119. B | 120. C |
| 121. D | 122. D | 123. D | 124. D | | | | | | |

## 四、B 型题

1. D　2. A　3. D　4. A　5. B　6. A　7. E　8. A　9. C　10. E
11. B　12. B

## 五、X 型题

1. AE　2. ABCDE　3. ABDE　4. ABCDE　5. ABCDE
6. BE　7. ABC　8. ABC　9. CD　10. BD
11. ABCE　12. DE　13. ACDE　14. ABCDE　15. ABCE
16. ACDE　17. ABCDE　18. ABE　19. AE　20. ABC
21. ABCDE　22. ABCDE　23. AC　24. ABDE　25. ABE
26. ABCDE　27. AB　28. AE　29. ABCDE　30. BCDE
31. BC　32. ACD　33. ABCDE　34. ABD　35. DE
36. ABCDE　37. ACDE　38. ABC　39. ACDE　40. ABCDE
41. ACDE　42. DE　43. ABCE　44. BE　45. BCE
46. AD　47. ABCDE　48. AC　49. ABCDE　50. ABCDE
51. CD　52. ABCE　53. BC　54. BC　55. ABCE
56. ABCDE　57. ACDE　58. BCDE　59. BCDE　60. ABCDE
61. AE　62. ACD　63. DE　64. ACDE　65. ABCE
66. ACDE　67. ABE　68. DE　69. BCD　70. ABDE
71. BCE　72. ABCDE　73. ABCDE　74. ABE　75. ABCDE
76. ABCD　77. ABCDE　78. AD　79. ACD　80. ACDE
81. CD　82. ABCDE　83. BCE　84. ACDE

## 六、案例分析题

1. B　2. D　3. C　4. ABC　5. ACDEF
6. CEFG　7. E　8. D　9. A　10. ABCE
11. ABCE　12. E　13. E　14. ABCEF　15. C
16. ABCD　17. AF　18. AC　19. E　20. BDFGI
21. BD　22. BCE　23. F　24. CE　25. BCEG
26. E　27. BFG

# 第七章　肾膀胱病证

## 一、A1 型题

1. 癃闭脾气不升证的代表方为（　　）。
   A. 济生肾气丸　　B. 参苓白术散
   C. 补中益气汤　　D. 代抵当汤
   E. 补中益气汤合春泽汤
2. 少腹胀满较为明显，小便艰涩疼痛，尿有余沥。多见于（　　）。
   A. 热淋　　B. 癃闭
   C. 石淋　　D. 劳淋
   E. 气淋
3. 淋证的病位在（　　）。
   A. 肾　　B. 膀胱
   C. 膀胱和肾　　D. 肝
   E. 脾
4. 小便不畅或者点滴不通，咽干，烦渴欲饮，呼吸急促，或有咳嗽，舌红苔薄黄，脉数。宜选方（　　）。
   A. 桑菊饮　　B. 清金化痰汤
   C. 桑白皮汤　　D. 清肺饮
   E. 桑杏汤
5. 不属于臌胀与水肿的鉴别要点的是（　　）。
   A. 肿胀部位　　B. 小便通利与否
   C. 面色色泽　　D. 肿胀的先后顺序
   E. 腹筋起与否
6. 以下不是热淋的主症的是（　　）。
   A. 小便短涩　　B. 排尿突然中断
   C. 小腹坠胀　　D. 尿道灼热刺痛
   E. 尿色黄赤
7. 治疗淋证的基本原则为（　　）。
   A. 清热利湿通淋　　B. 实则清利，虚则补益

C. 标本兼顾　D. 攻下泻热
E. 以上都不是

8. 尿浊湿热下注证选方是（　　）。
A. 龙胆泻肝汤　B. 程氏萆薢分清散
C. 石韦散　D. 沉香散
E. 八正散

9. 血淋与尿血的鉴别，最主要的是（　　）。
A. 尿频　B. 尿痛
C. 尿淋沥不尽　D. 尿热
E. 血色深浅

10. 肾阳不足、寒邪内侵的腹痛特点为（　　）。
A. 脐中痛不可忍　B. 腹中冷痛
C. 少腹拘急冷痛　D. 腹中雷鸣彻痛
E. 脘腹胀满疼痛

11. 癃闭，湿热久恋下焦，导致肾阴灼伤，治疗宜首选（　　）。
A. 茜根散　B. 知柏地黄丸加生地、车前子、牛膝等
C. 济生肾气丸加生地、车前子　D. 八正散
E. 滋肾通关丸加生地、车前子、牛膝等

12. 正式提出遗精和梦遗名称的著作是（　　）。
A. 《金匮要略》　B. 《普济本事方》
C. 《济生方》　D. 《诸病源候论》
E. 《证治准绳》

13. 淋证与癃闭的区别在于（　　）。
A. 排尿困难　B. 血尿
C. 砂石　D. 小便混浊
E. 小便量少于正常甚或无尿

14. 淋证名称始见于（　　）。
A. 《诸病源候论》　B. 《伤寒论》
C. 《金匮要略》　D. 《内经》
E. 《千金要方》

15. 以下不是阴闭的症状的是（　　）。
A. 四肢不用　B. 痰涎壅盛
C. 面白唇紫　D. 气粗鼻鼾
E. 苔白腻，脉滑

16. 肾系病证的主要病机特点为（　　）。
A. 肺失通调，三焦气化不利
B. 肾阳不足，气化不利
C. 脾失健运，水湿内停
D. 肾失开阖，膀胱气化不利
E. 湿热蕴结，肾与膀胱气化不利

17. 以下不是淋证的主症的是（　　）。
A. 小便频数短涩
B. 小便量少或无尿
C. 小便欲出未尽
D. 小便淋沥刺痛
E. 少腹拘急痛引腰腹

18. 肾小球肾炎脾肾亏虚、水气泛滥证的治法为（　　）。
A. 消热解毒，利湿消肿
B. 健脾渗湿，通阳利水
C. 散风清热，宣肺行水
D. 补肺肾，益气阴
E. 益气扶正，利水消肿

19. 水肿分为阴水、阳水始自（　　）。
A.《内经》
B.《景岳全书》
C. 宋元
D. 隋唐
E.《诸病源候论》

20. 以下不是淋证的病因病机的是（　　）。
A. 多食肥甘，湿热内蕴
B. 暴怒气急，肝气郁滞
C. 外感六淫，肺失通调
D. 劳累过度，损伤脾肾
E. 久病体弱，脾肾两虚

21. 以下不是各种淋证的共同表现的是（　　）。
A. 小便频急
B. 尿血而痛
C. 淋沥涩痛
D. 腰部酸痛
E. 小腹拘急

22. 尿中白细胞增多，多考虑为（　　）。
A. 泌尿道畸形
B. 泌尿道肿瘤
C. 泌尿道结核
D. 泌尿道感染及炎症
E. 泌尿道结石

23. 膏淋与尿浊的鉴别要点为（　　）。
A. 疼痛涩滞
B. 淋沥不尽
C. 浑如米泔
D. 小腹拘急
E. 以上都不是

24. 水肿病肾阳久衰，阳损及阴，应补肾阴兼利水湿，方用（　　）。
A. 右归丸加生地、泽泻
B. 六味地黄丸

C. 济生肾气丸　　D. 左归丸加泽泻、茯苓、冬葵子

E. 已椒苈黄丸

25.《景岳全书》认为：治遗精之法，……相火盛者，当（　　）。

A. 用血肉有情之品　　B. 壮水滋阴

C. 配用阴柔之品　　D. 用温润之品

E. 以上都不是

26. 水肿的治疗原则为（　　）。

A. 发汗、利尿、消肿　　B. 温肾、健脾、养心

C. 发汗、利尿、攻逐　　D. 健脾、疏肝、温肾

E. 发汗、利尿、疏肝

27. 以下不是癃闭的常见病因病机的是（　　）。

A. 湿热蕴结，气化不利　　B. 心火内盛，伤及阴液

C. 脾气不升，浊阴不降　　D. 肺热气壅，水道不利

E. 肝郁气滞，疏泄不及

28. 湿热久恋下焦，导致肾阴灼伤，治疗宜首选（　　）。

A. 茜根散　　B. 知柏地黄丸加生地、车前子、牛膝等

C. 济生肾气丸加生地、车前子　　D. 八正散

E. 滋肾通关丸加生地、车前子、牛膝等

29. 水肿的发病机制为（　　）。

A. 肝、脾、肾功能失调，气血水互结　　B. 肺、脾、肾及三焦对水液代谢的功能失调

C. 心、肝、肾同病，阴阳气血失调　　D. 心、脾、肾同病，虚实夹杂

E. 心、肺、脾失调，本虚标实

30. 以下不是尿血的病因的有（　　）。

A. 下焦热盛　　B. 阴虚火旺

C. 肾阳不足　　D. 肾气不固

E. 脾不统血

31. 尿血与血淋的鉴别诊断要点为（　　）。

A. 小便次数多与少　　B. 小便带血块与否

C. 小便时痛与不痛　　D. 小便之清与混浊

E. 小便之量多与少

32. 治疗肝肾亏损、髓枯筋痿之痿证，应首选（　　）。

A. 六味地黄丸　　B. 补肝汤

C. 大补阴丸　　D. 虎潜丸

E. 右归丸

33. 水肿的治疗《内经》提出“洁净府”一法，是属于八法中的（　　）。

A. 清法　　B. 汗法
C. 下法　　D. 消法
E. 和法

34. 发现尿血时，必须做的检查为（　　）。

A. 血常规　　B. 肝功能
C. 大便常规　　D. 尿常规
E. 肾功能

35. 治疗气淋的代表方为（　　）。

A. 八正数　　B. 六磨汤
C. 石苇散　　D. 沉香散
E. 右归丸

36. 关格病的形成，其本在于（　　）。

A. 脾阳亏虚，水湿内蕴　　B. 肾阳亏虚，浊邪内留
C. 脾肾阳虚，浊邪内留　　D. 肾病及心，邪陷心包
E. 脾肾阴阳衰惫

37. 各种原因导致的尿路阻塞，引起的病证是（　　）。

A. 膏淋　　B. 水肿
C. 癃闭　　D. 气淋
E. 劳淋

38. 称遗精为“失精”者，首见于（　　）。

A. 《金匮要略》　　B. 《难经》
C. 《内经》　　D. 《千金要方》
E. 《诸病源候论》

39. 不属于风水泛滥型水肿的症状为（　　）。

A. 浮肿起于眼睑，继则四肢及全身皆肿　　B. 兼有咽喉红肿疼痛
C. 来势迅速　　D. 下肢浮肿，按之凹陷不起
E. 小便短少

40. 以下不是辨别阳闭、阴闭二证的主要根据的是（　　）。

A. 舌苔白腻与舌苔黄腻　　B. 躁动不安与静而不烦
C. 颜面潮红与面白唇暗　　D. 脉沉滑缓与脉弦滑数
E. 肢体软瘫与肢体强痉

41. “淋之为病，小便如粟状，小腹弦急，痛引脐中”出自（　　）。

A. 《证治要诀》　　B. 《景岳全书》

C. 《金匮要略》　　D. 《丹溪心法》

E. 《备急千金要方》

42. 《金匮要略》认为治疗水气病，腰以下肿当利小便，腰以上肿应用之法为（　　）。

A. 汗　　B. 清

C. 消　　D. 和

E. 吐

43. 《医宗必读·水肿胀满》分辨水肿的纲要是（　　）。

A. 虚实　　B. 阴阳

C. 寒热　　D. 表里

E. 上下

44. 《临证指南医案·阳痿》认为："又有阳明虚则宗筋纵，……治痿……而已。"说明治痿的重要治则是（　　）。

A. 通补阳明　　B. 培补根本

C. 血肉有情之品　　D. 心脾

E. 肝肾

## 二、A2 型题

1. 小便不通或点滴不爽，排出无力，面色㿠白，神气怯弱，畏寒肢冷，腰膝冷而酸软无力，舌淡胖，苔薄白，脉沉细或弱。宜选方（　　）。

A. 右归饮　　B. 右归丸

C. 左归丸　　D. 金匮肾气丸

E. 济生肾气丸

2. 患者面浮肢肿，腹部胀满，咯痰清稀，咳嗽喘息，心悸，怕冷，纳差，尿少，便溏，舌胖苔白滑，脉沉细。其治法是（　　）。

A. 温脾补肺，化瘀利水　　B. 温肾补肺，化痰利水

C. 温肾健脾，化饮利水　　D. 温肺补肾，化瘀利水

E. 补肺纳气，化瘀平喘

3. 患者水肿日久，腰以下肿甚，按之凹陷不起，脘腹胀满，纳减便溏，面色无华，神疲乏力，肢体倦怠，小便短少，舌质淡，苔白腻，脉沉弱。宜选方（　　）。

A. 五皮饮　　B. 真武汤

C. 济生肾气丸　　D. 实脾饮

E. 五苓散

4. 全身浮肿，下肢尤甚，小便短少，心悸目眩，畏寒肢冷，苔白脉沉滑，属于（　　）。

A. 脾阳虚衰　　B. 水湿内停

C. 阴阳两虚　　D. 肾阴不足

E. 肾虚水泛

5. 尿频量多，混浊如脂膏，或尿甜，腰膝酸软，乏力，头晕耳鸣，口舌唇燥，皮肤干燥、瘙痒，舌红苔少，脉细数。其选方是（　　）。

A. 右归丸　　B. 金匮肾气丸

C. 萆薢分清饮　　D. 六味地黄丸

E. 左归丸

6. 小便涩痛，尿色深红，或夹有血块，疼痛满急加剧，或见心烦，舌尖红，苔黄，脉滑数。宜选方（　　）。

A. 小蓟饮子　　B. 石韦散

C. 沉香散　　D. 八正散

E. 补中益气汤

7. 劳则遗精，失眠健忘，心悸不宁，面色萎黄，神疲乏力，纳差便溏，舌淡苔薄，脉弱。宜选方（　　）。

A. 七味都气丸　　B. 金锁固精丸

C. 归脾汤　　D. 妙香散

E. 六君子汤

8. 眼睑浮肿，继则四肢及全身皆肿，来势迅速，伴有恶寒发热，指节酸楚，小便不利，咽喉肿痛，舌质红，脉浮滑数。宜选方（　　）。

A. 五皮饮　　B. 麻黄连翘赤小豆汤

C. 越婢加术汤　　D. 五苓散

E. 防己黄芪汤

9. 患者，女，47 岁。尿频、尿急、腰腹拘急疼痛 3 天，伴寒热往来，口苦呕恶，大便 10 日一行，小便黄。舌红苔黄腻有剥脱，少津液，脉细数濡。应选用（　　）。

A. 知柏地黄丸加车前子　　B. 八正散

C. 八正散合小柴胡汤　　D. 石苇散合六味地黄丸加藕节、生地

E. 八正散合小柴胡汤去大黄加生地

10. 患者，男，21 岁。有隐匿性肾炎病史 2 年。间断发作肉眼血尿，持续镜下血尿，伴有头晕耳鸣，五心烦热，腰膝酸软，舌红，苔薄黄，脉细数。方剂宜选用（　　）。

A. 知柏地黄丸　　B. 导赤散

C. 小蓟饮子　　D. 清心莲子饮

E. 茜根散

11. 患者，男，45 岁。遍身浮肿，皮肤绷急光亮，胸脘痞闷，烦热口渴，小便短赤，或大便干结，舌红，苔黄腻，脉沉数。宜选方（　　）。

A. 实脾饮　　B. 疏凿饮子

C. 五皮饮　　D. 五苓散

E. 防己黄芪汤

12. 患者，女，46 岁。尿血日久，体倦乏力，气短声低，面色不华，舌质淡，脉弱。治疗应首选（　　）。

A. 知柏地黄丸　　B. 无比山药丸

C. 小蓟饮子　　D. 十灰散

E. 归脾汤

13. 患者，男。尿频量多，混浊如脂，尿有甜味，口干舌燥，舌红，脉沉细数。治法宜用（　　）。

A. 清利湿热　　B. 清热化湿

C. 滋肾养阴　　D. 健脾益肾

E. 滋阴固肾

14. 患者小便频急短涩，滴涩灼痛，尿少色黄赤，腰痛，舌质红，苔黄腻，脉濡数。宜选何方治疗（　　）。

A. 石苇散　　B. 八正散

C. 小蓟饮子　　D. 导赤散

E. 知柏地黄汤

15. 患者，男，症见尿混浊反复发作 2 个月，尿如米泔水，伴尿道热涩疼痛、尿频、尿急、腰腹疼痛，舌红苔黄腻，脉濡数。应治以（　　）。

A. 膏淋汤　　B. 程氏萆薢分清饮

C. 苍术难名丹　　D. 无比山药丸

E. 八正散

16. 患者，男。近 2 日无尿，面浮身肿，恶心呕吐，进而冷汗淋漓，面色苍白，四肢厥冷，心悸气短，舌淡，脉细微。治疗宜选用（　　）。

A. 四逆汤　　B. 参附汤加龙骨、牡蛎

C. 桂枝汤加龙骨、牡蛎　　D. 滋肾通关丸

E. 生脉饮加龙骨、牡蛎

17. 患者，女，56 岁。身肿 1 个月，以腰以下为甚，脘腹胀闷，纳呆便溏，面色萎黄，神倦，肢冷畏寒，尿少，舌淡苔白腻，脉沉弱。应辨证为（　　）。

A. 脾气虚不能运化水湿　　B. 水湿浸渍

C. 脾阳虚衰　　D. 肾气虚衰

E. 脾肾两虚

## 三、A3/A4 型题

(1~3 题共用题干)

患者，男，30 岁。由于长期饮酒，近 1 周来阴茎痿软，阴囊潮湿，瘙痒味臭，睾丸坠胀胀痛，小便赤涩灼痛，肢体困倦，口苦舌红，苔黄腻，脉滑数。

1. 其诊断为（　　）。

A. 劳淋　　B. 湿热下注
C. 血淋　　D. 热淋
E. 气淋

2. 其治法为（　　）。

A. 益气通淋　　B. 清热利湿
C. 利湿通淋　　D. 清热通淋
E. 行气通淋

3. 其选方为（　　）。

A. 无比山药丸　　B. 龙胆泻肝汤
C. 小蓟饮子　　D. 八正散
E. 沉香散

(4~6 题共用题干)

患者，男，45 岁，急性发病，发病半日。尿道窘迫疼痛，少腹拘急，腰部绞痛，便秘，曾排尿突然中断。舌质红，苔黄腻，脉弦紧数。

4. 此患者应诊为（　　）。

A. 腰痛　　B. 淋证热淋
C. 腹痛　　D. 淋证气淋
E. 淋证石淋

5. 治疗大法应为（　　）。

A. 利气疏导　　B. 清热利湿
C. 泻热通腑　　D. 清热利湿，舒筋止痛
E. 清热利湿，通淋排石

6. 应选用的主方为（　　）。

A. 沉香散　　B. 八正散
C. 石苇散　　D. 四妙散
E. 大柴胡散

(7~9题共用题干)

患者，女，47岁。从20岁开始即有尿血间断发作，曾在某医院诊治，诊为慢性肾炎，经治疗效不明显。伴有头晕耳鸣，精神困惫，腰脊酸痛，舌质淡，脉沉弱。

7. 根据上述临床特点，以下辨病辨证特点最为符合患者临床表现的是（　　）。

A. 脾不统血
B. 下焦湿热
C. 阴虚火旺
D. 肾气不固
E. 肾阴亏虚

8. 按照中医理论体系，以下最为符合该病的治疗原则的是（　　）。

A. 健脾摄血收敛固涩
B. 滋阴补肾，固摄止血
C. 滋阴降火，凉血止血
D. 补肾益气，固摄止血
E. 清热利湿，固肾止血

9. 根据上述辨证特点，以下方剂中宜选用（　　）。

A. 归脾汤加减
B. 小蓟饮子加味加减
C. 知柏地黄丸加减
D. 六味地黄丸合二至丸加减
E. 无比山药丸加减

(10~14题共用题干)

患者，女，45岁。感冒后始觉眼睑浮肿，继则双下肢浮肿，腰部不适，咽痛，尿检有蛋白、红细胞，诊断为急性肾小球肾炎；舌头红，苔薄黄，脉浮数。

10. 其诊断为（　　）。

A. 风温
B. 风水相搏证
C. 湿毒侵淫证
D. 外感风寒证
E. 水湿浸渍证

11. 其治法为（　　）。

A. 清热解毒
B. 宣肺散寒
C. 宣肺解毒，利湿消肿
D. 运脾化湿，通阳利水
E. 疏风清热，宣肺行水

12. 其选方为（　　）。

A. 银翘散
B. 越婢加术汤
C. 麻黄连翘赤小豆汤
D. 麻黄汤
E. 实脾饮

13. 现患者咽喉肿痛，风热偏盛，可加（　　）。

A. 牛蒡子、射干
B. 大黄、黄芩
C. 黄连、黄柏
D. 栀子、黄芩
E. 连翘、桔梗、芦根

14. 如果见汗出恶风卫阳已虚，可改用（　　）。
A. 归脾汤　B. 防己黄芪汤
C. 玉屏风散　D. 补中益气汤
E. 六君子汤

（15~19 题共用题干）

患者，男，35 岁。患有阳痿半年有余，时有滑精，精薄清冷，腰以下怕冷，腰酸腿软，夜尿清长，头晕目眩，失眠多梦，健忘耳鸣，面色㿠白，舌淡胖，苔薄白，脉沉细，尺脉尤其。

15. 其诊断为（　　）。
A. 中气下陷　B. 心脾亏虚
C. 肝郁不舒　D. 命门火衰
E. 脾肾两虚

16. 其治法为（　　）。
A. 补中益气　B. 补益心脾
C. 疏肝解郁　D. 温肾壮阳
E. 温肾益脾

17. 其选方为（　　）。
A. 补中益气汤　B. 归脾汤
C. 逍遥散　D. 赞育丸
E. 四神丸

18. 如果滑精频繁、精薄清冷，可加（　　）。
A. 人参、黄芪、附子　B. 桑椹子、乌梅
C. 枸杞、菟丝子　D. 韭子、五味子
E. 覆盆子、金樱子、益智仁

19. 如果火衰不甚，精血薄弱，可予（　　）。
A. 济生肾气丸　B. 金匮肾气丸
C. 右归丸　D. 左归丸
E. 六味地黄丸

（20~23 题共用题干）

患者，男，16 岁。由于少年无知经常手淫，近 2 个月来常无梦而遗，有时滑泄不止，精液稀而冷，面色㿠白，头晕目眩，夜尿频多，腰膝酸软，舌淡胖，苔白滑，脉沉细。

20. 其辨证为（　　）。
A. 阴虚火旺　B. 相火旺盛

C. 湿热下注
D. 肾气不固
E. 劳伤心脾

21. 其治法为（　　）。
A. 滋阴降火
B. 清心泻肝
C. 清利湿热
D. 补肾固精
E. 补益心脾

22. 其选方为（　　）。
A. 知柏地黄丸
B. 黄连清心饮
C. 龙胆泻肝丸
D. 金锁固精丸
E. 妙香散

23. 患者肾阳虚甚、滑泄久遗，可加（　　）。
A. 附子、肉桂
B. 巴戟天、淫羊藿
C. 当归、黄芪
D. 鹿角霜、肉桂、锁阳
E. 熟地、党参

（24~27 题共用题干）

患者，男，30 岁。1 个月来尿热赤浑浊，排尿时有精液流出，口舌生疮，心烦口苦，大便臭溏，舌红苔黄腻，脉濡数。

24. 应当辨证为（　　）。
A. 命门火衰
B. 心脾两虚
C. 湿热下注
D. 肝郁气滞
E. 以上都不是

25. 治疗应首选（　　）。
A. 八正散
B. 程氏萆薢分清饮
C. 知柏地黄丸
D. 三才封髓丹
E. 以上都不是

26. 若病情进展，湿热流注肝脉，病情尚轻，可以选用（　　）。
A. 逍遥散加减
B. 龙胆泻肝汤
C. 左归丸
D. 封髓丹
E. 妙香散

27. 若病情较甚，可以选用（　　）。
A. 逍遥散加减
B. 妙香散
C. 左归丸
D. 龙胆泻肝汤
E. 八正散

（28～30 题共用题干）

患者，男，72 岁，平素体弱多病，现症见腰酸背痛，小便失禁，畏寒肢冷，下利清谷，苔白，舌质淡胖，脉沉迟。

28. 此患者的应辨证属于（　　）。
A. 肾阴虚　B. 脾阳虚
C. 肾阳虚　D. 脾气虚
E. 肝血虚

29. 治法宜选用（　　）。
A. 温中健脾　B. 滋补肾阴
C. 健脾益气　D. 温补肾阳
E. 益气温阳

30. 治疗的最佳方剂为（　　）。
A. 附子理中丸加减　B. 拯阳理劳汤加减
C. 左归丸加减　D. 归脾汤加减
E. 右归丸加减

（31～33 题共用题干）

患者，男，30 岁。2 天前由于汗出受风诱发头身酸痛，恶寒、发热、咽痛，旋即出现颜面及双下肢浮肿，自服“解热镇痛药”热退肿不消。刻下症：颜面及双下肢浮肿，尿少色黄赤，周身不舒，腰痛，咽喉红肿疼痛，舌暗红，苔薄黄，脉滑数而见浮象。

31. 该患者应诊断为（　　）。
A. 感冒　B. 肺胀
C. 腰痛　D. 水肿阳水
E. 水肿阴水

32. 辨证为（　　）。
A. 风热证　B. 湿热壅盛
C. 水湿浸渍　D. 风水泛滥
E. 痰热壅肺

33. 应以何方为主治疗（　　）。
A. 麻黄连翘赤小豆汤合五味消毒饮　B. 五皮饮合胃苓汤
C. 银翘散　D. 越婢加术汤加减
E. 四妙丸合麻杏石甘汤

(34~36 题共用题干)

患者，男，52 岁。腰痛 1 年余，腰部隐隐作痛，酸软无力，口燥咽干，心烦少寐，面色潮红，手足心热，舌红少苔，脉弦细数。

34. 该病当诊断为（　　）。

A. 背痛　　B. 腰痛

C. 胯痛　　D. 尻痛

E. 肾痹

35. 证候为（　　）。

A. 肾阴虚　　B. 肾气虚

C. 肾阳虚　　D. 气阴两虚

E. 肝肾阴虚

36. 治则为（　　）。

A. 滋补肝肾，温通经脉　　B. 补肾壮阳，温煦经脉

C. 滋补肾阴，濡养筋脉　　D. 益气补肾，舒通气血

E. 益气滋阴，柔筋止痛

(37~39 题共用题干)

患者，男，67 岁。排尿不畅，2 年，加重 1 个月，小便点滴而出，小腹胀痛，腰膝酸痛，畏寒肢冷，神疲乏力，舌质淡，苔白，脉沉细无力。

37. 此患者应诊为（　　）。

A. 癃闭　　B. 腰痛

C. 淋证　　D. 关格

E. 以上都不是

38. 应辨证为（　　）。

A. 中气不足　　B. 肾阳衰惫

C. 尿路阻塞　　D. 肺脾气虚，水道不利

E. 清气不升，浊阴不降

39. 治疗时应选用何方（　　）。

A. 补中益气汤合春泽汤　　B. 千金温脾汤合吴茱萸汤

C. 济生肾气丸　　D. 香茸丸合知柏地黄丸

E. 补中益气汤合七味都气丸

(40~42 题共用题干)

患者，男，40 岁。平素多食肥甘厚味食物，近 2 周来出现小便混浊如米泔水，上有浮

油，或夹有血丝、血块，或带血色，或尿道有涩热感，口渴，苔黄腻，脉濡数。

40. 该患者应诊断为（　　）。

A. 淋证　　B. 淋证血淋

C. 尿浊　　D. 淋证膏淋

E. 尿血

41. 该病治当以何法为主（　　）。

A. 清热化湿，分清泌浊　　B. 清热化湿

C. 清热化湿，利尿通淋　　D. 清热化湿，凉血止血

E. 凉血止血

42. 该病治当选方（　　）。

A. 八正散　　B. 小蓟饮子合导赤散

C. 知柏地黄丸　　D. 程氏萆薢分清饮

E. 膏淋汤

（43~45 题共用题干）

患者，男，52 岁。久居湿地，全身浮肿，腰以下为甚，按之没指，小便短少，身体困重，胸闷，泛恶，纳呆，舌质淡，苔白腻，脉沉缓。

43. 该病人的初步诊断应为（　　）。

A. 水肿、阴水　　B. 淋证

C. 心痛　　D. 水肿、阳水

E. 感冒

44. 该病证属（　　）。

A. 脾阳不足　　B. 湿热内蕴

C. 水湿浸渍　　D. 心阳不振

E. 寒温袭表

45. 治以何方加减治疗（　　）。

A. 疏凿饮子　　B. 实脾饮

C. 羌活胜湿汤　　D. 五皮散合胃苓汤

E. 瓜蒌薤白白酒汤

（46~49 题共用题干）

患者症见小便黄赤，尿血鲜红，灼热感，心烦口渴，口舌生疮，舌质红，脉数。

46. 其证候为（　　）。

A. 下焦湿热　　B. 肾虚火旺

C. 脾不统血　　D. 血热妄行

47. 治法为（　　）。

A. 清胃泻火，化瘀止血　　B. 益气健脾摄血

C. 清热利湿，凉血止血　　D. 清热解毒，凉血止血

E. 滋阴降火，凉血止血

48. 宜选用（　　）。

A. 十灰散　　B. 知柏地黄丸

C. 小蓟饮子　　D. 茜根散

E. 归脾汤

49. 如果尿中夹有血块者，可加用（　　）。

A. 桃仁、赤芍、白芍　　B. 桃仁、红花、牛膝

C. 红花、川芎、侧柏叶　　D. 白茅根、紫草、地榆

E. 丹皮、茜草、生石膏

（50~52 题共用题干）

患者，女，30 岁，症见小便带血，小便黄赤灼热，心烦，夜寐不安，舌尖红，脉数。

50. 治疗应选用（　　）。

A. 小蓟饮子　　B. 八正散

C. 槐角丸　　D. 导赤散

E. 知柏地黄丸

51. 患者尿血顽固不愈，渐至小便淡红，神疲，头晕耳鸣，腰痛，舌红，脉细数。治疗应（　　）。

A. 滋阴补肾收涩　　B. 补气摄血

C. 清热解毒，宁络止血　　D. 滋阴降火，凉血止血

E. 清热凉血

52. 以下哪项是该病人晚期的治疗注意事项（　　）。

A. 注意疏肝　　B. 久病及肾，从肾论治

C. 注意健脾养血　　D. 注意活血

E. 注意清利湿热

（53~57 题共用题干）

患者，女，47 岁，遍体浮肿，皮肤绷急光亮，烦热口渴，胸脘痞闷，口苦口黏，小便短赤，大便干结，舌红，苔黄腻，脉滑数。

53. 其诊断为（　　）。

A. 湿毒浸淫证　　B. 湿热壅盛证

C. 水湿浸渍证　　D. 风水相搏证
E. 脾阳衰微证

54. 其治法为（　　）。
A. 宣肺解毒，利湿消肿　　B. 疏风清热，宣肺行水
C. 运脾化湿，通阳利水　　D. 温阳利水
E. 分利湿热

55. 其选方为（　　）。
A. 越婢加术汤　　B. 疏凿饮子
C. 五皮饮　　D. 麻黄连翘赤小豆汤
E. 实脾饮

56. 如果腹胀不减，大便不通者，可合用（　　）。
A. 小承气汤　　B. 调味承气汤
C. 桃仁承气汤　　D. 大承气汤
E. 己椒苈黄丸

57. 如果兼见喘粗不能平卧，可加（　　）。
A. 沉香、干姜　　B. 肉桂、木香
C. 苏子、槟榔　　D. 葶苈子、桑白皮
E. 莱菔子、附子

（58~61 题共用题干）

患者，女，45 岁。1 个月来，遍身水肿，皮肤绷紧光亮，胸闷、腹胀，烦热口渴，小便黄赤，大便黏腻不爽，舌红，苔黄腻，脉沉数。

58. 应该诊断为（　　）。
A. 阴水　　B. 正水
C. 风水　　D. 阳水
E. 臌胀

59. 应该辨证为（　　）。
A. 脾阳不足　　B. 水湿浸渍
C. 湿热壅盛　　D. 肾气虚弱
E. 脾虚失运

60. 治疗方剂应该选择（　　）。
A. 真武汤　　B. 生脉散
C. 五皮饮　　D. 疏凿饮子
E. 越婢加术汤

61. 若病人出现腹满不减，大便不通，可以再合用哪一个方剂（　　）。
A. 麻杏石甘汤
B. 五皮饮
C. 己椒苈黄丸
D. 荆防败毒散
E. 麻黄连翘赤小豆汤

(62~65 题共用题干)

患者，女，25 岁。小便涩痛如割 1 天，尿频数而量少，小腹拘急胀痛，大便干，尿中白细胞满视野，苔黄脉滑数。

62. 其诊断为（　　）。
A. 癃闭
B. 血淋
C. 腹痛
D. 热淋
E. 气淋

63. 其治法则是（　　）。
A. 清热利湿通淋
B. 清热利湿，排石通淋
C. 理气疏导，通淋利尿
D. 清热通淋，凉血止血
E. 宣肺利水

64. 其选方为（　　）。
A. 石苇散
B. 沉香散
C. 小蓟饮子
D. 八正散
E. 清肺饮

65. 若由于气滞引起者，可加（　　）。
A. 柴胡、黄芩
B. 陈皮、黄芩
C. 青皮、乌药
D. 黄连、茯苓
E. 郁金、枳实

(66~70 题共用题干)

患者，女，34 岁。因与家人争执后出现小便不通，胁腹胀满，多烦易怒，情志抑郁，舌红，苔薄黄，脉弦。

66. 其诊断为（　　）。
A. 腹痛
B. 热淋
C. 癃闭
D. 血淋
E. 气淋

67. 其治法为（　　）。
A. 疏利气机，通利小便
B. 清热利湿通淋

C. 清热利湿，排石通淋
D. 清热通淋，凉血止血
E. 宣肺利水

68. 其选方为（　　）。
A. 石苇散
B. 沉香散
C. 小蓟饮子
D. 八正散
E. 清肺饮

69. 患者肝郁气滞症状重，可合用（　　）。
A. 芒硝、厚朴
B. 大黄、枳实
C. 六磨汤
D. 当归、枳壳
E. 青皮、莱菔子

70. 如果气郁化火，而见舌红、苔薄黄者，可加（　　）。
A. 青皮、乌药
B. 陈皮、茯苓
C. 郁金、枳实
D. 黄连、黄芩
E. 丹皮、山栀

## 四、B 型题

（1~3 题共用备选答案）
A. 风水泛滥
B. 湿热壅盛
C. 湿毒浸淫
D. 水湿浸渍
E. 脾虚湿困

1. 全身浮肿，按之没指，小便短少，身体困重，胸闷泛恶，多属（　　）。
2. 眼睑浮肿，延及全身，小便不利，身发疮痍，恶风发热，多属（　　）。
3. 眼睑浮肿，延及全身，来势迅速，小便不利，恶寒发热，肢节酸楚，多属（　　）。

（4~5 题共用备选答案）
A. 脾阳虚衰
B. 脾气虚弱
C. 脾肾两虚
D. 肾不纳气
E. 肾气衰微

4. 面浮身肿，腰以下尤甚，按之凹陷不起，心悸气促，腰酸冷痛，尿量增多，面色晄白，多属（　　）。
5. 遍体浮肿，晨起头面甚肿，面色萎黄，能食而疲乏无力，大便溏薄，小便反多，多属（　　）。

（6~8 题共用备选答案）
A. 尿路阻塞
B. 膀胱湿热

C. 肺热气壅　　D. 肝郁气滞

E. 中气不足

6. 小便不通，多烦善恶，胁腹胀满，苔黄腻舌质红，脉弦，多属（　　）。
7. 小便量极少，短赤灼热，腹胀口苦，苔黄腻舌质红，脉数，多属（　　）。
8. 小便点滴不爽，烦渴欲饮，呼吸短促，苔黄腻，脉数，多属（　　）。

(9~10 题共用备选答案)

A. 金匮肾气丸　　B. 济生肾气丸

C. 右归丸　　D. 补中益气汤合春泽汤

E. 补中益气汤合五苓散

9. 患者，男，61 岁。小便量少不畅，精神疲乏，气短语微，食欲不振，舌质淡，苔薄，脉细弱。本病例最宜选用的方剂是（　　）。
10. 患者，女，68 岁。小便不通，排出无力，面色皖白，神色怯弱，畏寒，腰膝酸冷，舌质淡，苔白，脉沉细而尺弱。本病例最宜选用的方剂是（　　）。

## 五、X 型题

1. 水肿辨证为脾肾阳衰，可选用（　　）。

A. 真武汤　　B. 防己黄芪汤

C. 实脾饮　　D. 胃苓汤

E. 济生肾气丸

2. 水肿的临床特征包括（　　）。

A. 全身浮肿　　B. 眼睑肿

C. 四肢肿　　D. 腹背肿

E. 头面肿

3. 阳水证型一般分为（　　）。

A. 风热犯肺　　B. 水湿浸渍

C. 湿毒侵淫　　D. 湿热壅盛

E. 风水相搏

4. 水肿反复消长不已，面色浮肿，腰以下甚，按之凹陷不起，尿量减少，或反多，腰酸冷痛，四肢厥冷，面色皖白，怯寒神疲，甚者心悸胸闷，喘促难卧，腹大胀满，舌质淡胖，苔白，脉沉迟无力。宜选方（　　）。

A. 济生肾气丸　　B. 五苓散

C. 五皮饮　　D. 实脾饮

E. 真武汤

5. 以下病证适合于同一种治法的有（　　）。
A. 肾阳虚所致癃闭
B. 脾气不升所致癃闭
C. 肾阳虚所致遗尿
D. 浊瘀阻塞所致癃闭
E. 膀胱湿热所致癃闭

6. 导致癃闭的病因病机包括（　　）。
A. 湿热蕴结
B. 肺阴亏虚
C. 脾气不升
D. 寒湿浸淫
E. 肺热气壅

7. 水肿变证，邪毒内闭，元神涣散，可选用（　　）。
A. 紫雪丹
B. 速效救心丸
C. 黑锡丹
D. 安宫牛黄丸
E. 实脾饮

8. 劳淋除涩痛不甚外，还有的特征有（　　）。
A. 时作时止
B. 遇劳即发
C. 腰膝酸软
D. 小便混浊
E. 病程缠绵

9. 治疗急性尿潴留，可用下病上治、提壶揭盖法，以下药物组合合适的是（　　）。
A. 黄连、竹茹
B. 桔梗、杏仁、紫菀
C. 半夏、吴茱萸
D. 代赭石、旋覆花
E. 升麻、柴胡

10. 尿浊的临床特征有（　　）。
A. 小便混浊
B. 尿夹砂石
C. 尿时无涩痛不利感
D. 尿中带血
E. 白如泔浆

11. 湿热下注、扰动精室而致遗精，可选用（　　）。
A. 程氏萆薢分清饮
B. 导赤散
C. 苍白二陈汤
D. 苍术难名丹
E. 封髓丹

12. 癃闭的特点包括（　　）。
A. 小便涩痛
B. 小便失禁
C. 点滴而短少
D. 病势较缓
E. 小便不畅

13. 常被用于治疗肾虚腰痛的方剂有（　　）。
A. 二妙散
B. 渗湿丸

C. 左归丸
D. 青娥丸
E. 右归丸

14. 阳痿之病位在宗筋，病变脏腑主要在于（　　）。
A. 心
B. 肺
C. 脾
D. 肝
E. 肾

15. 水肿的常见病因包括（　　）。
A. 风邪袭表
B. 疮毒内犯
C. 外感水湿
D. 禀赋不足
E. 饮食不节

16. 以下属肾虚腰痛的主症的是（　　）。
A. 腰痛如刺，痛有定处
B. 腰部隐隐作痛
C. 缠绵不愈
D. 腰部疼痛，重着而热
E. 酸软无力

17. 遗精的临床特征有（　　）。
A. 男子梦中遗精
B. 每周超过 2 次以上
C. 清醒时，不因性生活而排泄精液
D. 夫妻分居，长期不过性生活，偶有遗精
E. 未婚男子，1 个月遗精 1~2 次

18. 淋证的基本病理变化为（　　）。
A. 肾阳衰微
B. 肾阴虚
C. 湿热蕴结下焦
D. 肾与膀胱气化不利
E. 肾气不足

19. 以下不是癃闭的特征的是（　　）。
A. 小便闭塞
B. 小便涩痛
C. 点滴不通
D. 病势较急
E. 小便失禁

20. 以下症状是癃闭主症的是（　　）。
A. 小便量少
B. 排尿困难
C. 小便涩痛
D. 全身浮肿
E. 甚则小便闭塞不通

21. 久遗伤肾、虚火旺者，可用（　　）。
A. 知柏地黄丸
B. 龙胆泻肝丸
C. 济生肾气丸
D. 金匮肾气丸
E. 大补阴丸

22. 水蓄膀胱常需紧急处理，常用的应急法为（　　）。
A. 导尿法　　B. 外敷法
C. 小腹按摩法　　D. 流水诱导法
E. 取嚏或探吐法

23. 膀胱湿热引起的淋证包括（　　）。
A. 热淋　　B. 石淋
C. 血淋　　D. 气淋
E. 膏淋

24. 水肿变证，虚风上扰，神明不守证可选用（　　）。
A. 羚羊钩藤汤　　B. 大补元煎
C. 龙胆泻肝汤　　D. 镇肝息风汤
E. 一贯煎

25. 阳痿的辨证中主要根据是（　　）。
A. 年龄特点　　B. 临床表现
C. 舌苔脉象　　D. 寒热虚实
E. 病因病机

26. 患者症见寒热起伏，午后热甚，伴见少腹疼痛，尿频尿急尿痛，小便灼热黄赤，舌红苔黄腻，脉滑数。治方宜选（　　）。
A. 小柴胡汤　　B. 大柴胡汤
C. 导赤散　　D. 八正散
E. 清骨散

27. 全身水肿，下肢明显，按之没指，小便短赤，身体困重，胸闷纳呆，泛恶，苔白腻，脉沉缓。宜选方（　　）。
A. 实脾饮　　B. 济生肾气丸
C. 真武汤　　D. 胃苓汤
E. 五皮饮

28. 癃闭的病位虽在膀胱，但其他仍与之有密切联系的脏器有（　　）。
A. 肺　　B. 心
C. 脾　　D. 肾
E. 肝

29. 患者小便不甚赤涩，但淋沥不已，时作时止，遇劳即发，腰酸膝软，神疲乏力，小腹坠胀，舌质淡，脉虚弱。其治法可选用（　　）。
A. 健脾　　B. 益肾
C. 养心　　D. 疏肝
E. 益气升陷

30. 腰痛相关病史有（　　）。
A. 感受风邪
B. 涉水冒雨
C. 跌仆闪挫
D. 居处潮湿阴冷
E. 劳损

31. 水肿变证，水凌心肺，阳气衰微证可选用（　　）。
A. 六味地黄丸
B. 左归丸
C. 济生肾气丸
D. 真武汤
E. 黑锡丹

32. 遗精始病时以虚实夹杂者为多（　　）。
A. 湿热下注
B. 肾虚滑脱
C. 阴虚火旺
D. 心肾不交
E. 君相火动

33. 癃闭辨证为脾肾两亏，宜选用（　　）。
A. 补阴益气煎
B. 春泽汤
C. 补中益气汤
D. 香茸丸
E. 济生肾气丸

34.《金匮要略》以表里上下为纲，将水肿分为五类，分别为（　　）。
A. 黄汗、风水
B. 水气、皮水、正水
C. 心水、肝水
D. 肺水、脾水、肾水
E. 皮水、石水、正水

35. 尿血临床常见的证型有（　　）。
A. 血热妄行
B. 下焦湿热
C. 肾虚火旺
D. 脾不统血
E. 肾气不固

36. 以下哪些项属肾虚腰痛的主症（　　）。
A. 腰痛如刺，痛有定处
B. 腰部隐隐作痛
C. 缠绵不愈
D. 腰部疼痛，重着而热
E. 酸软无力

37. 癃闭类似与西医学中各种原因导致的（　　）。
A. 小便失禁
B. 尿潴留
C. 小便涩痛
D. 大便不通
E. 无尿症

38. 癃闭形成的病理因素包括（　　）。
A. 湿热
B. 气滞

C. 热毒
D. 痰饮
E. 痰瘀

39. 遗精病机与之关系最为密切的脏腑（　　）。
A. 脾
B. 肺
C. 肝
D. 心
E. 肾

40. 气淋实证的症状特点有（　　）。
A. 小便涩滞
B. 淋沥不宣
C. 小便短数
D. 尿有余沥
E. 少腹满痛

41. 以下选项中属于心肾亏虚型痫证症状的是（　　）。
A. 苔白腻，脉弦滑
B. 头晕目眩
C. 腰膝酸软
D. 健忘失眠
E. 面色晦暗

42. 造成血淋的病因病机有（　　）。
A. 膀胱湿热，灼伤血络
B. 迫血妄行，血随尿出
C. 肾阴不足
D. 中气不足
E. 虚火扰动阴血

43. 遗精之君相火旺证宜选方（　　）。
A. 知柏地黄丸
B. 黄连清心丸
C. 六味地黄丸
D. 妙香散
E. 三才封髓丹

44. 治疗肾元不固遗精的代表方不正确的是（　　）。
A. 四逆散
B. 金锁固精丸
C. 水陆二仙丹
D. 三才封髓丹
E. 左归饮

45. 宜与尿血鉴别的是（　　）。
A. 膏淋
B. 劳淋
C. 石淋
D. 血淋
E. 热淋

46. 肾阳衰惫，命火式微。三焦气化无权而小便量少，甚至无尿，呕吐烦躁，神昏。治宜（　　）。
A. 助阳通窍
B. 补肾利尿
C. 温补脾肾
D. 温阳益气
E. 和胃降逆

47. 淋证的病机主要为（　　）。

A. 肺失通调
B. 膀胱气化不利
C. 湿热蕴结下焦
D. 三焦水道不利
E. 肝肾阴虚

48. 以下阴水的症候特征为（　　）。

A. 起病急，从面目先肿，肿热以腰以上为甚
B. 起病缓慢，从下肢先肿，肿以腰以下为甚
C. 肤色萎黄或晦暗，按之恢复缓慢
D. 肤色光亮而薄，按之凹陷易于恢复
E. 脉象洪大

49. 淋证的病因可归纳为（　　）。

A. 情志失调
B. 饮食不节
C. 外感湿热
D. 禀赋不足
E. 劳伤久病

## 六、案例分析题

（1~6 题共用题干）

患者，女，58 岁。有尿血病史，近年来小便量逐渐减少，近日点滴而出，腰膝酸软，四肢不温，舌质淡，苔白，脉沉。

1. 该患者病位在哪个脏腑（　　）。

A. 肾
B. 三焦
C. 膀胱
D. 脾
E. 肺

2. 本病的治疗原则是（　　）。

A. 清湿热
B. 腑以通为用
C. 利气机
D. 散瘀结
E. 补脾肾

3. 该患者应选用的方剂为（　　）。

A. 补中益气汤
B. 左归丸
C. 参苓白术散
D. 济生肾气丸
E. 右归丸

4. 此时的治疗原则是（　　）。

A. 驱除外邪
B. 急则治其标，缓则治其本
C. 补益正气
D. 治主当缓，治客当急
E. 三因制宜

5. 此时应选用哪两个方剂合用（　　）。

A. 左归丸　B. 温脾汤
C. 黄连温胆汤　D. 无比山药丸
E. 吴茱萸汤

6. 此时该患者应注意的问题有（　　）。

A. 观察神志　B. 多饮水
C. 优质蛋白营养　D. 绝对卧床
E. 通大便

（7~15 题共用题干）

患者，男，65 岁。平素气短乏力，易疲劳，纳差。3 天来出现时欲小便而不得出，小腹坠胀不适，舌淡、边有齿印，脉细弱。

7. 该患者应该考虑为（　　）。

A. 肝郁气滞　B. 尿道阻塞
C. 脾气不升　D. 肾阳衰惫
E. 膀胱湿热　F. 肺热壅盛

8. 中医辨证该患者，治疗方法有（　　）。

A. 清热利湿　B. 升清降浊
C. 化气利尿　D. 清肺热，利水道
E. 健脾益气　F. 化瘀散结
G. 温补肾阳

9. 治疗该患者，当首选择加减的方剂由（　　）。

A. 八正散　B. 济生肾气丸
C. 沉香散　D. 实脾饮
E. 代抵当丸　F. 补中益气汤合春泽汤
G. 清肺饮

10. 癃闭的发生，是因为何者气化失常所致（　　）。

A. 肺　B. 脾
C. 肾　D. 肝与肺
E. 膀胱　F. 三焦

11. 癃闭的病位，主要在（　　）。

A. 脾　B. 三焦
C. 肺　D. 肾
E. 膀胱　F. 肝
G. 小肠

12. 癃闭病在服药的同时还可以采用的治法为（　　）。

A. 导尿　　B. 取嚏
C. 推拿　　D. 针灸
E. 外敷药物

13. 以下疾病中与肺、脾、肾三脏功能失调有关的病证有（　　）。

A. 饮证　　B. 癃闭
C. 水肿　　D. 肺胀
E. 便秘

14. 癃闭与淋证的症状鉴别要点是（　　）。

A. 排尿是否困难　　B. 病程的长短
C. 排尿次数多少　　D. 是否兼有大便稀烂
E. 每日尿量是否减少　　F. 排尿是否涩痛
G. 尿中是否带血

15. 以下是癃闭的病因病机的是（　　）。

A. 膀胱湿热　　B. 肺热壅盛
C. 心火亢盛　　D. 大肠湿热
E. 中气不足　　F. 肝郁气滞

（16~21 题共用题干）

患者，男，45 岁。近 1 周来小便短数，欲出未尽，色深黄，伴有尿道涩痛，少腹拘急，口苦，舌质红，苔黄腻，脉数。

16. 该患者应辨为（　　）。

A. 石淋　　B. 血淋
C. 气淋　　D. 热淋
E. 膏淋

17. 上诉诊断与癃闭进行鉴别诊断时，最重要的证候是（　　）。

A. 尿频而痛　　B. 小便量少
C. 排尿困难　　D. 尿量正常
E. 少腹拘急

18. 该患者应采取的治法为（　　）。

A. 理气疏导通淋　　B. 利湿化浊通淋
C. 清热利湿通淋　　D. 分清泄浊通淋
E. 活血凉血通淋

19. 该患者应选择的方剂为（　　）。

A. 小蓟饮子　　B. 八正散

C. 萆薢分清饮　　D. 石韦散

E. 沉香散

20. 近年来发现有较大肾毒性的通淋药是（　　）。

A. 车前子　　B. 滑石

C. 金钱草　　D. 川木通

E. 关木通

21. 该患者应注意（　　）。

A. 防外感　　B. 少食盐

C. 多饮水　　D. 畅情志

E. 禁房事

（22~27 题共用题干）

患者，男，64 岁。因反复水肿 8 余年，加重 2 天来诊。患者 8 余年前开始出现水肿，反复发作，未予系统治疗，平日水肿腰以下为甚，按之凹陷不起，小便短少，腰部冷痛，四肢畏寒，纳呆便溏。3 天前出现水肿剧增，小便更少，低热，肢节酸痛，恶寒，舌质淡、体胖，苔白，脉沉迟无力。

22. 目前该患者应考虑为（　　）。

A. 阳水，风水泛滥，气化不利　　B. 阴水，肾阳虚衰，复感外邪

C. 阳水，水湿浸渍，气化不利　　D. 阴水，脾肾阳虚，复感外邪

E. 阳水，风水泛滥，肾阳虚衰

23. 此时该患者宜用的治法有（　　）。

A. 疏风散寒　　B. 散风清热

C. 宣肺行水　　D. 攻逐水饮

E. 温补脾肾

24. 此时，该患者可采用加减治疗的方药为（　　）。

A. 实脾饮　　B. 真武汤

C. 越婢汤　　D. 十枣汤

E. 五皮散

25. 此时该患者宜加用治疗的药物为（　　）（提示：该患者病情缠绵，水肿顽固难愈，舌质淡黯，脉沉涩）。

A. 桃仁、红花　　B. 泽兰、益母草

C. 甘遂、芫花　　D. 三棱、莪术

E. 大黄、丹参

26. 此时，该患者应考虑为（　　）（提示：该患者病至后期，面浮身肿，无尿，又出现神

倦欲睡，泛恶，口有尿味）。

A. 阳损及阴，阴阳离决　　B. 肾气衰惫，气化无力
C. 阳气衰极，浊阴不降　　D. 脾阳不振，水湿中阻
E. 水湿浸渍，清窍失养

27. 此时，该患者应考虑在温肾扶阳的基础上加用（　　）。

A. 醒神开窍　　B. 攻逐水饮
C. 解毒降浊　　D. 降逆止呕
E. 宣肺利水

（28~31 题共用题干）

患者，女，64 岁。平素气短乏力，易疲劳，纳差。3 天来出现时欲小便而不得出，小腹坠胀不适，舌淡、边有齿印，脉细弱。

28. 该患者应该考虑为（　　）。

A. 肝郁气滞　　B. 尿道阻塞
C. 脾气不升　　D. 肾阳衰惫
E. 膀胱湿热　　F. 肺热壅盛

29. 中医辨证该患者，治疗方法有（　　）。

A. 健脾益气　　B. 升清降浊
C. 清热利湿　　D. 清肺热，利水道
E. 化气利尿　　F. 化瘀散结
G. 温补肾阳

30. 治疗该患者，当首选加减的方剂为（　　）。

A. 八正散　　B. 济生肾气丸
C. 沉香散　　D. 实脾饮
E. 代抵当丸　　F. 补中益气汤合春泽汤
G. 清肺饮

31. 以下疾病中与肺、脾、肾三脏功能失调有关的病证有哪些（　　）。

A. 饮证　　B. 肺胀
C. 水肿　　D. 癃闭
E. 便秘

# 参考答案

## 一、A1 型题

1. E　2. E　3. C　4. D　5. B　6. B　7. B　8. B　9. B　10. A

| | | | | | | | | | |
|---|---|---|---|---|---|---|---|---|---|
| 11. E | 12. B | 13. E | 14. D | 15. D | 16. B | 17. B | 18. E | 19. C | 20. C |
| 21. B | 22. D | 23. A | 24. D | 25. B | 26. C | 27. B | 28. E | 29. B | 30. C |
| 31. C | 32. D | 33. D | 34. D | 35. D | 36. E | 37. C | 38. A | 39. D | 40. C |
| 41. C | 42. A | 43. A | 44. A | | | | | | |

## 二、A2 型题

| | | | | | | | | | |
|---|---|---|---|---|---|---|---|---|---|
| 1. E | 2. C | 3. D | 4. E | 5. D | 6. A | 7. D | 8. C | 9. E | 10. A |
| 11. B | 12. E | 13. E | 14. B | 15. B | 16. B | 17. C | | | |

## 三、A3/A4 型题

| | | | | | | | | | |
|---|---|---|---|---|---|---|---|---|---|
| 1. B | 2. B | 3. B | 4. E | 5. E | 6. C | 7. D | 8. D | 9. E | 10. B |
| 11. E | 12. B | 13. E | 14. B | 15. D | 16. D | 17. D | 18. E | 19. D | 20. D |
| 21. D | 22. D | 23. D | 24. C | 25. B | 26. D | 27. D | 28. C | 29. D | 30. E |
| 31. D | 32. D | 33. D | 34. B | 35. A | 36. C | 37. A | 38. B | 39. C | 40. D |
| 41. A | 42. D | 43. D | 44. C | 45. D | 46. A | 47. C | 48. C | 49. B | 50. A |
| 51. D | 52. B | 53. B | 54. E | 55. B | 56. E | 57. D | 58. D | 59. C | 60. D |
| 61. E | 62. D | 63. B | 64. D | 65. C | 66. C | 67. A | 68. B | 69. C | 70. E |

## 四、B 型题

| | | | | | | | | | |
|---|---|---|---|---|---|---|---|---|---|
| 1. D | 2. C | 3. A | 4. E | 5. B | 6. D | 7. B | 8. C | 9. D | 10. B |

## 五、X 型题

| | | | | |
|---|---|---|---|---|
| 1. ACE | 2. ABCDE | 3. BCDE | 4. AE | 5. AC |
| 6. ACE | 7. AD | 8. ABCE | 9. BE | 10. ACE |
| 11. ACE | 12. CDE | 13. CDE | 14. ACDE | 15. ABCDE |
| 16. BCE | 17. ABC | 18. CD | 19. BE | 20. ABE |
| 21. AE | 22. ABCDE | 23. ACDE | 24. AB | 25. CE |
| 26. AD | 27. DE | 28. ACDE | 29. ABE | 30. BCDE |
| 31. DE | 32. DE | 33. ABCDE | 34. AE | 35. ACDE |
| 36. BCE | 37. BE | 38. ABCE | 39. DE | 40. ABE |
| 41. BCDE | 42. ABCE | 43. BE | 44. CE | 45. CD |
| 46. CE | 47. BC | 48. BC | 49. ABCDE | |

## 六、案例分析题

| | | | | |
|---|---|---|---|---|
| 1. C | 2. B | 3. D | 4. D | 5. CD |
| 6. ADE | 7. C | 8. BCE | 9. F | 10. F |
| 11. B | 12. ABCDE | 13. ABC | 14. EF | 15. ABEF |

16. D　17. AD　18. C　19. B　20. E
21. CE　22. D　23. ACE　24. C　25. B
26. C　27. C　28. C　29. ABE　30. F
31. ACD

# 第八章　气血津液病证

## 一、A1 型题

1. 以下不是内伤发热的病因的是（　　）。

A. 恼怒抑郁　　B. 跌打损伤

C. 劳累过度　　D. 饮食不调

E. 外邪袭表，入里发热

2. 肝经郁热内伤发热的特点为（　　）。

A. 发热劳累后加重　　B. 午后或夜间发热

C. 五心烦热　　D. 发热因情绪而波动

E. 骨蒸劳热

3. 以下不是外感发热与内伤发热的鉴别要点的是（　　）。

A. 发病急缓　　B. 病程长短

C. 发热是在上午还是午后　　D. 发热初期是否伴有头身痛、恶寒、鼻塞等

E. 发热高低

4. 肝郁发热型的内伤发热首先方剂为（　　）。

A. 龙胆泻肝汤　　B. 化肝煎

C. 小柴胡汤　　D. 四逆散

E. 丹栀逍遥散

5. 表虚自汗、易伤风邪者，常用的方剂为（　　）。

A. 防风汤　　B. 补肺汤

C. 玉屏风散　　D. 参苏饮

E. 加减葳蕤汤

6. 消渴病的基本病机特点为（　　）。

A. 劳累过度，气阴两虚　　B. 饮食不节，湿热内生

C. 肝气郁滞，郁热伤阴　　D. 燥热偏盛，阴津亏耗

E. 血瘀

7. 阴虚内热型内伤发热，以下最有临床诊断意义的是（　　）。

A. 午后发热　　B. 夜间发热

C. 骨蒸潮热，手足心热
D. 发热而形寒怯冷
E. 时觉身热心烦

8. 虚劳病名首见于（　　）。
A.《理虚元鉴》
B.《素问·宣明五气论》
C.《素问·奇病论》
D.《素问·逆调论》
E.《金匮要略·血痹虚劳病脉证并治》

9. 为排除甲状腺功能亢进、风湿热、肺癌等疾病引起的出汗增多，以下不是相关检查的是（　　）。
A. 血沉
B. 基础代谢
C. 抗链“O”
D. $T_3$、$T_4$/TSH
E. 血常规

10. 盗汗的病理属性为（　　）。
A. 血虚，湿
B. 阳虚，痰
C. 阳虚，血虚
D. 阴虚，湿
E. 血虚，阴虚

11. 消渴病以哪脏最为关键（　　）。
A. 肺
B. 肾
C. 胃
D. 脾
E. 肝

12. 痰饮的治疗原则为（　　）。
A. 温阳利水
B. 清热化痰
C. 温肺化饮
D. 温肾化饮
E. 温化

13. 关于消渴病的防治，以下不正确的是（　　）。
A. 药物治疗
B. 避免精神紧张
C. 饮食清淡
D. 可多食蔬菜、豆类、瘦肉、鸡蛋等
E. 可不限饮食，但禁食辛辣刺激性食物

14. 郁证的形成常以何者为先（　　）。
A. 血郁
B. 热郁
C. 痰郁
D. 气郁
E. 食郁

15. 郁证总的治则是（　　）。
A. 行气化痰
B. 疏通气机
C. 益气养血
D. 利湿清热
E. 消食行气

16. 认为治痰须补气兼消痰，并补命火的医学著作是（　　）。
A. 《难经》
B. 《内经》
C. 《石室秘录》
D. 《景岳全书》
E. 《医门法律》

17. 以下不是消渴病易见的并发症的是（　　）。
A. 雀盲、耳聋
B. 疮疡痈疽
C. 积聚
D. 肺痿劳嗽
E. 水肿

18. 以下各项，不是消渴病的病机特点的是（　　）。
A. 阴虚为本，燥热为标
B. 气阴两伤，阴阳俱虚
C. 阴虚燥热，变证百出
D. 痰火内阻，湿热阻滞
E. 消渴发病，有关血瘀

19. 单纯甲状腺肿，以下检查可见异常的是（　　）。
A. $FT_4$
B. $TT_4$
C. $TT_3$
D. $FT_3$
E. 甲状腺 B 超

20. 阳事不起或起而不坚，心情抑郁，胸胁胀痛，脘闷不适，食少便溏，苔薄白，脉弦。宜选方（　　）。
A. 半夏厚朴汤
B. 一贯煎
C. 柴胡疏肝散
D. 逍遥散
E. 六磨汤

21. 瘀血内结之积证，如果积块大而坚硬作痛，可合用何方（　　）。
A. 桃红四物汤
B. 八珍汤
C. 失笑散
D. 鳖甲煎丸
E. 以上都不是

22. 以下不是虚劳的致病因素的是（　　）。
A. 烦劳过度，损及五脏
B. 禀赋薄弱，体质不强
C. 痨虫入肺，阴虚火旺
D. 大病久病，失于调理
E. 饮食不节，损伤脾胃

23. 对于郁证之实证者，治疗时应首当（　　）。
A. 活血化瘀
B. 理气开郁
C，补益气血
D. 化痰散结
E. 健脾消食

24. 自觉身体某处局部发热且固定疼痛，按之有一肿块的治法应为（　　）。
A. 疏肝解郁，清肝解热
B. 益气养血

C. 益气健脾，甘温除热　　D. 活血化瘀
E. 滋阴清热

25. 治疗营卫不和型自汗的代表方为（　　）。
A. 玉屏风散　　B. 麻黄附子细辛汤
C. 麻黄汤　　D. 桂枝汤
E. 当归六黄汤

26. 消渴病可出现多种并发症，如肺失滋养，日久可并发（　　）。
A. 白内障　　B. 肺痨
C. 中风偏瘫　　D. 疮疖
E. 水肿

27. 颜面潮红，手足心热，四肢羸瘦，肌肉瞤动，口干舌燥。证属（　　）。
A. 肝阳化风　　B. 阴虚风动
C. 热极生风　　D. 血虚动风
E. 以上均不是

28. 虚劳患者由于体虚卫外不固，易感外邪，感邪之后治以扶正与祛邪兼顾，可选用（　　）。
A. 薯蓣丸　　B. 玉屏风散
C. 桂枝汤　　D. 补阳还五汤
E. 参苏饮

29. 首先提出虚劳病名的著作为（　　）。
A. 《内经》　　B. 《诸病源候论》
C. 《难经》　　D. 《金匮要略》
E. 《不居集》

30. 在对血证的治疗中，认为“血随乎气，治血必先理气”，此论见于（　　）。
A. 《景岳全书》　　B. 《血证论》
C. 《先醒斋医学广笔记》　　D. 《丹溪心法》
E. 《医贯》

31. 治疗紫斑阴虚火旺证的最佳选方为（　　）。
A. 沙参麦冬汤　　B. 玉女煎
C. 茜根散　　D. 十灰散
E. 六味地黄丸

32. 消渴病的病理变化主要为（　　）。
A. 肾阴亏损　　B. 阴虚燥热
C. 肺热津伤　　D. 胃热炽盛
E. 阴阳两虚

33. 以下关于痰饮内阻型呕吐的症状，错误的是（　　）。
A. 呕吐清水痰涎　　B. 脘闷不食
C. 头晕心悸　　D. 脉滑
E. 苔黄腻

34. 郁证的形成常以何者为先（　　）。
A. 血郁　　B. 食郁
C. 痰郁　　D. 气郁
E. 热郁

35. 糖尿病的诊断标准是：症状+静脉血浆葡萄糖值（　　）。
A. 随机≥6.1mmol/L 或空腹≥7.8mmol/L
B. 随机≥7.8mmol/L 或空腹≥7.0mmol/L
C. 随机≥11.1mmol/L 或空腹≥7.8mmol/L
D. 随机≥6.1mmol/L 或空腹≥7.0mmol/L
E. 随机≥11.1mmol/L 或空腹≥7.0mmol/L 或 OGTT 中 2h≥11.1mmol/L

36. 痰饮内停所致呕吐，若痰热内郁，呕吐而口干口苦者，可选用（　　）。
A. 半夏厚朴汤　　B. 小柴胡汤
C. 苓桂术甘汤　　D. 黄连温胆汤
E. 茜根散

37. 战汗的临床表现主要是（　　）。
A. 睡时汗出，醒来则止　　B. 时时汗出，动则尤甚
C. 发热烦渴，战栗而汗　　D. 大汗如油，肢冷息微
E. 汗出色黄，染衣着色

38. 中消突出的症状为（　　）。
A. 多饮　　B. 尿甜
C. 多尿　　D. 多食
E. 多便

39. 率先将各种出血病证，统称为“血证”的著作为（　　）。
A. 《千金要方》　　B. 《医学正传》
C. 《景岳全书》　　D. 《济生方》
E. 《伤寒论》

40. 盗汗以阴虚为主，而火热不甚、潮热、脉数等不显著者，治疗首选方剂为（　　）。
A. 归脾汤　　B. 大补阴丸
C. 知柏地黄汤　　D. 麦味地黄丸
E. 当归六黄汤

41. 肥胖的发生与年龄有关，一般在多少岁以后明显增高（　　）。

A. 20 岁　　B. 25 岁

C. 30 岁　　D. 35 岁

E. 40 岁

42.《临证指南医案·痿》认为，痿病所属脏腑是（　　）。

A. 脾胃肝肾　　B. 心脾肺肾

C. 肝肾胆胃　　D. 肝肾肺胃

E. 心脾肝肾

43. 以下汗证最危急而且预后差的是（　　）。

A. 自汗　　B. 盗汗

C. 黄汗　　D. 战汗

E. 脱汗

44. “气郁、血郁、痰郁、湿郁、热郁、食郁”的郁证分类，出于（　　）。

A.《医经溯洄集》　　B.《景岳全书》

C.《证治汇补》　　D.《丹溪心法》

E.《医方论》

45. 以下不属于肥胖病因的是（　　）。

A. 年老体弱　　B. 药物刺激

C. 饮食不节　　D. 缺乏运动

E. 先天禀赋

46. 痰饮的形成与肺脾肾三脏失司有重要关系，其中首当其要的是（　　）。

A. 肺　　B. 肺肾

C. 肾　　D. 脾

E. 脾肾

47. 我国手术治疗癌病的最早记载的是（　　）。

A.《内经》　　B.《晋书》

C.《景岳全书》　　D.《外科大成》

E.《圣济总录》

48. 肝经郁热型内伤发热的特点是（　　）。

A. 发热常在劳累后发作或加重　　B. 午后或夜间发热

C. 骨蒸劳热　　D. 五心烦热

E. 热势随患者情绪变化而波动

49. 提出“郁证全在病者能移情易性”之说的医家是（　　）。

A. 张仲景　　B. 叶天士

C. 朱丹溪　　D. 张景岳
E. 王清任

50. 中医内科中范围最广的一个病证是（　　）。
A. 内伤发热　　B. 虚劳
C. 感冒　　D. 胃痛
E. 中风

51. 认为："自汗盗汗，亦各有阴阳之证，不得谓自汗必属阳虚，盗汗必属阴虚也"的是（　　）。
A. 朱丹溪　　B. 李东垣
C. 张景岳　　D. 张仲景
E. 李中梓

## 二、A2 型题

1. 入夏时常发热，肌肤灼热，汗少，食少，倦怠无力。证属于（　　）。
A. 中暑　　B. 暑湿困表
C. 中暑湿　　D. 中暑热
E. 湿滞经络

2. 患者烦渴多饮，口干舌燥，尿频量多，舌边尖红，苔薄黄，脉洪数。治疗选方为（　　）。
A. 玉女煎　　B. 人参白虎汤
C. 消渴方　　D. 六味地黄丸
E. 生脉饮

3. 患者，女，53 岁。形肥之人，喘而胸满闷窒，甚则胸盈仰息，痰多色白质黏腻，伴纳呆口黏苔白厚腻，脉滑。治宜用二陈汤合（　　）。
A. 平胃散　　B. 小青龙汤
C. 桑杏汤　　D. 苏子降气汤
E. 三子养亲汤

4. 夜寐盗汗，五心烦热，两颧色红，口渴，舌红少苔，脉细数。可选用（　　）。
A. 甘麦大枣汤　　B. 龙胆泻肝汤
C. 六味地黄丸　　D. 当归六黄汤
E. 四妙丸

5. 患者，女。近半年来出现食欲增大，多食善饥，口渴，形体消瘦，尿多，大便干燥，苔黄，脉滑实有力。证属（　　）。
A. 肺热津伤型消渴　　B. 肾阴亏虚型消渴
C. 脾胃气虚型消渴　　D. 胃热炽盛型消渴
E. 阴阳两虚型消渴

6. 身体沉重而疼痛，甚则肢体浮肿，无汗，恶寒，或有咳喘，痰多白沫，胸闷，干呕，口不渴，苔白，脉弦紧，辨证为（　　）。

A. 络气不和证　　B. 饮停胸胁证

C. 表寒里饮证　　D. 邪犯胸肺证

E. 阴虚内热证

7. 喉结两旁轻度或中度肿大，质软光滑，烦热，汗出，情绪急躁易怒，眼球突出，面部烘热，手指颤抖，口苦，舌质红，苔薄黄，脉弦数。宜选用（　　）。

A. 丹栀逍遥散　　B. 甘露消毒丹

C. 龙胆泻肝汤　　D. 栀子清肝汤合消瘰丸

E. 普济消毒饮

8. 患者经常发低热，头晕眼花，身倦乏力，心悸不宁，面白少华，唇甲色淡，舌质淡，脉细。其治法为（　　）。

A. 滋阴清热　　B. 温补肾阳

C. 活血化瘀　　D. 益气养血

E. 清肝泻热

9. 腹大坚满，青筋显露，胁下癥积，痛如针刺，面色晦暗黧黑，胸壁出现血痣或蟹爪纹，口干不欲饮，舌紫黯，脉细涩。宜选用（　　）。

A. 中满分消丸　　B. 济生肾气丸

C. 实脾饮　　D. 调营饮

E. 舟车丸

10. 甲亢患者症见：瘿肿质软、心悸不宁、心烦少寐，目眩手颤，纳亢消瘦，口干咽燥，恶热多汗，舌苔红，苔薄黄，脉细数。其证型为（　　）。

A. 肝胃阴虚证　　B. 肝肾阴虚证

C. 肾肺阴虚证　　D. 心肝阴虚证

E. 心肾阴虚证

11. 气血运行不畅而有血瘀者，症状见肌肤甲错、面目黯黑者，其治疗应选的方剂为（　　）。

A. 四物汤　　B. 血府逐瘀汤

C. 补阳还五汤　　D. 大黄䗪虫丸

E. 丹参饮

12. 患者，女，42 岁。于感冒后发病。皮肤骤起青紫斑块和斑点 3 天，此起彼伏，伴身热烦渴，面赤心烦，便秘尿黄，并伴齿衄，月经量多，苔黄燥，舌质红，脉数有力。实验室检查：血常规示血小板 $8\times10^{9}/L$。其治法是（　　）。

A. 健脾益气，摄血止血　　B. 滋阴降火，宁络止血

C. 清热解毒，凉血止血　　D. 补益脾肾，温经止血

E. 活血宁络，祛瘀止血

13. 患者，男，54 岁。去年 8 月间，时值农忙，烈日曝晒，午间自觉头昏、头痛，胸闷身热，面色潮红，汗多口渴，小便短少，随即卒仆，不省人事，四肢抽搐，舌红而干，脉虚弦而数。此属（ ）。

A. 中风（阳闭） B. 厥证（暑厥）
C. 昏迷（亡阴） D. 昏迷（痰闭）
E. 以上均不是

14. 皮肤出现青紫斑点或斑块，或伴有鼻衄、齿衄，或有发热，口渴，便秘，舌质红，苔黄，脉弦数。其选方是（ ）。

A. 归脾汤 B. 知柏地黄丸
C. 十灰散 D. 茜根散
E. 小蓟饮子

15. 患者形体肥胖，神疲嗜卧，颜面虚浮，气短乏力，腹胀便溏，自汗气喘，畏寒肢冷，下肢浮肿，脉沉细。此病的治法为（ ）。

A. 清胃泻火，佐以消导 B. 温补脾肾，利水化饮
C. 健脾益气，渗利水湿 D. 燥湿化痰，理气消痞
E. 以上皆非

16. 患者，女，58 岁。消渴病史 7 年。形体消瘦，尿频量多，混浊如脂膏，口干唇燥，舌红，脉细数。治疗应首选（ ）。

A. 玉女煎 B. 消渴方
C. 生脉饮 D. 金匮肾气丸
E. 六味地黄丸

17. 腹部积块明显，质地较硬，固定不移，隐痛或刺痛，形体消瘦，纳谷减少，面色晦暗黧黑，面颈胸壁或有血痣赤缕，女子可见月事不下，舌质紫或有淤斑，脉细涩，宜选方有（ ）。

A. 膈下逐瘀汤 B. 柴胡疏肝散
C. 失笑散 D. 四物汤
E. 小蓟饮子

18. 患者，女，25 岁。身热，微恶风寒，头昏，少汗，口渴咽干，心烦，干咳少痰，舌红苔少，脉细数。治法宜（ ）。

A. 辛温解表 B. 辛凉解表
C. 滋阴解表 D. 益气解表
E. 清暑祛湿解表

19. 患者，男，67 岁。5 日前因饮食不慎而呕吐，随之食欲减退小便淋漓，曾以抗生素对症治疗，小便不通，食不知味，全身乏力，气短易汗，面色皖白，唇淡无华，舌淡体胖，

苔白微厚，脉沉细而若。以下处方最佳选用（　　）。

A. 八正散　　B. 清肺饮

C. 沉香散　　D. 补中益气汤

E. 代抵当汤

20. 患者，女，59 岁。形体肥胖，症见眩晕，头痛，胸闷短气，恶心呕吐，舌淡胖，苔白腻，脉弦滑。治疗宜首选（　　）。

A. 半夏厚朴汤　　B. 天麻钩藤饮

C. 参苓白术散　　D. 半夏泻心汤

E. 半夏白术天麻汤

21. 患者，男，45 岁。2 天前被锈钉扎伤足底，当时流血少许，未作清洗，今下午 2 时许突然四肢抽搐，颈项强直，甚则角弓反张，伴神昏，喘促。舌苔腻，脉弦紧，脑电图检查正常。其证型是（　　）。

A. 热甚动风证　　B. 风毒内袭证

C. 血虚生风证　　D. 阴虚动风证

E. 肝阳化风证

22. 反复发生肌衄，久病不愈，神疲乏力，头晕目眩，面色苍白，食欲不振，舌质淡，脉细弱。辨证应属（　　）。

A. 血热妄行证　　B. 阴虚火旺证

C. 气不摄血证　　D. 脾胃虚寒证

E. 以上均不是

23. 颈前喉结两旁结块肿大，质软不痛，颈部觉胀，胸闷，喜太息，或兼胸胁窜痛，病情常随情志波动，苔薄白脉弦。宜选用（　　）。

A. 柴胡疏肝散　　B. 逍遥散

C. 六磨汤　　D. 海藻玉壶汤

E. 四海舒郁丸

24. 患者，男，45 岁。每因劳累后低热已数年，近来每日低热，上午为著，伴有头痛头晕，气短懒言，倦怠乏力，舌淡，苔薄白，脉虚无力。方用（　　）。

A. 丹栀逍遥散　　B. 清骨散

C. 血府逐瘀汤　　D. 补中益气汤

E. 金匮肾气丸

25. 患者，女，32 岁。产后，体虚久不恢复，低热，头晕眼花，疲乏无力，面色无华，心悸眠差，唇甲色淡，舌质淡，脉细弱。中医辨证为（　　）。

A. 气虚发热　　B. 血瘀发热

C. 阴虚发热　　D. 血虚发热

E. 肝郁发热

26. 产后虚烦不寐，体瘦面白或老人夜寐早醒而无虚烦证，均可用（ ）。
A. 黄连阿胶汤 B. 半夏秫米汤
C. 六味地黄丸 D. 安神定志丸
E. 归脾汤合酸枣仁汤
27. 患者烦渴多饮半月余，尿频量多，口干舌燥，舌边尖红，苔黄，脉洪数有力。治法宜用（ ）。
A. 清泻肺胃 B. 养阴润肺，生津止渴
C. 清胃泻火，养阴保津 D. 滋阴固肾
E. 清热润肺，生津止渴
28. 眼睑浮肿，延及全身，皮肤光亮，尿少色赤，身发疮痍，甚则溃烂，恶风发热，脉浮数，舌质红，苔薄黄。宜选方（ ）。
A. 五苓散 B. 防己黄芪汤
C. 实脾饮 D. 普济消毒饮
E. 麻黄连翘赤小豆汤合五味消毒饮
29. 虚劳日久，气血运行不畅而有血瘀者，症状见肌肤甲错、面目黯黑者，治疗应选以下何方为宜（ ）。
A. 四物汤 B. 血府逐瘀汤
C. 补阳还五汤 D. 大黄䗪虫丸
E. 丹参饮

## 三、A3/A4 型题

（1~4 题共用题干）

患者，女，37 岁。平素性格内向，近日情志不遂，精神抑郁，情绪不宁，善太息，胸胁胀痛，痛无定处，腹胀纳呆，脘闷嗳气，大便时软时干，苔薄腻，脉弦。

1. 根据上述临床表现及病史，按照中医的辨证理论，此患者辨证诊断为何证（ ）。
A. 气滞痰郁郁证 B. 气郁化火郁证
C. 肝气郁结之郁证 D. 心脾两虚郁证
E. 忧郁伤神郁证
2. 根据上述辨证类型，相应的治疗方法最为符合的是（ ）。
A. 清泻肝火，解郁和胃 B. 化痰利气解郁
C. 养心安神 D. 健脾养心，益气补血
E. 疏肝理气解郁
3. 针对本病所采用的方药，以下最为符合的是（ ）。
A. 半夏厚朴汤加减 B. 丹栀逍遥散合左金丸

C. 归脾汤加减
D. 甘麦大枣汤加减
E. 柴胡疏肝散加减

4. 如果见胸胁胀痛不移、脉弦涩者，除以下哪味药外均可加用（　　）。
A. 当归
B. 丹参
C. 红花
D. 桃仁
E. 血余炭

（5～7 题共用题干）

患者，女，32 岁。突然壮热口渴，头痛烦躁，恶心未吐，继之剧烈腹痛，泻下鲜紫脓血，里急后重。舌红绛，苔黄燥，脉滑数。

5. 宜用（　　）。
A. 葛根芩连汤加减
B. 黄连阿胶汤
C. 芍药汤加减
D. 白头翁汤合芍药汤加减
E. 以上皆非

6. 如果病人出现痉厥抽搐，可加（　　）。
A. 犀角地黄汤
B. 地榆、苦参、丹皮
C. 天麻、钩藤、全蝎
D. 羚羊角、钩藤、石决明
E. 以上皆非

7. 如果病人出现面色苍白，汗出，四肢逆冷，脉微欲绝。宜用（　　）。
A. 加羚羊角、钩藤、石决明
B. 服安宫牛黄丸
C. 急服参附汤，加用参脉注射液
D. 加党参、黄芪、附子
E. 以上皆非

（8～10 题共用题干）

患者，男，38 岁。体虚久病，T37.9℃，劳累后发热症状加重，体温最高 38.5℃，伴有头晕乏力，气短懒言，自汗易感，食少便溏，舌质淡，脉薄白，脉细弱。

8. 此患者应当诊断为（　　）。
A. 气虚外感
B. 汗证
C. 眩晕
D. 内伤发热
E. 虚劳

9. 其中医病机为（　　）。
A. 中气不足，血虚阳浮
B. 中气不足，阳虚外越
C. 中气不足，清阳不升
D. 中气不足，阴火内生
E. 中气不足，食滞化热

10. 其治疗大法为（　　）。

A. 益气健脾，养血敛阳
B. 益气健脾，清热泻火
C. 益气健脾，甘温除热
D. 益气健脾，升清降浊
E. 益气健脾，消食清热

（11~15 题共用题干）

患者，男，40 岁。患病逾 1 年，五心烦热，午后发热，心烦失眠，多梦健忘，颧红盗汗，小便黄，大便干，舌红少苔，脉细数。

11. 诊断为（　　）。

A. 肺痨
B. 内伤发热
C. 阴虚外感
D. 肺萎
E. 热病伤阴

12. 其辨证为（　　）。

A. 肺气虚
B. 心阴虚
C. 气阴两虚
D. 阴虚内热
E. 肾阴虚

13. 立法是（　　）。

A. 温补肾阳
B. 养血安神
C. 益气养心
D. 益气温阳
E. 滋阴清热

14. 选择用的方剂为（　　）。

A. 龙胆泻肝汤
B. 清骨散
C. 滋水清肝饮
D. 丹栀逍遥散
E. 杞菊地黄丸

15. 如果肝肾阴虚突出者，可选用（　　）。

A. 龙胆泻肝汤
B. 丹栀逍遥散
C. 杞菊地黄丸
D. 清骨散
E. 知柏地黄丸

（16~21 题共用题干）

患者，女，21 岁。汗出恶风，动则汗出尤甚，易感冒，体倦乏力，周身酸楚，面白少华，苔薄白，脉细弱。

16. 其病机为（　　）。

A. 虚火炽盛，逼津外泄
B. 湿热内蕴，逼津外泄

C. 脾胃虚弱，气虚不摄，津液外泄　　D. 肺脾失调，汗液外泄

E. 肺气不足，表虚失固，营卫不和，汗液外泄

17. 治法是（　　）。

A. 补中益气，健脾和胃　　B. 发表散寒

C. 滋阴降火　　D. 清肝泻热，化湿和营

E. 益气固表

18. 宜选用（　　）。

A. 小青龙汤　　B. 归脾汤

C. 玉屏风散　　D. 龙胆泻肝汤

E. 当归六黄汤

19. 若气虚明显，可加用（　　）。

A. 党参、当归　　B. 人参、五味子

C. 人参、当归　　D. 茯苓、白术

E. 党参、白术

20. 兼有阴虚的，可加用（　　）。

A. 麦冬、玄参　　B. 五味子、乌梅

C. 生地、熟地　　D. 银柴胡、胡黄连

E. 麦冬、五味子

21. 兼有阳虚，可加用（　　）。

A. 人参　　B. 山药、白术

C. 肉苁蓉、巴戟天　　D. 肉桂

E. 附子

（22~24 题共用题干）

患者，男，47 岁。1 年前与家人生气后出现精神抑郁，烦躁易怒，情绪不佳，胁肋胀满，胸部满闷，痛无定处，胸闷嗳气，不思饮食，大便不调，苔薄腻，脉弦。

22. 其证候是（　　）。

A. 痰气郁结　　B. 气郁化火

C. 肝气郁结　　D. 心肾阴虚

E. 心神失养

23. 其治法是（　　）。

A. 疏肝解郁，清肝泻火　　B. 甘润缓急，养心安神

C. 行气开郁，化痰散结　　D. 滋养心肾

E. 疏肝解郁，理气畅中

24. 治疗宜选用（　　）。
A. 半夏厚朴汤　　B. 甘麦大枣汤
C. 柴胡疏肝散　　D. 丹栀逍遥散
E. 天王补心丹合六味地黄丸

（25~28 题共用题干）

患者，男。形体肥胖，平素倦怠喜卧，午休后突然出现呕吐，呕吐多为清水痰涎，胸闷脘胀，不思饮食，舌质淡，苔白腻，脉滑。

25. 根据患者上述临床特征及辨证特点，针对本病以下哪项是最佳的治疗方剂（　　）。
A. 香砂六君子汤加减　　B. 理中汤加减
C. 小半夏加茯苓汤　　D. 小半夏汤合苓桂术甘汤加减
E. 温脾汤加减

26. 如果出现心烦眩晕，心烦失眠，恶心欲吐，舌红苔黄腻，治疗宜选用（　　）。
A. 小半夏汤加减　　B. 温胆汤加减
C. 小半夏加茯苓汤　　D. 苓桂术甘汤
E. 左金丸加减

27. 假若患者时时呕吐清水痰涎，胃脘不适，饮食不佳，同时眩晕症状明显，治疗最宜用（　　）。
A. 天麻钩藤饮　　B. 半夏白术天麻汤
C. 羚羊钩藤汤　　D. 镇肝息风汤
E. 以上都不是

28. 如患者心慌、心悸等症状较明显。则宜选用（　　）。
A. 小半夏汤　　B. 大半夏汤
C. 归脾汤　　D. 温脾汤
E. 苓桂术甘汤

（29~30 题共用题干）

患者，女，21 岁，学生。嗜睡多卧，伴倦怠乏力、饭后尤甚，影响学习，不能正常上课，诊见形瘦、纳呆，苔白，脉虚无力。

29. 其治法为（　　）。
A. 健脾益气　　B. 活血化瘀
C. 益气养心　　D. 益气温阳
E. 燥湿健脾，醒神开窍

30. 宜用何方（　　）。
A. 平胃散加减　　B. 参苓白术散加减

C. 附子理中丸合人参益气汤加减　　D. 通窍活血汤加减
E. 香砂六君子汤加减

(31~33 题共用题干)

患者，男，38 岁。由于情绪紧张诱发成疾，烦渴引饮，口干喜凉，舌红，苔黄少津液，脉象洪大。

31. 根据患者上述临床特点，该病例中医应辨证为（　　）。
A. 肺热津伤　　B. 肺热、气阴两伤
C. 胃热、气阴两伤　　D. 胃热津伤
E. 肺胃热炽、气阴两伤

32. 根据患者的临床特点及中医辨证，以下治疗方法中最为恰当的是（　　）。
A. 清热润肺　　B. 清热润肺，益气养阴
C. 清胃生津　　D. 清泻肺胃，益气养阴
E. 清胃泻火，益气养阴

33. 以下方剂中是治疗该患者的最佳选方的是（　　）。
A. 消渴方　　B. 二冬汤
C. 增液汤　　D. 玉女煎
E. 白虎加人参汤

(34~36 题共用题干)

患者尿频量多，五心烦热，尿甜，腰膝酸软，大便偏干，形体渐瘦，舌红苔薄黄，脉沉细而数。

34. 应当辨为（　　）。
A. 下消　　B. 中消
C. 上消　　D. 膈消
E. 以上都不是

35. 应当选用（　　）。
A. 消渴方　　B. 玉泉丸
C. 二冬汤　　D. 六味地黄汤
E. 金匮肾气丸

36. 病人出现了头晕耳鸣，应当选用（　　）。
A. 消渴方　　B. 六味地黄汤
C. 二冬汤　　D. 杞菊地黄丸
E. 玉泉丸

（37～39 题共用题干）

患者，女，40 岁。久病皮下发斑，时发时止，伴有鼻衄、齿衄，月经量多，五心烦热，咽干口燥，舌质红，苔少，脉细数。

37. 根据上述临床特点，以下辨病辨证特点哪项最为符合患者临床表现（　　）。

A. 内热壅盛，热迫血行
B. 脾肾两虚，统摄无权
C. 气不摄血，脾不统血
D. 阴虚火旺，热灼血络
E. 血瘀、血不归经

38. 按照中医理论体系，以下最适宜的治疗原则是（　　）。

A. 清热泻火，凉血止血
B. 活血化瘀，凉血止血
C. 益气摄血，健脾统血
D. 健脾补肾，固摄止血
E. 滋阴降火，宁络止血

39. 根据上述辨证特点，以下方剂中最为符合的是（　　）。

A. 知柏地黄丸
B. 麦味地黄丸
C. 无比山药丸
D. 归脾汤加减
E. 茜根散加减

（40～42 题共用题干）

患者，女，24 岁。双下肢皮肤出现青紫斑点及斑块，皮肤温度不高，时轻时重，发痒，月经量多，两颧潮红，午后潮热，心烦，口渴，易怒，舌质红，苔少，脉细数。

40. 应诊断为（　　）。

A. 风疹
B. 丹毒
C. 温病发斑
D. 紫斑
E. 麻疹

41. 治法为（　　）。

A. 疏风透表，清泻内热
B. 清热凉血解毒
C. 清胃泻火，凉血止血
D. 清营凉血消斑
E. 滋阴降火，宁络止血

42. 宜选用（　　）。

A. 银翘散
B. 麻杏石甘汤
C. 茜根散
D. 十灰散
E. 犀角地黄汤

（43～45 题共用题干）

患者，女，42 岁。曾患“崩漏”经治已愈，现患者自觉腹中空空，似饥非饥，似辣非辣，难以形容，伴失眠多梦，舌质淡，脉细弱。

43. 其应辨病辨证为（　　）。

A. 胃阴不足胃痛　B. 胃阴不足痞满

C. 血虚嘈杂　D. 胃热嘈杂

E. 湿热阻胃痞满

44. 其治法为（　　）。

A. 养阴益胃，调中消痞　B. 养阴益胃，和中止痛

C. 益气养血和中　D. 健脾益胃和中

E. 清热化痰和中

45. 应首选何方治疗（　　）。

A. 益胃汤加减　B. 一贯煎加减

C. 归脾汤加减　D. 君子汤加减

E. 温胆汤加减

（46~48 题共用题干）

患者，女，20 岁，因高考落榜出现情志抑郁不畅，继之性情急躁，无故两眼怒视，时而骂詈号叫，不避亲疏。诊见面红目赤，舌质红，苔黄腻，脉滑数。

46. 若病人兼骂詈狂躁、打人毁物、苔黄垢腻者应（　　）。

A. 改癫狂梦醒汤　B. 改黄连温胆汤

C. 加顺气导痰汤　D. 加龙胆泻肝汤

E. 加礞石滚痰丸

47. 如果病人兼大便燥结、苔黄燥、脉实大者，应（　　）。

A. 改用大承气汤　B. 改用润肠丸

C. 加用小承气汤　D. 暂用小承气汤

E. 加用增液汤

48. 如果病人日久不愈，症见情绪躁扰不宁，多言不序，妄见妄闻，面色晦滞，舌质紫暗，苔薄黄，脉弦细，宜用（　　）。

A. 生铁落饮　B. 通窍活血汤

C. 血府逐瘀汤　D. 逍遥散合顺气导痰汤

E. 癫狂梦醒汤

（49~50 题共用题干）

患者烦渴多饮，口干舌燥，尿频量多，舌红苔黄，脉数。

49. 应当辨为（　　）。

A. 下消　B. 中消

C. 上消　　D. 肾消

E. 以上都不是

50. 治法应用（　　）。

A. 养阴润肺生津　　B. 益气养阴清热

C. 清泻肺胃之火　　D. 清热润肺生津

E. 滋阴固肾生津

（51~53 题共用题干）

患者，男，43 岁。因 1 周来自汗多而就诊，现蒸蒸汗出，面赤烘热。口苦，烦躁易怒，大便干，小便黄，舌红苔黄，脉弦数。

51. 根据上述患者临床表现，按照中医的辨病辨证体系，以下选项哪个最为符合该患者的临床表现（　　）。

A. 营卫不和之自汗　　B. 阴虚火旺之盗汗

C. 肝火郁蒸之自汗　　D. 肺卫不固之自汗

E. 脾虚湿盛之自汗

52. 以下治疗方法中最为符合上述辨证特点的是（　　）。

A. 滋阴降火，固表止汗　　B. 健脾化湿，益气固涩

C. 益气固表，固涩止汗　　D. 调和营卫，滋阴降火

E. 清肝泻热，化湿和营

53. 根据上述辨证特点及正确的治疗原则，以下方剂中最为符合的是（　　）。

A. 玉屏风散加减　　B. 桂枝汤加减

C. 龙胆泻肝汤加减　　D. 五苓散加减

E. 当归六黄汤加减

（54~56 题共用题干）

患者，女，38 岁。症见夜寐盗汗，五心烦热，两颧色红，口渴，舌红少苔，脉细数。

54. 治法宜（　　）。

A. 化湿清热　　B. 滋阴降火

C. 益气固表　　D. 益气养阴

E. 大补真阴

55. 如果患者兼有月经不调，性情急躁，可选用下方（　　）。

A. 大补阴丸　　B. 加味逍遥散

C. 滋水清肝饮　　D. 知柏地黄丸

E. 桂枝茯苓丸

56. 如果患者潮热甚，可加用（　　）。

A. 麦冬、五味子　　B. 银柴胡、白薇

C. 知母、黄柏　　D. 党参、黄精

E. 牡蛎、麻黄根

（57~62 题共用题干）

患者，男，37 岁。症见腹大胀满，青筋暴露，面色晦滞，唇紫，口干而燥，心烦失眠，小便短少，舌红少津，苔少，脉细数。

57. 其辨证为（　　）。

A. 津液亏耗　　B. 气阴两虚

C. 阴虚水停　　D. 津亏血滞

E. 瘀结水留

58. 其选方为（　　）。

A. 麦门冬汤　　B. 六味地黄丸合一贯煎

C. 知柏地黄丸　　D. 沙参麦冬汤

E. 杞菊地黄丸

59. 患者近日经常鼻衄或牙龈出血，宜加（　　）。

A. 三七粉、赤芍、丹皮　　B. 茜草、紫草

C. 侧柏叶、地榆　　D. 鲜茅根、藕节、仙鹤草

E. 泽兰、益母草

60. 患者近日面赤、颧红、耳鸣，可加（　　）。

A. 郁金、龙骨齿　　B. 石决明、龙骨

C. 龟版、鳖甲、牡蛎　　D. 磁石、代赭石

E. 珍珠母、石菖蒲

61. 患者近日潮热、烦躁，可加（　　）。

A. 乌梅、玉竹、熟地　　B. 知母、天冬、麦冬

C. 地骨皮、白薇、栀子　　D. 石斛、玄参、芦根

E. 天花粉、沙参、白术

62. 患者近日腹胀甚，可加（　　）。

A. 槟榔、大黄　　B. 枳实、莱菔子

C. 青皮、陈皮　　D. 厚朴、莪术

E. 枳壳、大腹皮

（63~65 题共用题干）

患者，女，43 岁。与家人生气后出现精神抑郁，烦躁易怒，情绪不佳，胸部满闷，胁

胁胀满，痛无定处，胸闷嗳气，不思饮食，大便不调，苔薄腻，脉弦。

63. 其证候为（　　）。

A. 痰气郁结　　B. 气郁化火

C. 肝气郁结　　D. 心肾阴虚

E. 心神失养

64. 其治法为（　　）。

A. 疏肝解郁，清肝泻火　　B. 甘润缓急，养心安神

C. 行气开郁，化痰散结　　D. 滋养心肾

E. 疏肝解郁，理气畅中

65. 治疗宜选用（　　）。

A. 半夏厚朴汤　　B. 甘麦大枣汤

C. 天王补心丹合六味地黄丸　　D. 柴胡疏肝散

E. 丹栀逍遥散

（66~69 题共用题干）

患者，女，43 岁。近 20 天以来崩漏不止。于今晨起床时突然昏倒，面色苍白，口唇不华，汗出肢冷，呼吸微弱，舌淡脉芤。

66. 其辨证为（　　）。

A. 血厥虚证　　B. 气厥虚证

C. 气厥实证　　D. 痰厥

E. 痫病

67. 其治法首选（　　）。

A. 补气止血　　B. 补益心脾

C. 补气养血　　D. 补血醒神

E. 收敛止血

68. 宜选何方（　　）。

A. 通关散　　B. 四味回阳饮

C. 通关散合四物汤　　D. 急灌独参汤，继服人参养营汤

E. 羚羊钩藤汤加减

69. 除以上措施外，同时还应必须采取何措施（　　）。

A. 输液补充血容量　　B. 中枢兴奋剂

C. 人工呼吸　　D. 输血、输液、止血

E. 心内注射肾上腺素

(70~72 题共用题干)

患者，女，38 岁。因分娩失血过多而突然昏厥，面色苍白，口唇无华，四肢震颤，目陷口张，自汗肤冷，呼吸微弱，舌质淡，脉芤或细数无力。急用独参汤灌服。

70. 若患者病情缓解后应继续选用治疗方剂为（　　）。

A. 甘麦大枣汤　　B. 四味回阳饮

C. 通瘀煎　　D. 生脉饮

E. 人参养营汤

71. 如果出血不止者，选用以下何药不妥（　　）。

A. 仙鹤草　　B. 生大黄

C. 侧柏叶　　D. 藕节

E. 血余炭

72. 如果口干少津者，可加用药物。以下不妥的是（　　）。

A. 麦冬　　B. 玉竹

C. 黄连　　D. 北沙参

E. 石斛

(73~75 题共用题干)

患者，女，37 岁。症见胸胁支满，心下痞闷，脘腹畏冷、背寒，呕吐清水痰涎，水入易吐，口渴不欲饮，心悸、气短、眩晕、纳呆、便溏，舌暗苔白腻滑，脉弦细滑。

73. 根据上述患者临床表现，按照中医的辨病辨证体系，以下选项哪个最为符合该患者的临床表现（　　）。

A. 支饮　　B. 眩晕

C. 溢饮　　D. 悬饮

E. 痰饮

74. 根据中医辨证体系，以下中医证型最为符合该患者的疾病表现的是（　　）。

A. 邪留胸肺　　B. 饮留胃肠

C. 脾阳虚弱　　D. 痰浊中阻

E. 饮留胸胁

75. 在上述辨病辨证的基础上，以下方剂最为适合的是（　　）。

A. 柴枳半夏汤　　B. 半夏白术天麻汤

C. 小青龙汤　　D. 苓桂术甘汤合小半夏加茯苓汤

E. 六君子汤

(76~78 题共用题干)

患者，女，21 岁。双下肢出现青紫斑点及斑块，皮肤温度不高，时轻时重，发痒，月经量多，两颧潮红，午后潮热，心烦，口渴，易怒，舌质红，苔少，脉细数。

76. 应诊断为（　　）。

A. 风疹　　B. 丹毒
C. 温病发斑　　D. 紫斑
E. 麻疹

77. 治法为（　　）。

A. 疏风透表，清泻内热　　B. 清热凉血解毒
C. 清胃泻火，凉血止血　　D. 清营凉血消斑
E. 滋阴降火，宁络止血

78. 宜选用（　　）。

A. 银翘散　　B. 麻杏石甘汤
C. 茜根散　　D. 十灰散
E. 犀角地黄汤

（79~83 题共用题干）

患者，男，56 岁。患消渴病，症见口渴多饮，多食，体瘦，便溏，精神萎靡，倦怠乏力，舌质淡红，苔白而干，脉弱。

79. 证属（　　）。

A. 肺热伤津　　B. 胃热炽盛
C. 阴阳两虚　　D. 肾阴亏虚
E. 气阴亏虚

80. 治法是（　　）。

A. 清热润肺，生津止渴　　B. 滋阴固肾
C. 益气健脾，生津止渴　　D. 清胃泻火，养阴增液
E. 滋阴温阳，补肾固涩

81. 宜选用（　　）。

A. 生脉散　　B. 增液汤
C. 玉女煎　　D. 七味白术散
E. 六味地黄丸

82. 如果病人以口渴为甚者，可加用（　　）。

A. 地骨皮、青蒿　　B. 天花粉、生地
C. 地骨皮、知母　　D. 天花粉、知母
E. 玄参、生地

83. 如果病人气短汗多者，可加用（　　）。

A. 龙骨、牡蛎　　B. 浮小麦、玄参

C. 山茱萸、酸枣仁　　D. 味子、麻黄根
E. 五味子、山茱萸

## 四、B型题

(1~2题共用备选答案)

A. 脾气虚　　B. 脾胃阴虚
C. 脾阳虚　　D. 脾血虚
E. 心血虚

1. 口干唇燥，不思饮食，大便燥结，甚则干呕，而呃逆，多为（　　）。
2. 体倦乏力，纳差食少，心悸气短，健忘，面色萎黄，多为（　　）。

(3~5题共用备选答案)

A. 柴胡疏肝散　　B. 龙胆泻肝汤
C. 半夏厚朴汤　　D. 甘麦大枣汤
E. 丹栀逍遥散

3. 郁病心神惑乱证的治疗选（　　）。
4. 郁病气郁化火证的治疗选（　　）。
5. 郁病痰气郁结证的治疗选（　　）。

(6~8题共用备选答案)

A.《医学正传》　　B.《金匮要略》
C.《景岳全书》　　D.《济生方》
E.《血证论》

6. 将血证病机概括为“火盛”及“气虚”两个方面的是（　　）。
7. 最先将各种出血病证，归纳在一起，并以“血证”之名概之的是（　　）。
8. 将止血、消瘀、宁血、补血确立为通治血证之大纲的是（　　）。

(9~12题共用备选答案)

A.《医学正传》　　B.《景岳全书》
C.《先醒斋医学广笔记》　　D.《医贯》
E.《血证论》

9. 在对血证的治疗中，认为“存得一分血，便保得一分命”，此论见于（　　）。
10. 在对血证的治疗中，认为“血随乎气，治血必先治气”，此论见于（　　）。
11. 在对血证的治疗中，认为“凡治血证，须知其要，而血动之由，惟火惟气耳”，此论见

于（　　）。

12. 治吐血三要法（宜行血不宜止血；宜补肝不宜伐肝；宜降气不宜降火）出于（　　）。

## 五、X 型题

1. 癌病的病因有（　　）。
   A. 宿有旧疾　　B. 七情怫郁
   C. 饮食失调　　D. 六淫邪毒
   E. 久病伤正，年老体衰
2. 与痰饮关系最为密切的脏腑有（　　）。
   A. 心　　B. 肺
   C. 脾　　D. 肝
   E. 肾
3. 内伤发热的证治，以下正确的是（　　）。
   A. 湿热发热用三仁汤　　B. 瘀血发热用丹参饮
   C. 气虚发热用参苓白术散　　D. 血虚发热用归脾汤
   E. 阴虚发热用清骨散
4. 痰饮之脾阳虚弱的选方为（　　）。
   A. 沙参麦冬汤　　B. 泻白散
   C. 小半夏加茯苓汤　　D. 小青龙汤
   E. 苓桂术甘汤
5. 郁证迁延失治，由气及血，从而影响五脏，辨证时应结合其兼证，以辨别（　　）。
   A. 属虚属实　　B. 在气在血
   C. 偏寒偏热　　D. 病属何脏
   E. 以上都不是
6. 肥胖总的病机有（　　）。
   A. 阳气虚衰　　B. 脾胃虚弱
   C. 痰热内蕴　　D. 肾气不足
   E. 痰湿偏盛
7. 丹栀逍遥散治疗郁证，其治法体现了（　　）。
   A. 理气畅中　　B. 理气和中
   C. 行气开郁　　D. 疏肝解郁
   E. 清肝泻火
8. 郁证的病因有（　　）。
   A. 感受外邪　　B. 情志失调

C. 起居不慎　　D. 饮食不当

E. 体质因素

9. 属于中医汗证范畴的为（　　）。

A. 昼日汗出溱溱，动则益甚，而实验室检查和器械检查均为阴性结果者

B. 天气炎热，情绪激动，劳动奔走等而大汗淋漓者

C. 睡眠中汗出津津，醒后汗止，而各项辅助检查均无阳性结果者

D. 潮热，夜寐汗出，醒后汗止，咳嗽，咯血，痰涂片或结核菌培养阳性者

E. 肢体关节红肿热痛，有汗出，血沉增快和抗“O”增高

10. 与痰饮关系最为密切的脏腑有（　　）。

A. 脾　　B. 肝

C. 心　　D. 肺

E. 肾

11. 虚劳的病因有（　　）。

A. 饮食不节，损伤脾胃　　B. 烦劳过度，损伤五脏

C. 禀赋薄弱，素质不强　　D. 大病久病，失于调理

E. 误治失治，损耗精气

12. 肥胖的辨证论治的证型包括（　　）。

A. 气滞血瘀　　B. 脾虚不运

C. 痰湿内盛　　D. 脾肾阳虚

E. 胃热滞脾

13.《金匮要略》将虚劳分为（　　）。

A. 阳虚　　B. 气虚

C. 阴虚　　D. 血虚

E. 阴阳两虚

14. 有关内伤发热的病因病机为（　　）。

A. 血虚失养　　B. 瘀血阻滞

C. 中气不足　　D. 阳气虚衰

E. 肝经郁热

15. 血证的治疗原则可以归纳为（　　）。

A. 清火　　B. 治血

C. 治气　　D. 补气

E. 治火

16. 治疗消渴的常用方剂七味白术散中有（　　）。

A. 人参、白术、茯苓、甘草　　B. 藿香

C. 葛根　　D. 沙参
E. 木香

17. 内伤发热实证的病机为（　　）。
A. 气郁化火　　B. 瘀血阻滞
C. 阴不配阳　　D. 水不济火
E. 痰湿停聚

18. 肺气虚型虚劳的症状为（　　）。
A. 短气自汗　　B. 时寒时热
C. 声音低怯　　D. 恶寒无汗
E. 舌淡脉弱

19. 痰浊内盛型肥胖的主症为（　　）。
A. 形盛体胖　　B. 胸膈痞满
C. 头晕目眩　　D. 自汗喘促
E. 肢体困倦

20. 郁证的病理变化主要有（　　）。
A. 阴虚火旺　　B. 脾失运化
C. 心神失常　　D. 气血失调
E. 肝失疏泄

21. 缪希雍的“治吐血三要法”为（　　）。
A. 宜行血不宜止血　　B. 止血、消瘀
C. 宁血、补虚　　D. 宜补肝不宜伐肝
E. 宜降气不宜降火

22. 血证的治疗原则包括（　　）。
A. 治火　　B. 治气
C. 治痰　　D. 治湿
E. 治血

23. 汗证属肺卫不固者，可选方为（　　）。
A. 桂枝加黄芪汤　　B. 归脾汤
C. 龙胆泻肝汤　　D. 当归六黄汤
E. 玉屏风散

24.《内经》中，依据不同的病因病机及临床症状，对消渴病病名记载的有（　　）。
A. 消渴　　B. 谷消
C. 消中　　D. 消瘅
E. 肺消

25. 血证的病机有（　　）。
A. 火热熏灼　　B. 迫血妄行
C. 血脉瘀阻　　D. 血溢脉外
E. 气虚不摄
26. 肥胖的辨证要点为（　　）。
A. 辨病程长短　　B. 辨寒热
C. 辨标本虚实　　D. 辨并发症
E. 辨脏腑病位
27. 实证之郁的临床特点有（　　）。
A. 精神抑郁　　B. 胸胁胀痛
C. 咽中梗塞　　D. 心慌
E. 时欲太息
28. 对于消渴的并发症常配用的治法有（　　）。
A. 活血化瘀　　B. 滋补肾阴
C. 健脾益气　　D. 温补肾阳
E. 清热解毒
29. 虚劳的基本治疗法则为（　　）。
A. 损者益之　　B. 塞因塞用
C. 劳者温之　　D. 形不足者，温之以气
E. 精不足者，补之以味
30. 肺癌的主要临床表现为（　　）。
A. 咳嗽、咯血　　B. 咯吐大量脓臭痰
C. 发热　　D. 胸痛
E. 气急
31. 血证的病机包括的内容有（　　）。
A. 热扰神明　　B. 迫血妄行
C. 气虚不摄　　D. 血溢脉外
E. 火热熏灼
32. 虚证之郁的临床特点有（　　）。
A. 精神不振　　B. 心神不宁
C. 虚烦不寐　　D. 胸胁胀痛
E. 悲忧善哭
33. 脑瘤的主要临床表现有（　　）。
A. 感觉障碍　　B. 视力下降

C. 头痛、呕吐
D. 运动障碍
E. 人格障碍

34. 肥胖病之脾虚不运证的选方有（　　）。
A. 平胃散
B. 参苓白术散
C. 防己黄芪汤
D. 导痰汤
E. 二陈汤

35. 痰饮的病理性质应为（　　）。
A. 阳虚阴盛
B. 因虚致实
C. 输化失调
D. 饮热夹杂
E. 水饮停积

36. 消渴的病变五脏关键在于（　　）。
A. 肝
B. 肺
C. 胃
D. 心
E. 肾

37. 郁病的基本治疗原则为（　　）。
A. 清肝泻火
B. 化痰散结
C. 理气开郁，调畅气机
D. 补益气血
E. 移情易性

38. 紫斑的常见证型包括（　　）。
A. 下焦湿热
B. 血热妄行
C. 肝火犯胃
D. 气不摄血
E. 阴虚火旺

39. 与内伤发热的预后有关的因素有（　　）。
A. 起病的原因
B. 病程长短
C. 治疗是否及时
D. 兼夹的病证
E. 患者的身体状况

40. 痰饮内阻型呕吐见胸膈烦闷、口苦、失眠、恶心呕吐者，可用小半夏汤合苓桂术甘汤（　　）。
A. 加川楝子、白术
B. 去桂枝
C. 去郁金
D. 加白豆蔻仁、砂仁
E. 加黄连、陈皮

41. 虚劳心血虚的主症为（　　）。
A. 舌质淡
B. 面色不华
C. 失眠多梦
D. 心悸怔忡
E. 脉细或结代

42. 癌病的辨证要点为（　　）。
A. 辨标本虚实
B. 辨病邪的性质
C. 辨脏腑病位
D. 辨脏腑阴阳
E. 辨病程的阶段
43. 郁证属气郁化火者，其主症有（　　）。
A. 嘈杂吞酸
B. 胸闷胁胀
C. 性情急躁易怒
D. 口干而苦，大便秘结
E. 头痛目赤耳鸣
44. 肥胖病的常见证型为（　　）。
A. 胃热滞脾
B. 脾虚不运
C. 痰湿内盛
D. 阴虚毒热
E. 脾肾阳虚
45. 关于血证的辨治，以下正确的是（　　）。
A. 治宜止血，祛瘀，宁血，补虚
B. 宜辨证候之虚实
C. 宜辨病位的不同
D. 宜辨外感六淫之不同
E. 宜辨不同脏腑
46. 以下症状为消渴病的基本病理表现的是（　　）。
A. 多饮
B. 嗜睡
C. 多食
D. 多尿
E. 消瘦
47. 消渴日久，易发生的病变为（　　）。
A. 阴阳俱虚
B. 真实假虚
C. 寒热错杂
D. 真寒假热
E. 病久入络，血脉瘀滞
48. 消渴病日久，则易发生（　　）。
A. 阳损及阴
B. 阴脱阳绝
C. 热盛阴亡
D. 阴损及阳
E. 阴阳俱虚
49. 血证的预后与以下哪些因素有关（　　）。
A. 出血的颜色
B. 出血的时间
C. 引起血证的原因
D. 出血量的多少
E. 与兼见症状
50. 脱汗的临床特点为（　　）。
A. 汗出如珠
B. 大汗淋漓

C. 脉微欲绝　　D. 声低息微

E. 四肢厥冷

51. 以下检查有助于糖尿病的诊断的有（　　）。

A. 空腹血糖　　B. 餐后2小时血糖

C. 葡萄糖耐量试验　　D. 尿比重

E. 尿糖

52. 郁证初起的常见证候为（　　）。

A. 胸闷胁痛　　B. 精神不振

C. 抑郁不畅　　D. 不思饮食

E. 以上都不是

53. 湿阻初起、湿困中焦的治法为（　　）。

A. 芳香化湿　　B. 苦温燥湿

C. 发表祛湿　　D. 淡渗利湿

E. 健脾化湿

54. 与虚劳的转归、预后有关的因素有（　　）。

A. 体质强弱　　B. 脾肾的盛衰

C. 能否解除致病原因　　D. 是否得到及时、正确的治疗及护理

E. 起病的病因

55. 治疗郁证既能疏肝理气，又不伤阴应选用的药物有（　　）。

A. 香橼　　B. 香附

C. 木香　　D. 佛手

E. 柴胡

56. 郁证之虚证包括（　　）。

A. 阴虚火旺　　B. 心脾两虚

C. 气郁化火　　D. 久郁伤神

E. 以上都不是

57. 以下西医病种中易出现健忘症状的有（　　）。

A. 神经衰弱　　B. 脑肿瘤

C. 神经官能症　　D. 脑动脉硬化

E. 癔病

58. 虚劳的病变脏腑主要为（　　）。

A. 肾　　B. 肝

C. 脾　　D. 肺

E. 心

59. 虚劳的辨证要点为（　　）。
A. 辨别五脏气血阴阳亏虚　　B. 辨寒热
C. 辨病程长短　　D. 辨病情轻重
E. 辨有无兼杂病证
60. 肥胖的病因有（　　）。
A. 久病卧床　　B. 饮食不节
C. 缺乏运动　　D. 年老体弱
E. 先天禀赋不足
61. 阴虚火旺型郁证的治法为（　　）。
A. 滋阴　　B. 清热
C. 镇心　　D. 养心
E. 安神
62. 脑瘤之风毒上扰证的选方为（　　）。
A. 天麻钩藤汤　　B. 通窍活血汤
C. 黄连解毒汤　　D. 大定风珠
E. 镇肝息风汤
63. 痰饮总的病因有（　　）。
A. 外感寒湿　　B. 情志因素
C. 饮食不当　　D. 劳欲所伤
E. 久病之后

## 六、案例分析题

（1~8 题共用题干）

患者，男，37 岁。主诉：发热时高时低 20 天有余。现病史：患者 20 多天前由于参加劳动过度疲劳，汗出后出现发热，伴有周身酸楚等症，经某医院治疗后周身酸痛消失，但低热一直不退，今前来就诊，现症史：发热不退，热势时高时低，乏力气短，懒言自汗，食少便溏，舌质淡，苔白薄，脉细弱。患者平素易于感冒。

1. 本病的辨证应考虑为（　　）。
A. 血虚发热　　B. 阴虚发热
C. 湿阻发热　　D. 阳虚发热
E. 气虚发热　　F. 以上皆非
2. 气虚发热常见的表现有（　　）。
A. 发热常在劳累后发作或加剧　　B. 午后或夜间发热
C. 自汗，易于感冒　　D. 气短懒言
E. 舌淡少苔脉细数　　F. 食少便溏

3. 本病可选用补中益气汤进行治疗，其包括的药物有（　　）。

A. 黄芪　　B. 人参
C. 升麻　　D. 柴胡
E. 白术　　F. 当归
G. 芍药　　H. 茯苓

4. 补中益气汤可以治疗的病证有（　　）。

A. 脱肛，中气下陷　　B. 气虚发热
C. 呕吐，胃阴不足　　D. 泄泻，脾胃虚弱
E. 腹痛，中脏虚寒　　F. 虚劳，气虚下陷

5. 祖国医学中最早提出了“内伤发热”这一病名的医著是（　　）。

A. 《证治汇补》　　B. 《脾胃论》
C. 《内外伤辨惑论》　　D. 《症因脉治》
E. 《黄帝内经》　　F. 《小儿药证直诀》

6. 内伤发热的辨证要点包括（　　）。

A. 辨阴阳　　B. 辨轻重
C. 辨寒热　　D. 辨虚实
E. 辨标本缓急　　F. 辨病位

7. 内伤发热临床辨证分型有哪些（　　）。

A. 肝郁　　B. 阳虚
C. 瘀血　　D. 湿阻
E. 气虚　　F. 血虚
G. 阴虚　　H. 脾虚
I. 肾虚

8. 内伤发热与外感发热的辨别要点是（　　）。

A. 年龄大小　　B. 病程长短
C. 发病原因　　D. 性别不同
E. 起病急缓　　F. 伴随症状

（9~16 题共用题干）

患者，女，38 岁，因发热 1 周来诊。患者素体虚弱，容易感冒，1 周前到外地旅游多日后出现反复发热，体温 37.8~38.7℃，劳累后发热症状加重，伴有头晕乏力，食少便溏，舌质淡，苔薄白，脉缓。

9. 该病人应该诊断（　　）。

A. 虚劳　　B. 气虚外感

C. 肺痨　　D. 眩晕

E. 内伤发热

10. 其中医病机是（　　）。

A. 中气不足，气虚阳浮　　B. 中气不足，阳虚外越

C. 中气不足，清阳不升　　D. 中气不足，阴火内生

E. 中气不足，风寒侵袭

11. 其中医治法是（　　）。

A. 益气健脾，疏风散寒　　B. 益气健脾，清热泻火

C. 益气健脾，甘温除热　　D. 益气健脾，升清降浊

E. 益气健脾，滋阴潜阳

12. 若患者又出现时冷时热，汗出恶风，宜加用的方药有（　　）。

A. 牡蛎散　　B. 桂枝汤

C. 银翘散　　D. 玉屏风散

E. 三仁汤

13. 这时应该诊断为（　　）（提示：该患者经治疗 1 个月后已无发热头晕，胃纳好转，乏力减轻，但仍有便溏。因工作需要到外地出差多日后又出现发热即来就诊，体温 38.6℃，恶寒，头晕鼻塞，舌质淡，苔薄白，脉缓）。

A. 虚劳　　B. 眩晕

C. 内伤发热　　D. 气虚外感

E. 肺痨

14. 此时中医病机是（　　）。

A. 中气不足，气虚阳浮　　B. 中气不足，阴火内生

C. 中气不足，风寒侵袭　　D. 中气不足，阳虚外越

E. 中气不足，清阳不升

15. 其中医治法是（　　）。

A. 益气健脾，甘温除热　　B. 益气健脾，清热泻火

C. 益气健脾，滋阴潜阳　　D. 益气健脾，升清降浊

E. 益气健脾，疏风散寒

16. 此时宜选用加减治疗的方药有（　　）。

A. 桂枝汤　　B. 补中益气汤

C. 参苏饮　　D. 玉屏风散

E. 川芎茶调散

（17~25 题共用题干）

患者，女，67 岁。近半年来出现口干舌燥，烦渴引饮，尿频量多，多食易饥，皮肤干

燥，大便秘结，半年来体重减轻 10 余斤。舌红而干，苔薄黄，脉细数。

17. 本病应诊断为（　　）。
A. 尿浊肾阴不足证　B. 虚劳脾肾两虚证
C. 瘿气阴虚内热证　D. 便秘血虚便秘证
E. 消渴津伤燥热证　F. 淋证劳淋证

18. 该病的主要病机是（　　）。
A. 阴虚燥热　B. 气阴两虚
C. 阴虚　D. 火热内炎
E. 肾阴亏虚　F. 肺胃津伤

19. 该病人如果诊断为消渴津伤燥热证，适宜加减治疗的方药有（　　）。
A. 白虎汤　B. 六味地黄汤
C. 黄连解毒汤　D. 人参汤
E. 玉液汤　F. 益胃汤

20. 此时治疗宜采用加减的方药为（　　）（提示：患者不慎撞伤左足踇趾，未重视，仅予万花油外搽。5 天后发现左足疼痛加重，踇趾红肿，伤口有黄色脓液渗出）。
A. 仙方活命饮　B. 栀子金花丸
C. 黄芪六一汤　D. 五味消毒饮
E. 大黄牡丹汤　F. 阳和汤

21. 目前该病人肢体麻木的病机是（　　）（提示：经过 2 周的积极治疗，患者左足痈疽痊愈。但是患者渐出现下肢乏力、麻木不仁）。
A. 瘀血阻络，肢体肌肉不得濡养　B. 痰瘀阻络，肢体肌肉不得濡养
C. 精血耗伤，气阴两亏，经络虚涩　D. 阴精不足，脉络空虚
E. 寒湿痹阻，络脉不通　F. 湿毒稽留，络脉不通

22. 目前，宜采用加减治疗的方药为（　　）。
A. 补中益气汤　B. 虎潜丸
C. 四妙散　D. 黄芪六一汤
E. 河车大造丸　F. 四物汤

23. 此时，该病人诊断考虑为（　　）（提示：某日傍晚，患者突然出现左胸膺部剧痛，继之晕厥，四肢厥冷，大汗淋漓，脉微欲绝）。
A. 真心痛，心脱　B. 厥心痛
C. 中风，中脏腑，脱证　D. 中风，中脏腑，闭证
E. 厥证，气厥虚证　F. 厥证，血厥虚证

24. 此时，宜采用急救的方法有（　　）。
A. 醒脑静注射液　B. 安宫牛黄丸点舌或鼻饲

C. 独参汤鼻饲　　D. 参附注射液
E. 紫雪丹鼻饲　　F. 至宝丹鼻饲

25. 此时，该病人的护理应注意的方面有（　　）（提示：经急救，患者四肢转暖，神志转清。心电图提示：广泛前壁心肌梗死）。
A. 绝对卧床休息 1 周以上　　B. 稳定患者情绪，消除恐惧心理
C. 保持大便通畅　　D. 宜进食高蛋白营养饮食
E. 注意天气变化，防寒保暖　　F. 适宜太极拳等运动，避免过劳

# 参考答案

## 一、A1 型题

| | | | | | | | | | |
|---|---|---|---|---|---|---|---|---|---|
| 1. E | 2. D | 3. C | 4. E | 5. C | 6. D | 7. C | 8. E | 9. E | 10. E |
| 11. B | 12. E | 13. E | 14. D | 15. B | 16. C | 17. C | 18. D | 19. E | 20. D |
| 21. D | 22. C | 23. B | 24. D | 25. D | 26. B | 27. B | 28. A | 29. D | 30. E |
| 31. C | 32. B | 33. E | 34. D | 35. E | 36. D | 37. C | 38. D | 39. B | 40. D |
| 41. E | 42. D | 43. E | 44. D | 45. B | 46. D | 47. B | 48. E | 49. B | 50. B |
| 51. C | | | | | | | | | |

## 二、A2 型题

| | | | | | | | | | |
|---|---|---|---|---|---|---|---|---|---|
| 1. D | 2. C | 3. E | 4. D | 5. D | 6. C | 7. D | 8. D | 9. D | 10. D |
| 11. D | 12. C | 13. B | 14. C | 15. B | 16. E | 17. A | 18. C | 19. D | 20. E |
| 21. B | 22. C | 23. E | 24. D | 25. D | 26. E | 27. E | 28. E | 29. D | |

## 三、A3/A4 型题

| | | | | | | | | | |
|---|---|---|---|---|---|---|---|---|---|
| 1. C | 2. E | 3. E | 4. E | 5. D | 6. D | 7. C | 8. D | 9. D | 10. C |
| 11. B | 12. D | 13. E | 14. B | 15. E | 16. E | 17. E | 18. C | 19. E | 20. E |
| 21. E | 22. C | 23. E | 24. C | 25. D | 26. B | 27. B | 28. E | 29. A | 30. E |
| 31. E | 32. D | 33. E | 34. A | 35. D | 36. D | 37. D | 38. E | 39. E | 40. D |
| 41. E | 42. C | 43. C | 44. C | 45. C | 46. E | 47. D | 48. E | 49. C | 50. D |
| 51. C | 52. E | 53. C | 54. B | 55. C | 56. E | 57. C | 58. B | 59. D | 60. C |
| 61. C | 62. E | 63. C | 64. E | 65. D | 66. A | 67. C | 68. D | 69. D | 70. E |
| 71. B | 72. C | 73. E | 74. C | 75. D | 76. D | 77. E | 78. C | 79. E | 80. C |
| 81. D | 82. B | 83. E | | | | | | | |

## 四、B 型题

1. B 2. D 3. D 4. E 5. C 6. C 7. A 8. E 9. E 10. D
11. B 12. C

## 五、X 型题

| | | | | |
|---|---|---|---|---|
| 1. ABCDE | 2. BCE | 3. ADE | 4. CE | 5. ABCD |
| 6. AE | 7. DE | 8. BE | 9. BCD | 10. ADE |
| 11. ABCDE | 12. BCDE | 13. ACE | 14. ABCDE | 15. BCE |
| 16. ABCE | 17. ABE | 18. ABCE | 19. ABCE | 20. ABCDE |
| 21. ADE | 22. ABE | 23. AE | 24. ACDE | 25. ABDE |
| 26. CE | 27. ABCE | 28. ABCDE | 29. ACDE | 30. ACDE |
| 31. BCDE | 32. ABCE | 33. ABCDE | 34. BC | 35. ABCE |
| 36. BE | 37. CE | 38. BDE | 39. AE | 40. BE |
| 41. ABCDE | 42. ABCDE | 43. ABCDE | 44. ABCE | 45. ABCE |
| 46. ACDE | 47. AE | 48. BD | 49. CDE | 50. ABCDE |
| 51. ABCDE | 52. ABCD | 53. ABD | 54. ABCD | 55. AD |
| 56. ABD | 57. ACD | 58. AC | 59. AE | 60. BCDE |
| 61. ABCE | 62. AC | 63. ACD | | |

## 六、案例分析题

| | | | | |
|---|---|---|---|---|
| 1. E | 2. ACDF | 3. ABCDEF | 4. ABF | 5. D |
| 6. BD | 7. ABCDEFG | 8. BCEF | 9. E | 10. D |
| 11. C | 12. B | 13. D | 14. D | 15. E |
| 16. C | 17. E | 18. A | 19. ADE | 20. D |
| 21. C | 22. DF | 23. A | 24. CD | 25. ABCE |

# 第九章　肢体经络病证

## 一、A1 型题

1. 在导致腰痛的外感诸邪最为关键的是（　　）。

A. 风邪　　B. 寒邪
C. 燥邪　　D. 热邪
E. 湿邪

2. 论述虚劳的专书为（　　）。

A.《不居集》　　B.《诸病源候论》
C.《证治汇补》　　D.《医门法律》
E.《理虚元鉴》

3. 着痹的治则为（　　）。

A. 祛风通络，散寒除湿　　B. 搜风通络，燥湿化痰
C. 散寒通络，祛风除湿　　D. 除湿通络，祛风散寒
E. 发表散寒，祛风除湿

4. 以下不是痉证的临床特征的是（　　）。

A. 四肢抽搐　　B. 项背强直
C. 半身不遂　　D. 角弓反张
E. 神昏

5. 有助于颤证的诊断的有关检查是（　　）。

A. 红细胞沉降率　　B. 血清酶检测
C. 血常规　　D. MRI
E. 尿检

6. 把痉证分为刚痉、柔痉的专著是（　　）。

A.《内经》　　B.《诸病源候论》
C.《金匮要略》　　D.《医林改错》
E.《医学明理》

7. 朱丹溪治疗痿证提出“泻南方，补北方”的原则，是由于该病（　　）。

A. 寒多热少，虚多实少　　B. 寒多热少，实多虚少

C. 热多寒少，实多虚少　　D. 热多寒少，虚多实少

E. 以上均非

8. 痿证又称（　　）。

A. 厥证　　B. 痿躄

C. 痿弱　　D. 痹证

E. 痿软

9. 以下症情中不是痿证的是（　　）。

A. 肢体软弱无力，行动困难　　B. 肌肉萎缩，消瘦，活动无力

C. 肢体筋脉弛缓，痿弱不用　　D. 大关节自觉如脱、如失，不能随意活动

E. 半身不遂，不能步履

10. 行痹患者，关节疼痛，以肩、肘等上肢关节为甚。治疗应加用（　　）。

A. 杜仲、桑寄生、巴戟天　　B. 独活、牛膝、防己、草乌

C. 白花蛇、乌梢蛇　　D. 川乌、萆薢

E. 羌活、白芷、威灵仙、姜黄

11. 治痿应慎用（　　）。

A. 寒药　　B. 热药

C. 补药　　D. 利湿药

E. 风药

12. 痉证病机一般认为是（　　）。

A. 阴虚燥热，风阳妄动　　B. 阴虚血少，筋脉不得濡养

C. 外邪壅滞脉络，气血不畅　　D. 气滞血瘀，筋脉阻滞

E. 以上都不是

13. 腰痛为病的关键所在是（　　）。

A. 外感则因风寒、湿热诸邪　　B. 瘀血阻络

C. 外感湿邪　　D. 肾虚

E. 湿热下注

14. 痹证所以有风、寒、湿痹与热痹，大多数医家认为取决于（　　）。

A. 感邪性质的不同　　B. 病变部位的不同

C. 人体素质的阳气盛衰不同　　D. 地理、气候、环境的不同

E. 感邪季节的不同

15. 首先阐述了痉证与肝脏关系的医家是（　　）。

A. 张仲景　　B. 华岫云

C. 吴鞠通　　D. 朱丹溪

E. 王清任

16. 痉证不可忽视的环节为（　　）。

A. 平肝息风　　B. 滋养营阴

C. 清热生津　　D. 活血化瘀

E. 以上都不是

17. 痉证的病理变化是（　　）。

A. 风寒闭络，不通则痛　　B. 阳气虚衰，筋脉不利

C. 塞邪郁闭，筋脉失濡　　D. 阴阳两虚，筋脉失养

E. 阴虚血少，筋脉失养

18. 首先指出痉证的发病原因是“风寒湿邪侵袭人体，壅阻经络”者的是（　　）。

A. 《诸病源候论》　　B. 《金匮要略》

C. 《临证指南医案》　　D. 《景岳全书》

E. 《内经》

19. 颤证髓海不足证的舌脉是（　　）。

A. 舌质红，苔黄腻，脉弦　　B. 舌质淡，苔薄白，脉沉迟

C. 舌红绛，无苔，脉沉数　　D. 舌淡，苔薄白滑，脉濡

E. 舌淡红胖大，苔薄白，脉沉弦无力或弦细数

20. 颤证的基本病机为（　　）。

A. 肝阳化风　　B. 血虚生风

C. 瘀血生风　　D. 痰热动风

E. 肝风内动

21. 颤证气血亏虚证的代表方剂是（　　）。

A. 补气运脾汤　　B. 补髓丹

C. 人参养荣汤　　D. 八珍汤

E. 补中益气汤或四君子汤送服天王补心丹

22. 痿证湿热浸淫证的病机是（　　）。

A. 湿热偏盛，壅滞经络　　B. 湿食生痰，郁痰生热，壅遏气机

C. 痰浊中阻，经络阻塞，筋脉失养　　D. 脾失健运，痰郁气结，营卫受阻

E. 湿热浸渍，壅遏经脉，营卫受阻

23. 对于痹证久病入络、抽掣疼痛、肢体拘挛者，用于止痛的方法为（　　）。

A. 活血化瘀止痛法　　B. 搜风止痛法

C. 祛风散寒止痛法　　D. 补虚止痛法

E. 清热消肿止痛法

24. 内伤发痉多为虚证，治宜（　　）。

A. 祛风化痰　　B. 活血化瘀

C. 温阳 D. 补气

E. 滋阴养血

25. 痿证多属五脏内伤，精血受损，阴虚火旺，临床少见（　　）。

A. 虚证 B. 实证

C. 虚实错杂 D. 热证

E. 寒证

26. 湿热入络所致的痉证，宜选用（　　）。

A. 羌活胜湿汤 B. 葛根汤

C. 大定风珠 D. 三仁汤

E. 以上都不是

27. 热痹的治法应为（　　）。

A. 清利湿热，通络止痛 B. 清热化湿，活血止痛

C. 清热解毒，养阴止痛 D. 清热通络，祛风除湿

E. 清热化湿，凉血止痛

28. 寒湿腰痛的主方为（　　）。

A. 加味二妙散 B. 身痛逐瘀汤

C. 右归丸 D. 甘姜苓术汤

E. 大定风珠

29. 防风汤治疗以下何型痹病最佳（　　）。

A. 痛痹 B. 着痹

C. 行痹 D. 热痹

E. 尪痹

30. 丹溪治痿所谓“泻南方，补北方”，即是以以下哪项为主要治疗手段（　　）。

A. 泻火补土 B. 泻心益肺

C. 补肾益肝 D. 补脾润肺

E. 滋阴清热

31. 痹证日久，肝肾亏损，首选方剂为（　　）。

A. 蠲痹汤 B. 三痹汤

C. 桃仁饮 D. 炙甘草汤

E. 独活寄生汤

32. 痹证的病理主要为（　　）。

A. 气血为病邪闭阻，运行不畅 B. 素体阳虚，阳气不得布达周身

C. 素体阴虚，阴血无以濡养筋络 D. 素体气虚，无力推动气血运行

E. 以上均不是

33. 痹久不愈，除以下哪项外均可见到（　　）。
A. 关节疼痛
B. 关节肿大
C. 关节变形
D. 肢体抽搐
E. 关节僵硬
34. 痹病常见的发病特点中应不包括（　　）。
A. 青壮年
B. 体力劳动者
C. 女性
D. 体育爱好者
E. 运动员
35.《医宗已任》强调颤震的病因主要是（　　）。
A. 津液不足
B. 精血亏虚
C. 气血亏虚
D. 阴阳两虚
E. 气阴两虚
36.《内经》认为，腰痛的病因特点为（　　）。
A. 以虚、寒、湿为主
B. 以风、湿、热为主
C. 以风、寒、湿为主
D. 以虚、湿、热为主
E. 以风、虚、瘀为主
37.《素问·刺腰痛》认为，腰痛主要为何经病变（　　）。
A. 督脉
B. 足三阴经
C. 足六经
D. 足三阳经
E. 膀胱经
38.《丹溪治法心要》明确指出痿证不可（　　）。
A. 作湿治
B. 作寒治
C. 作风治
D. 作燥治
E. 作热治
39. 提出的“泻南方、补北方”的治痿原则的医家是（　　）。
A. 张子和
B. 叶天士
C. 张景岳
D. 朱丹溪
E. 以上都不是
40.《景岳全书》认为痉病总属（　　）。
A. 气虚
B. 血虚
C. 津亏
D. 阳虚
E. 阴虚
41.《内经》对于痉病的病因以何立论（　　）。
A. 外邪
B. 外寒

C. 外燥　　D. 外湿
E. 外风

42.《杂病源流犀烛》指出，腰痛的发病关键为（　　）。
A. 外邪　　B. 气滞
C. 肾虚　　D. 脾虚
E. 血瘀

43. 痹证所以有风寒湿痹与热痹，大多数医家认为取决于（　　）。
A. 感邪性质的不同　　B. 病变部位的不同
C. 人体素质的阳气盛衰不同　　D. 地理、气候、环境的不同
E. 感邪季节的不同

44. 以下不是形成痿证的病理的是（　　）。
A. 肝火犯肺　　B. 湿热浸淫
C. 脾胃虚寒　　D. 肝肾亏虚
E. 肺热伤津

45. 首先指出痉证的发病原因是风寒湿邪侵袭人体，壅阻经络的是（　　）。
A.《诸病源候论》　　B.《金匮要略》
C.《临证指南医案》　　D.《景岳全书》
E.《内经》

## 二、A2 型题

1. 患者，男，35 岁。突然昏倒，不省人事，牙关紧闭，口噤不开，两手握固，大小便闭，面白唇暗，肢体强痉，静卧不烦，痰涎壅盛，四肢不温，脉沉滑缓。其最佳治法是（　　）。
A. 辛凉开窍，豁痰息风　　B. 辛温开窍，豁痰息风
C. 温开透窍，平肝息风　　D. 辛温开窍，清肝息风
E. 以上都不是

2. 肢体偏枯不用，肢软无力，面色萎黄，舌质淡紫或有淤斑，苔薄白，脉细涩。宜选用（　　）。
A. 左归丸　　B. 地黄饮子
C. 归脾汤　　D. 补阳还五汤
E. 羚羊钩藤汤

3. 可致淋浊、带下、足肿等下部病证的病邪为（　　）。
A. 暑邪　　B. 燥邪
C. 寒邪　　D. 湿邪
E. 以上均不是

4. 患者，男。久居潮湿之地而出现关节肌肉疼痛，时轻时重，阴雨天痛甚，舌苔薄白，脉濡缓。治宜选用以下何方（　　）。

A. 薏苡仁汤　B. 乌头汤

C. 防风汤　D. 独活寄生汤

E. 麻黄加术汤

5. 患者，男。肢体关节疼痛较剧，部位固定，遇寒痛甚，得热则痛缓，关节屈伸不利，舌质淡，苔薄白，脉弦紧。治疗方剂宜选（　　）。

A. 防风汤　B. 乌头汤

C. 薏苡仁汤　D. 双合汤

E. 宣痹汤

6. 患者，男。项背强直，肢体酸重，筋脉拘急，胸脘痞闷，身热，渴不欲饮，溲短赤，苔黄腻，脉滑数。宜选用（　　）。

A. 薏苡仁汤　B. 越婢加术汤

C. 茵陈蒿汤　D. 五苓散

E. 三仁汤

## 三、A3/A4 型题

（1~3 题共用题干）

患者，男，54 岁。眩晕头胀，面红，口干舌燥，易怒，腰膝酸软，睡有鼾声，渐见头摇肢颤，不能自主，舌红，苔薄黄，脉弦。

1. 该病诊断为（　　）。

A. 痿证　B. 痹证

C. 癫证　D. 痫证

E. 颤证

2. 该病治则为（　　）。

A. 清热化痰，平肝息风　B. 益气养血，濡养筋脉

C. 填精补髓，育阴息风　D. 平肝潜阳，息风活络

E. 滋阴潜阳

3. 该病代表方剂为（　　）。

A. 导痰汤合羚角钩藤汤　B. 人参养荣汤

C. 龟鹿二仙膏　D. 滋生青阳汤

E. 地黄饮子

（4~9 题共用题干）

患者，男，47 岁。因汗出受风诱发腰痛月余，前几日来诊。自述腰痛重着，转侧不能，

热敷后症可减轻，阴雨天加重。伴有畏寒肢冷，双下肢冷凉尤甚，舌苔白腻，脉沉而缓。

4. 该病例腰痛的类型为（　　）。
   A. 肾虚腰痛
   B. 湿热腰痛
   C. 寒湿腰痛
   D. 血瘀腰痛
   E. 风湿腰痛

5. 患者如果因汗出受风诱发腰痛，下列与之有关因素有（　　）。
   A. 肺虚、表气不固
   B. 脾虚、水湿不化
   C. 足太阳经络空虚
   D. 督任冲带经脉空虚
   E. 肾虚、邪客腰府

6. 腰痛发病，一般关键的病机为（　　）。
   A. 肝虚、筋脉失养
   B. 脾虚、肌肉失养
   C. 督任冲带经脉空虚
   D. 足太阳经络空虚
   E. 肾虚、腰府失养

7. 该病例的治疗，主要采用的方法为（　　）。
   A. 治本为主，兼以治标
   B. 治标则可，不必治本
   C. 标本并重，标本同治
   D. 先治本，后治标
   E. 治标为主，兼以治本

8. 该患者腰痛，如左右不定，牵及两腿，或连及肩背，或关节游走性冷痛，宜选方（　　）。
   A. 肾着汤合金匮肾气丸
   B. 身痛逐瘀汤
   C. 肾着汤合桂枝汤
   D. 肾着汤合独活寄生汤
   E. 防风汤

9. 假如该证失于治疗，日久出现腰膝酸软、阳痿、脉沉细无力，治当（　　）。
   A. 补肾培元为主，兼除风湿
   B. 祛风祛湿为主，兼补肾元
   C. 散寒祛湿为主，兼补肾阳
   D. 补肾助阳为主，兼除寒湿
   E. 补肾为主，兼以活血化瘀

（10~12 题共用题干）

患儿，女，9 岁。高热烦躁，神昏谵语，项背强急，四肢抽搐，角弓反张。舌质红绛，苔黄少津，脉细数。

10. 该病证候为（　　）。
   A. 邪壅经络
   B. 肝经热盛
   C. 心营热盛
   D. 痰浊阻滞
   E. 阳明热盛

11. 治则为（　　）。
   A. 豁痰开窍，息风止痉
   B. 祛风散寒，燥湿和营

C. 清心透营，开窍止痉　　D. 清泻胃热，增液止痉

E. 清肝潜阳，息风镇痉

12. 代表方为（　　）。

A. 白虎汤合增液承气汤　　B. 白虎加人参汤

C. 清营汤　　D. 羚角钩藤汤

E. 羌活胜湿汤

（13～18 题共用题干）

患者，男，58 岁。表现头痛如刺，项背强直，形瘦神疲，四肢抽搐，舌质紫黯，边有瘀斑，脉沉细而涩。

13. 该病诊断为（　　）。

A. 中风　　B. 眩晕

C. 痉证　　D. 厥证

E. 痫证

14. 治则为（　　）。

A. 补益心肾，潜阳安神　　B. 补肾益髓，填精养神

C. 补气，回阳，醒神　　D. 益气化瘀，活络止痉

E. 补益气血，健脾宁心

15. 代表方剂为（　　）。

A. 左归饮合天王补心丹　　B. 七福饮

C. 通窍活血汤　　D. 生脉饮

E. 四逆汤

16. 如果胸膈血瘀甚者，可选用（　　）。

A. 四物汤　　B. 身痛逐瘀汤

C. 六味地黄汤　　D. 少腹逐瘀汤

E. 血府逐瘀汤加味

17. 如果项背强直甚者，可加用以通络息风止痉的药物（　　）。

A. 党参、黄芪、白术　　B. 龙骨、牡蛎

C. 浮小麦、黄芪　　D. 全蝎、蜈蚣、僵蚕、钩藤

E. 人参、麻黄根

18. 如果苔腻脉弦者，可加用（　　）。

A. 全蝎、川牛膝　　B. 天麻、石决明、蜈蚣

C. 杜仲、桑寄生　　D. 羚羊角、钩藤、菊花

E. 半夏、白芥子、天麻

（19～23 题共用题干）

患者，女，52 岁。多个关节疼痛有 2 年余，且疼痛游走不定，局部灼热红肿，痛不可触，得热则舒，舌红，苔黄，脉滑数。

19. 该病属痹证的症型为（　　）。

A. 风寒湿痹　　B. 肝肾两虚

C. 痰瘀痹阻　　D. 风热湿痹

E. 以上皆非

20. 该证治则为（　　）。

A. 活血化瘀，祛风通络　　B. 祛风通络，散寒除湿

C. 清热通络，祛风除湿　　D. 除湿通络，化痰行瘀

E. 培补肝肾，舒筋止痛

21. 选方为（　　）。

A. 补血荣筋丸　　B. 白虎加桂枝合宣痹汤

C. 乌头汤　　D. 双合汤

E. 防风汤

22. 如果皮肤出现红斑者加（　　）。

A. 地榆、侧柏叶　　B. 茯苓、泽泻、白茅根

C. 丹皮、赤芍、生地　　D. 巴戟天、乳香、没药

E. 杜仲、紫草

23. 如果见口渴心烦者可加（　　）。

A. 银柴胡、地骨皮　　B. 赤芍、黄连

C. 知母、石膏　　D. 生地、薄荷

E. 玄参、麦冬

（24～31 题共用题干）

患儿，男，9 岁。淋雨后出现头痛，恶寒发热，项背强直，肢体酸重，苔白腻，脉浮紧。

24. 此时证属（　　）。

A. 阴血亏虚　　B. 热甚发痉

C. 邪壅经络　　D. 肝肾阴虚

E. 以上都不是

25. 治法宜选（　　）。

A. 滋补肝肾　　B. 泻热存津，养阴增液

C. 滋阴养血　　D. 祛风散寒，和营燥湿

E. 以上都不是

26. 方药宜选（　　）。

A. 羌活胜湿汤　　B. 四物汤合大定风珠

C. 增液承气汤　　D. 荆防败毒散

E. 以上都不是

27. 如寒邪较甚，苔薄白，脉浮紧，病属刚痉，治宜（　　）。

A. 温经散寒　　B. 解表散寒

C. 解肌发汗　　D. 温经活血

E. 以上都不是

28. 如为刚痉，方剂宜选（　　）。

A. 葛根汤　　B. 麻黄汤

C. 桂枝汤　　D. 羌活胜湿汤

E. 以上都不是

29. 如风邪偏盛，症见项背强直，恶寒，头痛汗出，苔薄白，脉沉细，病属柔痉，治宜（　　）。

A. 调和营卫　　B. 疏散风邪

C. 和营养津　　D. 养阴生津

E. 以上都不是

30. 如为柔痉，方药宜选（　　）。

A. 瓜蒌桂枝汤　　B. 麻黄汤

C. 桂枝汤　　D. 防风通圣丸

E. 以上都不是

31. 如果身热，筋脉拘急，胸脘痞不欲饮，小便短赤，苔黄腻，脉滑数，此湿热入络，治宜清热化湿，疏通经络，方用（　　）。

A. 藿香正气散　　B. 温胆汤

C. 甘露消毒丹　　D. 三仁汤

E. 以上都不是

（32~34 题共用题干）

患者，女，35 岁。有多次人工流产病史。主因腰痛来诊。腰痛有定处，刺痛，日轻夜重，痛处拒按。伴见失眠健忘，双膝关节疼痛，手足麻木，月经后期经血色暗有块。舌暗有紫斑，脉弦。

32. 该患者腰痛的类型为（　　）。

A. 寒湿腰痛　　B. 湿热腰痛

C. 风湿腰痛　　D. 肾虚腰痛
E. 瘀血腰痛

33. 该患者中医治法宜选用（　　）。
A. 散寒行湿、通经活络　　B. 活血化瘀、通经活络
C. 祛风除湿、通经活络　　D. 清热利湿、通经活络
E. 补肾强腰、通经活络

34. 该患者中医治疗方剂宜选用（　　）。
A. 独活寄生汤加减　　B. 四妙丸加减
C. 身痛逐瘀汤加减　　D. 左归丸加减
E. 桃红四物汤加减

（35~37 题共用题干）

患者，男，24 岁。双下肢软弱无力，逐渐加重 2 年余，神疲肢倦，肌肉萎缩，少气懒言，面色无华，纳呆，便溏，舌淡苔薄白，脉细弱。

35. 本病当诊断为（　　）。
A. 痿证　　B. 痹证
C. 偏枯　　D. 中风
E. 痫证

36. 治则为（　　）。
A. 健脾和胃，舒筋活络　　B. 补益脾气，祛邪通络
C. 补益气血，濡养筋脉　　D. 健脾益气，利水渗湿
E. 补中益气，健脾升清

37. 代表方为（　　）。
A. 八珍汤　　B. 健脾丸
C. 归脾汤　　D. 四君子汤
E. 参苓白术散合补中益气汤

（38~39 题共用题干）

患者，男，61 岁。3 天来小便不通，腰膝酸痛，形寒肢冷，面白神疲，舌淡苔白，脉弱。

38. 辨证为（　　）。
A. 脾肾心肝同病　　B. 心肝肾同病
C. 实证　　D. 肾阳衰惫
E. 以上都不是

39. 治疗方剂，宜首选（　　）。

A. 香茸丸　　B. 济生肾气丸

C. 六磨汤　　D. 千金温脾汤合吴茱萸汤

E. 左归丸

（40~41 题共用题干）

患者，女，47 岁。体型偏瘦，关节疼痛反复发作三年，双膝关节红肿热痛。刻下症见：膝关节灼热红肿，痛如刀割，筋脉抽掣，入夜更甚，壮热烦渴。舌红少津，脉弦数。

40. 根据患者上述临床表现，此患者中医应辨证为（　　）。

A. 风湿热邪阻闭经络关节　　B. 风寒湿邪化热内闭

C. 热痹化火伤津　　D. 痰瘀痹阻关节

E. 以上都不是

41. 根据上述辨证特点，此患者应以何方为主治疗（　　）。

A. 宣痹汤　　B. 白虎桂枝汤

C. 蠲痹汤　　D. 犀角散加味

E. 以上都不是

（42~44 题共用题干）

患者，女，56 岁。表现项背强急，筋惕肉眴，四肢麻木，直视，口噤，头目昏眩，自汗，神疲气短，舌红无苔，脉细数。

42. 该病诊断为（　　）。

A. 中风　　B. 眩晕

C. 痫证　　D. 厥证

E. 痉证

43. 治则为（　　）。

A. 补益心肾，潜阳安神　　B. 滋阴养血，息风止痉

C. 补益气血，健脾宁心　　D. 补肾益髓，填精养神

E. 补气，回阳，醒神

44. 代表方为（　　）。

A. 左归饮合天王补心丹　　B. 七福饮

C. 四逆汤　　D. 四物汤合大定风珠

E. 生脉饮

（45~49 题共用题干）

患者，女，54 岁。多个关节疼痛有两年余，且疼痛游走不定，局部灼热红肿，痛不可

触，得热则舒，苔黄，舌红，脉滑数。

45. 该病属痹证之哪型（　　）。

A. 风寒湿痹　　B. 肝肾两虚

C. 痰瘀痹阻　　D. 风热湿痹

E. 以上皆非

46. 该证治则为（　　）。

A. 活血化瘀，祛风通络　　B. 祛风通络，散寒除湿

C. 清热通络，祛风除湿　　D. 除湿通络，化痰行瘀

E. 培补肝肾，舒筋止痛

47. 选方为（　　）。

A. 补血荣筋丸　　B. 双合汤

C. 乌头汤　　D. 防风汤

E. 白虎加桂枝汤合宣痹汤

48. 如果皮肤出现红斑者加（　　）。

A. 地榆、侧柏叶　　B. 茯苓、泽泻、没药

C. 丹皮、地肤子、生地　　D. 巴戟天、乳香、白茅根

E. 杜仲、紫草

49. 如果见口渴心烦者可加（　　）。

A. 银柴胡、地骨皮　　B. 赤芍、黄连

C. 知母、石膏　　D. 生地、薄荷

E. 玄参、麦冬

(50~54 题共用题干)

患者，女，37 岁。双下肢痿软无力 4 年余，逐渐加重，腰膝酸软，不能久立，腿胫大肉渐脱，眩晕耳鸣，舌咽干燥，盗汗，舌红少苔，脉细数。

50. 该病证候为（　　）。

A. 脾胃虚弱证　　B. 肺热津伤证

C. 脉络瘀阻证　　D. 肝肾亏损证

E. 湿热浸淫证

51. 该病病机为（　　）。

A. 肝肾亏虚，阴精不足，筋脉失养　　B. 脾虚不健，生化乏源，气血亏虚

C. 气虚血瘀，阻滞经络，筋脉失养　　D. 阴血亏耗，筋脉失养

E. 气阳两伤，筋脉失养

52. 代表方是（　　）。

A. 归脾汤　　B. 虎潜丸

C. 圣愈汤合补阳还五汤
D. 知柏地黄丸
E. 生脉散

53. 如果患者头昏心悸、面色无华者，加用（　　）。
A. 黄芪、白术
B. 党参、茯苓、五味子
C. 人参、白术
D. 黄芪、党参、首乌、当归
E. 山萸肉、山药、人参

54. 如果阳虚畏寒，可加用（　　）。
A. 左归丸
B. 六味地黄丸
C. 右归丸
D. 金匮肾气丸
E. 四君子汤

（55～59 题共用题干）

患者，男，47 岁。腰痛 1 月余，重着而热，遇阴雨天气加重，活动后减轻，身体困重，四肢倦怠，小便短赤，舌红，苔黄腻，脉濡数。

55. 该病证候为（　　）。
A. 寒湿腰痛
B. 湿热腰痛
C. 瘀血腰痛
D. 肾阴虚腰痛
E. 肾阳虚腰痛

56. 病机为（　　）。
A. 寒湿闭阻，滞碍气血，经脉不利
B. 肾阴不足，腰脊失濡
C. 瘀血阻滞，经脉痹阻，不通则痛
D. 湿热壅遏，经气不畅，筋脉失舒
E. 肾阳不足，不能温煦筋脉

57. 代表方剂为（　　）。
A. 身痛逐瘀汤
B. 左归丸
C. 四妙丸
D. 甘姜苓术汤
E. 右归丸

58. 患者小便短赤不利较甚可加用（　　）。
A. 车前子、萹蓄、瞿麦、滑石
B. 栀子、泽泻、茯苓、甘草
C. 木通、滑石、甘草
D. 栀子、萆薢、泽泻、木通
E. 车前子、泽泻、淡竹叶

59. 如果患者腰痛，伴咽干、手足心热者可加用（　　）。
A. 青蒿、鳖甲、地骨皮
B. 生地、赤芍、牡丹皮
C. 胡黄连、银柴胡
D. 生地、女贞子、旱莲草
E. 元参、麦冬、五味子

（60～65 题共用题干）

患者，男，59 岁。患痹证 4 年余，经久不愈，肢体关节疼痛，屈伸不利，关节肿大、僵硬、变形，甚则肌肉萎缩，筋脉拘急，肘膝不得伸，舌质暗红，脉细涩。

60. 该病辨证为（　　）。

A. 痛痹　　B. 行痹
C. 尪痹　　D. 热痹
E. 着痹

61. 该病的治则为（　　）。

A. 滋阴补肾，活血止痛　　B. 滋补肝阴，舒筋止痛
C. 益气补肾，舒筋活络　　D. 补血养肝，祛风止痛
E. 补肾祛寒，活血通络

62. 代表方剂为（　　）。

A. 壮骨关节丸　　B. 大活络丹
C. 一贯煎　　D. 左归丸
E. 补肾祛寒治尪汤

63. 瘀血征明显者，可加用（　　）。

A. 人参、黄芪　　B. 巴戟天、淫羊藿
C. 阿胶、山萸肉　　D. 血竭、皂刺、乳香、没药
E. 山药、鹿角胶

64. 如果骨节变形严重者可加用（　　）。

A. 鹿角胶、龟板　　B. 附子、干姜、肉桂
C. 山药、山萸肉　　D. 巴戟天、淫羊藿
E. 透骨草、寻骨风、自然铜、骨碎补、补骨脂

65. 如果脊柱僵化变形者加用（　　）。

A. 龟版、阿胶　　B. 女贞子、旱莲草
C. 金毛狗脊、鹿角胶、羌活　　D. 黄连、阿胶
E. 青蒿、地骨皮

（66～70 题共用题干）

患者，男，70 岁。高热头痛，手足躁动，口噤，舌质红绛少苔，脉弦细而数。

66. 该病属（　　）。

A. 中风　　B. 癫证
C. 痉证　　D. 颤证
E. 痫证

67. 该证的治法是（　　）。
A. 清肝潜阳，息风止痉　　B. 清心透营，开窍止痉
C. 祛风散寒，燥湿和营　　D. 清泻胃热，增液止痉
E. 豁痰开窍，息风止痉

68. 该病证的首选方为（　　）。
A. 羌活胜湿汤　　B. 乌头汤
C. 清营汤　　D. 白虎汤
E. 羚角钩藤汤

69. 如果患者出现口苦苔黄，则加（　　）。
A. 白芍、生地　　B. 黄连、麦冬
C. 龙胆草、栀子、黄芩　　D. 石膏、生地、菊花
E. 大黄、芒硝

70. 如果出现口渴甚者，则加（　　）。
A. 白芍、生地　　B. 黄芩、生地
C. 栀子、淡竹叶　　D. 石膏、花粉
E. 丹皮、白芍

（71~74 题共用题干）

患者，女，39 岁。主因腰痛年余来诊。现症：腰痛，酸软乏力，伴双下肢无力，不任久立，五心烦热，眠差梦多，耳鸣如蝉，头晕，咽干口燥，月经量多，常先期而至，舌红，苔薄，脉细数

71. 患者腰痛的中医病机为（　　）。
A. 肾气不足　　B. 肾阳不足
C. 肾阴不足　　D. 肾气阴两虚
E. 肾阴阳两虚

72. 该病例中医治法为（　　）。
A. 温补肾阳　　B. 益气养阴
C. 补肾益气　　D. 滋补肾阴
E. 滋阴助阳

73. 该病例治疗主方为（　　）。
A. 右归丸　　B. 肾气丸
C. 知柏地黄丸　　D. 天王补心丹
E. 左归丸

74. 该类型腰痛，如见潮热盗汗、口燥咽干、手足心热、虚火甚者，宜选方（　　）。
A. 左归丸　　B. 大补阴丸

C. 左归饮　　D. 右归丸
E. 大补元煎

(75~79 题共用题干)

患者，女，47 岁，腰痛两个月余，重着而热，遇阴雨天气加重，活动后减轻，身体困重，小便短赤，四肢倦怠，舌红，苔黄腻，脉濡数。

75. 该病证候为（　　）。
A. 寒湿腰痛　　B. 湿热腰痛
C. 瘀血腰痛　　D. 肾阴虚腰痛
E. 肾阳虚腰痛

76. 病机为（　　）。
A. 寒湿闭阻，滞碍气血，经脉不利　　B. 肾阴不足，腰脊失濡
C. 瘀血阻滞，经脉痹阻，不通则痛　　D. 湿热壅遏，经气不畅，筋脉失舒
E. 肾阳不足，不能温煦筋脉

77. 代表方剂为（　　）。
A. 身痛逐瘀汤　　B. 左归丸
C. 右归丸　　D. 加味二妙散
E. 甘姜苓术汤

78. 如果患者热重烦痛，口渴尿赤，可加用（　　）。
A. 车前子、当归、丹皮、滑石　　B. 栀子、桂枝、山萸肉、甘草
C. 茯苓、滑石、丹参　　D. 栀子、生石膏、银花藤、滑石
E. 车前子、党参、淡竹叶

79. 如果兼有风象而见咽喉肿痛、脉浮数者，可加用（　　）。
A. 青蒿、鳖甲、地骨皮　　B. 生地、赤芍、牡丹皮
C. 柴胡、黄芩、僵蚕　　D. 元参、丹参、五味子
E. 胡黄连、银柴胡

## 四、B 型题

(1~2 题共用备选答案)

A. 以宣痹通络为主，佐以疏风之品　　B. 以温经散寒为主，佐以和营之品
C. 以渗湿通经活络，佐以健脾之品　　D. 以清热解毒通络为主，佐以疏风之品
E. 以补肾祛寒为主，佐以活血通络之品

1. 患者，男，67 岁。症见肢体关节疼痛，屈伸不利，关节肿大、变形、僵硬、肘膝不得伸，舌质暗红，脉细涩。本病治法是（　　）。

2. 患者，女，30 岁。产后受寒，肢体关节紧痛不移，以肩关节尤甚，得温痛缓，局部皮色不红，关节不肿，触之不热，舌质红润，苔白而薄腻，脉沉紧而弦。本病治法是（　　）。

（3~5 题共用备选答案）

A. 风阳内动　　B. 肝阳上亢
C. 痰瘀阻络　　D. 痰热风动
E. 气血亏虚

3. 患者，男，65 岁。症见头摇肢颤，气短乏力，心悸而烦，溲便失常，纳呆，舌质淡红，舌体胖大，苔薄白滑，脉沉细。应辨证为（　　）。
4. 患者，男，70 岁。症见头摇肢颤，眩晕头胀，面红，口舌干燥，易怒，腰膝酸软，舌红，苔薄黄，脉弦紧。应辨证为（　　）。
5. 患者，男，75 岁。症见头摇肢颤，手不能持物，四肢不知痛痒，胸闷泛恶，呕吐痰涎，咳喘，头目眩，舌体胖大有齿痕，舌质红，苔厚腻，脉沉濡。应辨证为（　　）。

（6~8 题共用备选答案）

A. 乌头汤　　B. 防风汤
C. 薏苡仁汤　　D. 蠲痹汤
E. 双合汤

6. 痛痹的代表方宜选（　　）。
7. 行痹的代表方宜选（　　）。
8. 着痹的代表方宜选（　　）。

（9~11 题共用备选答案）

A. 补血荣筋丸　　B. 双合汤
C. 犀黄丸　　D. 蠲痹汤
E. 宣痹汤

9. 痹证属痰瘀痹阻型代表方宜用（　　）。
10. 风湿热痹的代表方宜用（　　）。
11. 痹证属肝肾两虚型代表方宜用（　　）。

## 五、X 型题

1.《张氏医通》总结历代医家对腰痛的论述归纳为（　　）。

A. 风腰痛　　B. 瘀血腰痛
C. 肾虚腰痛　　D. 气滞腰痛
E. 寒腰通

2. 痹证的辨证要点包括（　　）。

A. 把握主证
B. 辨其何邪所胜和病情的久暂
C. 辨阴阳
D. 辨别寒热
E. 辨别虚实

3. 痰瘀痹阻引发的痹证首选方为双合汤，若出现皮下结节者，则原方宜加入（　　）。

A. 胆南星
B. 莪术
C. 天竺黄
D. 茯苓
E. 半夏

4. 加味二妙散主治之痿病主要的症状有（　　）。

A. 四肢痿软、身体困重
B. 食少纳呆、腹胀便溏、眩晕耳鸣
C. 发热、胸脘痞闷
D. 面浮不华、气短、神疲乏力、小便短赤
E. 舌红体大苔黄腻，脉细数而濡

5. 导致热痉的病邪有（　　）。

A. 风温
B. 风湿
C. 风热
D. 风暑
E. 燥火

6. 与痹病的发生有关的因素有（　　）。

A. 风
B. 寒
C. 湿
D. 热
E. 燥

7. 痿证的病机为（　　）。

A. 阴阳亏虚
B. 五脏受损
C. 精津不足
D. 气血亏耗
E. 肌肉筋脉失养

8. 心营热盛型痉证的首选方为清营汤，属于其组成的药有（　　）。

A. 玄参、黄连
B. 生地、连翘
C. 犀角、银花
D. 麦冬、竹叶心
E. 丹参

9. 痉病的辨证要点为（　　）。

A. 辨外感内伤
B. 辨阴阳
C. 辨虚实
D. 辨气血
E. 辨新久

10. 在痹证发生发展过程中起重要作用的因素为（　　）。

A. 痰浊
B. 水液

C. 瘀血
D. 水湿
E. 痰瘀

11. 颤证的病因为（　　）。
A. 年老体虚
B. 禀赋不足
C. 饮食不节
D. 情志过极
E. 劳逸失当

12. 有关经络肢体病的病机的论述正确的是（　　）。
A. 血瘀阻络证多见于失血或耗损阴精等疾病过程中
B. 邪犯经络证可因内风痰瘀血阻滞经脉
C. 血虚筋急证多见于久郁气滞之体
D. 经络空虚证多见于热毒蕴结血分之证
E. 邪犯经络证多因感受外邪，直犯经脉

13. 虚劳的病因是（　　）。
A. 误治失治，损耗精气
B. 烦劳过度，损伤五脏
C. 饮食不节，损伤脾胃
D. 大病久病，失于调理
E. 禀赋薄弱，素质不强

14.《金匮要略》提出的误治致痉原因有（　　）。
A. 风病误下
B. 表证过汗
C. 疮家误汗
D. 产后血虚
E. 汗出中风

15. 痉证的病理变化在于（　　）。
A. 阴虚血少
B. 肝郁气滞
C. 筋脉失养
D. 瘀血阻络
E. 痰浊内停

16. 以下对痉病正确的为（　　）。
A.《内经》认为“诸痉项强皆属于湿”
B.《内经》认为“诸暴强直，皆属于风”
C. 张景岳强调阴虚精血亏损致痉
D.《医学明理》指出风治而专用“风药”
E. 以上都对

17. 颤证的病机是（　　）。
A. 痰热动风
B. 血虚生风
C. 阴虚风动
D. 瘀血生风
E. 肝阳化风

18. 中经络的主要表现为（　　）。
A. 半身不遂
B. 言语不利

C. 口眼㖞斜　　D. 神昏谵语

E. 意识清楚

19. 应与痉证进行鉴别的疾病有（　　）。

A. 颤证　　B. 厥证

C. 中风　　D. 破伤风

E. 痫证

20. 与痹证的发生有密切关系的因素为（　　）。

A. 气候条件　　B. 体质

C. 生活环境　　D. 饮食

E. 情志

21. 痉证的临床表现为（　　）。

A. 神昏谵语　　B. 四肢抽搐

C. 口噤　　D. 角弓反张

E. 项背强直

22. 以下属实证腰痛的是（　　）。

A. 肾阴虚腰痛　　B. 寒湿腰痛

C. 瘀血腰痛　　D. 湿热腰痛

E. 肾阳虚腰痛

23. 颤震的主要病因病机包括（　　）。

A. 风阳内动　　B. 髓海不足

C. 心神失养　　D. 痰热动风

E. 气血亏虚

24. 以下症状属于瘀血阻络证的是（　　）。

A. 痛有定处　　B. 遇劳加重

C. 胁下有癥块　　D. 入夜尤甚

E. 痛处拒按

25. 着痹在辨证时需把握的主症为（　　）。

A. 重着而痛　　B. 游走不定而痛

C. 灼热疼痛　　D. 麻木不仁

E. 关节肿大

26. 以下属痹证的症状是（　　）。

A. 关节疼痛　　B. 肌肉萎缩

C. 肢体力弱　　D. 关节僵直

E. 有活动障碍

27.《丹溪治法心要·痿》指出痿病病因有（　）。

A. 热邪　　B. 风邪

C. 血虚　　D. 气虚

E. 湿痰

28. 痉证的后遗症有（　）。

A. 头痛　　B. 耳鸣

C. 眩晕　　D. 痴呆

E. 痫证

29.《丹溪心法》指出腰痛的病因包括（　）。

A. 痰积　　B. 肾虚

C. 瘀血　　D. 挫闪

E. 湿热

30. 在痹证的发生发展过程中起重要作用的因素是（　）。

A. 痰浊　　B. 水液

C. 瘀血　　D. 水湿

E. 痰瘀

31. 颤证又称为（　）。

A. 振掉　　B. 颤振

C. 痫证　　D. 癫狂

E. 震颤

32. 以下致病因素与痹病的发生有关的是（　）。

A. 风寒湿外袭　　B. 正气不足

C. 饮食不节　　D. 情志所伤

E. 劳倦过度

33. 痉证治疗时，以下症状的出现多为预后不良的有（　）。

A. 戴眼反折　　B. 神昏谵语

C. 昏昧无知　　D. 汗出如油

E. 口张目瞪

34. 以下属于热极风动之颤证的临床特点的有（　）。

A. 肢麻震颤　　B. 头摇不止

C. 头晕目眩　　D. 脘痞口黏

E. 面赤烦躁

35. 痹病辨证首先把握主证，再辨别虚实，还须辨其（　）。

A. 疼痛的部位　　B. 病程的久暂

C. 何邪所胜　　D. 年龄老少
E. 体质强弱

36. 以下是颤证的主要病因病机的是（　　）。
A. 风阳内动　　B. 脾肾阳虚
C. 髓海不足　　D. 气血亏虚
E. 痰热动风

37. 以下治法为痿证虚证的治疗原则的是（　　）。
A. 独取阳明　　B. 泻南补北
C. 清心化痰　　D. 慎用风药
E. 治兼夹证

38. 患者口角㖞斜，伸舌偏向一侧，舌强不语，半身不遂，肢体麻木，舌质暗紫，苔滑腻，脉弦滑。以下处理正确的是（　　）。
A. 方选解语丹　　B. 治以搜风化痰，行瘀通络
C. 证属风痰阻　　D. 方选补阳还五汤
E. 方选通窍活血汤

39. 痹证是由哪些邪气闭阻经络造成的（　　）。
A. 风　　B. 寒
C. 热　　D. 暑
E. 湿

40. 颤证的临床表现为（　　）。
A. 头部摇振　　B. 肢颤动不止
C. 关节屈伸不利　　D. 角弓反张
E. 肢节拘急

## 六、案例分析题

（1~6 题共用题干）

患者，男，26 岁。发热已五六日，热略减退，突然出现肢体软弱无力，步履艰难，心烦口渴，咳呛不爽，咽喉干燥，小便黄少，大便干燥，舌质红，苔黄，脉细数。

1. 该患者辨为何种病证（　　）。
A. 痿证，肺热津伤　　B. 喘证，风热犯肺
C. 肺痈，初期　　D. 肺痿，阴虚肺热
E. 咳嗽，燥热伤肺

2. 该患者最可能的病因是（　　）。
A. 风寒外袭　　B. 饮食不节

[redacted]



C. 感受温毒　　　　D. 湿热浸淫

E. 先天不足

3. 治疗方法是（　　）。

A. 清肺化痰，降气平喘　　　　B. 滋阴清热，润肺止咳

C. 清热润肺，养肺生津　　　　D. 清肺润燥，化痰止咳

E. 清热解毒，宣肺止咳

4. 该患者应注意不可妄用的药物有（　　）。

A. 清热药　　　　B. 发汗药

C. 补益药　　　　D. 活血药

E. 行气药

5. 如果身热退净、食欲减退、口燥咽干较甚者，证属（　　）。

A. 肺阴伤　　　　B. 胃阴伤

C. 肺气阴伤　　　　D. 肺胃肾阴伤

E. 肺胃阴伤

6. 治疗方剂最宜选（　　）（提示：若患者身热退净，食欲减退，口燥咽干较甚）。

A. 沙参麦冬汤　　　　B. 百合固金汤

C. 清燥救肺汤　　　　D. 益胃汤

E. 增液汤

（7~14 题共用题干）

患者，男，36 岁。病史：双膝关节反复疼痛 5 年。今年 3 月份天气突然转冷，关节疼痛加剧，痛处固定，局部较冷，热敷后疼痛稍减，关节屈伸不利，舌质淡红而润，苔白而薄腻，脉弦紧。

7. 本病考虑（　　）。

A. 痛痹　　　　B. 行痹

C. 着痹　　　　D. 热痹

E. 尪痹　　　　F. 痛证

8. 本病证辨证为痛痹，临床应该抓住的要点有（　　）。

A. 肢体紧痛不移　　　　B. 脉弦紧或沉迟

C. 关节屈伸不利　　　　D. 肢体关节肿胀

E. 舌质淡红而润，苔白而薄腻　　　　F. 舌质红，苔白微厚

G. 脉滑数　　　　H. 关节酸痛，游走不定

9. 本病属痹病的一种，痹病总的治疗原则是（　　）。

A. 驱邪活络　　　　B. 缓急止痛

C. 祛风通络
D. 温经散寒
E. 通利筋脉
F. 祛风除湿

10. 痹病的辨证要点是（ ）。
A. 辨病邪
B. 辨虚实
C. 辨轻重
D. 辨病程
E. 辨病位
F. 辨痰瘀
G. 辨寒热

11. 目前该病人可选用加减治之的方药为（ ）。
A. 薏苡仁汤
B. 防风汤
C. 独活寄生汤
D. 白虎桂枝汤
E. 乌头汤
F. 加减二妙散

12. 乌头汤所含药物有（ ）。
A. 川乌
B. 芍药
C. 麻黄
D. 半夏
E. 砂仁
F. 防己
G. 黄芪
H. 甘草
I. 威灵仙

13. 川乌对本病有较好疗效，但其有大毒，临床需制后才能用，常用量为（ ）。
A. 3 克以内
B. 3~6 克
C. 6~9 克
D. 9~12 克
E. 12~15 克
F. 不超过 15 克都没问题

14. 本病护理要点包括（ ）。
A. 注意休息
B. 注意防寒防湿
C. 多配合各种辅助治疗，如针灸、推拿、药浴
D. 调畅情志，保持心情愉快
E. 加强功能锻炼、促进血液循环
F. 多食用蔬菜水果等富含维生素的食物

# 参考答案

## 一、A1 型题

1. E　2. E　3. D　4. C　5. D　6. C　7. D　8. B　9. E　10. E

| | | | | | | | | | |
|---|---|---|---|---|---|---|---|---|---|
| 11. E | 12. B | 13. D | 14. C | 15. B | 16. B | 17. E | 18. E | 19. E | 20. E |
| 21. C | 22. E | 23. B | 24. E | 25. E | 26. D | 27. D | 28. D | 29. C | 30. E |
| 31. E | 32. A | 33. D | 34. C | 35. C | 36. C | 37. C | 38. C | 39. D | 40. E |
| 41. A | 42. C | 43. C | 44. A | 45. E | | | | | |

**二、A2 型题**

1. B　2. D　3. D　4. A　5. B　6. E

**三、A3/A4 型题**

| | | | | | | | | | |
|---|---|---|---|---|---|---|---|---|---|
| 1. E | 2. E | 3. D | 4. C | 5. E | 6. E | 7. E | 8. D | 9. C | 10. C |
| 11. C | 12. C | 13. C | 14. D | 15. C | 16. E | 17. D | 18. E | 19. D | 20. C |
| 21. B | 22. C | 23. E | 24. C | 25. D | 26. A | 27. C | 28. A | 29. C | 30. A |
| 31. D | 32. E | 33. B | 34. C | 35. A | 36. E | 37. E | 38. D | 39. B | 40. C |
| 41. D | 42. E | 43. B | 44. D | 45. D | 46. C | 47. E | 48. C | 49. E | 50. D |
| 51. A | 52. B | 53. D | 54. C | 55. B | 56. D | 57. C | 58. D | 59. D | 60. C |
| 61. E | 62. E | 63. D | 64. E | 65. C | 66. C | 67. A | 68. E | 69. C | 70. D |
| 71. C | 72. D | 73. E | 74. B | 75. B | 76. D | 77. D | 78. D | 79. C | |

**四、B 型题**

| | | | | | | | | | |
|---|---|---|---|---|---|---|---|---|---|
| 1. E | 2. B | 3. E | 4. A | 5. D | 6. A | 7. B | 8. C | 9. B | 10. E |
| 11. A | | | | | | | | | |

**五、X 型题**

| | | | | |
|---|---|---|---|---|
| 1. ABCDE | 2. ABE | 3. AC | 4. ACE | 5. ACDE |
| 6. ABCD | 7. BCDE | 8. ABCDE | 9. AC | 10. ACD |
| 11. ACDE | 12. BE | 13. ABCDE | 14. ABCDE | 15. AC |
| 16. ABC | 17. ABCDE | 18. ABCE | 19. ABCDE | 20. ABCD |
| 21. BCDE | 22. BCD | 23. ABDE | 24. ACDE | 25. AD |
| 26. ADE | 27. ACDE | 28. AE | 29. ABCDE | 30. ACD |
| 31. ABE | 32. AB | 33. ACDE | 34. ABCD | 35. BC |
| 36. ACDE | 37. ABDE | 38. ABC | 39. ABCE | 40. ABE |

**六、案例分析题**

| | | | | |
|---|---|---|---|---|
| 1. A | 2. C | 3. C | 4. B | 5. E |
| 6. D | 7. A | 8. ABCE | 9. AB | 10. ABF |
| 11. E | 12. ABCGH | 13. BC | 14. BCE | |